Uta Hollweg

Integration hochgradig hörbeeinträchtigter Kinder in Grundschulklassen

Jubiläumsjahr 1999
Von Profi zu Profi. Seit 75 Jahren

Uta Hollweg

Integration hochgradig hörbeeinträchtigter Kinder in Grundschulklassen

Luchterhand

Die Deutsche Bibliothek - CIP-Einheitsaufnahme

Hollweg, Uta : Integration hochgradig hörbeeinträchtigter Kinder in Grundschulklassen / Uta Hollweg. – Neuwied ; Berlin : Luchterhand, 1999
ISBN 3-472-03880-2

Satz und Umschlaggestaltung: Wiesjahn Satz- und Druckservice, Berlin
Papier: Permaplan von Arjo Wiggins Spezialpapiere, Ettlingen
Druck, Bindung: H. Heenemann GmbH & Co, Berlin
Printed in Germany, Oktober 1999

∞ Gedruckt auf säurefreiem, alterungsbeständigem und chlorfreiem Papier

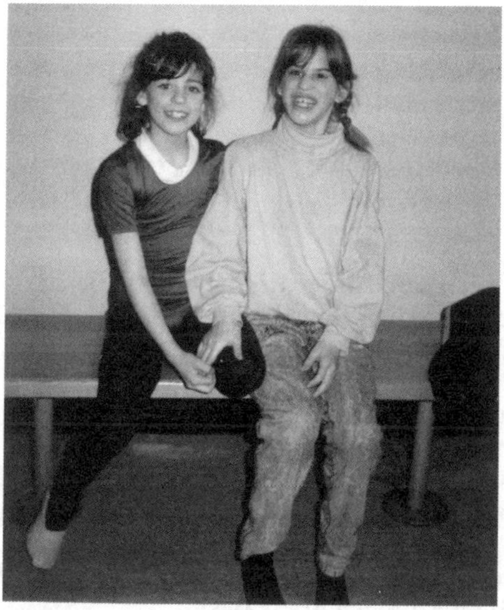

Hörendes Mädchen mit hochgradig hörbeeinträchtigter Mitschülerin.

»Ihr sagt: Der Umgang mit Kindern ermüdet uns.
Ihr habt recht. Ihr sagt: Denn wir müssen zu ihrer
Begriffswelt heruntersteigen. Hinuntersteigen, uns
herabneigen, beugen, kleiner machen.
Ihr irrt euch. Nicht das ermüdet uns.
Sondern – daß wir zu ihren Gefühlen emporklimmen müssen.
Emporklimmen, uns ausstrecken, auf die Zehenspitzen stellen,
hinlangen. Um nicht zu verletzen.«

Janusz Korczak

Inhalt

Vorwort von Prof. Dr. Hans Eberwein

Die Frage der Integration von nichthörenden Kindern ist in den letzten Jahren innerhalb der Sonder- und Integrationspädagogik immer wieder kontrovers diskutiert worden. Zweifellos zählt eine integrative Beschulung dieser Kinder zu den schwierigsten pädagogischen Aufgaben, da hierfür spezielle materielle und personelle Voraussetzungen in der Regelschule gegeben sein müssen. Schulpraktische Erfahrungen zeigen jedoch, daß auch nichthörende Kinder zumeist mit gutem Erfolg in die allgemeine Schule integriert werden können. Frau HOLLWEG konnte zeigen, daß in bezug auf Sprachkompetenz und schulische Leistung die Vorteile gemeinsamen Lernens gegenüber Sonderbeschulung meist überwiegen, sofern Kinder mit Hörproblemen in ihrer Individualität gesehen werden und der Unterricht auf ihre Bedürfnisse ausgerichtet ist. Auch aus gesamtgesellschaftlicher Sicht plädiert sie für eine Schule, in der das Miteinander gelernt und Vielfalt ohne Ausgrenzung erfahren wird. In einer Umfrage erklärten nach LÖWE 72 % von ca. 300 befragten Regelschullehrern, die ein hörbeeinträchtigtes Kind in ihrer Klasse unterrichteten, daß dieses Kind für ihre Lerngruppe weit eher eine Bereicherung als eine Belastung sei.

In England, Frankreich und den USA wird die Gebärdensprache schon seit längerem als Muttersprache der Gehörlosen anerkannt. Seit einigen Jahren wird sie auch bei uns als eigenständige Form der deutschen Sprache gleichberechtigt mit Laut- und Schriftsprache akzeptiert.

Während in Skandinavien die bilinguale Schule längst die Regel darstellt, gab es in Deutschland bisher lediglich einen Schulversuch in Hamburg, bei dem gehörlose Kinder durch bilingualen Unterricht auf das Leben in zwei Welten vorbereitet wurden. Die Gebärdensprache stand hierbei gleichwertig neben der Lautsprache.

Frau HOLLWEG ist es in dem vorliegenden Buch gut gelungen, die gesamte Problematik der Hörbeeinträchtigung in den Blick zu nehmen, angefangen bei der Diskussion von Gehörlosigkeit als medizinisches Phänomen sowie als Ausdruck kultureller Identität, über die Frage der Hörbehinderung als Kommunikationsbeeinträchtigung bis zur Oral- und Gebärdensprache sowie den unterrichtlichen Konsequenzen.

Nachdem im Rahmen der Integrationsentwicklung bisher vorwiegend allgemeine Fragen integrativen Unterrichts im Vordergrund standen und sich in Publikationen niedergeschlagen haben, ist es wichtig, daß nunmehr spezielle Fragestellungen, wie z. B. das Problem der Integration hörbeeinträchtigter Kinder, bearbeitet und veröffentlicht werden. Das Werk von Frau HOLLWEG schließt diesbezüglich eine Lücke. Es liefert wichtige Erkenntnisse zur Weiterentwicklung der Integrationspädagogik.

Bisher liegt keine vergleichbare Arbeit vor, die so umfassend und so kompetent Möglichkeiten, Grenzen und Schwierigkeiten der Integration von nichthörenden Kindern diskutiert. Ich halte deshalb das Buch von Frau HOLLWEG für einen grundlegenden Beitrag nicht nur zur Theoriebildung, sondern auch für die Schulpraxis im Bereich von Sonder- und Integrationspädagogik.

Berlin, im Sommer 1999

Prof. Dr. Hans Eberwein
Freie Universität Berlin
Arbeitsbereich Integrationspädagogik

Einleitung

Eine Wende ist längst überfällig, wie Hans EBERWEIN mit Recht fordert (vgl. 1995, 468ff). Denn ein tiefgreifender Wandlungsprozeß ist bereits in Gesellschaft und Wissenschaft im Gange, wenn auch die Bewußtwerdungs- und Umsetzungsprozesse in unserem Denken, Verhalten und Handeln nur langsam nachkommen. Was ist die Wirklichkeit? – das steht heute zur Diskussion. Wie sollen wir uns als Menschen orientieren können, wenn wir sie überhaupt nicht wahrnehmen, sondern uns nur in unseren Vorstellungen mit ihr auseinandersetzen? Wer ist denn ein »Behinderter« und eine »Behinderte«? Was blenden wir aus, wenn wir von »Behinderung« und spezieller »Behindertenpädagogik« sprechen? – doch den konkreten Menschen selbst, an dessen Stelle wir eine Definition von Behinderung setzen. Wenn wir einen Organbefund oder das äußere Symptom einer Störung mit menschlicher Wirklichkeit identifizieren, versperren wir uns damit den Zugang zum Erkennen der Wirklichkeit. Dieses führt zur Reduktion des Menschen und nicht zu seiner Entfaltung, um die es in der pädagogischen Beziehung geht.

Es ist daher nicht nur eine ethische Frage, wie wir mit Menschen mit Behinderungen umgehen, sondern auch ein erkenntnistheoretisches Problem zwischen Denken, Verhalten und Wahrnehmung von Wirklichkeit. Was wir zunächst nur in unserem Kopf ausblenden, grenzen wir später auch in der sozialen Wirklichkeit aus. Ein Erkennen ohne Erfahrung gibt es aber nicht, sonst tritt das Bild, das wir uns von einem Menschen mit Behinderung machen, an die Stelle unserer Beziehung zu ihm. Er wird dann zu einem Objekt unserer Vorstellungen, mit dem wir beliebig umgehen können, um uns seiner »theoretisch zu bemächtigen« (EBERWEIN 1995, 475). Ein Dialog erübrigt sich dann. Das aber kann nicht Ausgangspunkt pädagogischen Denkens und Handelns sein. Menschliche Wirklichkeit können wir ansatzweise nur wahrnehmen, wenn wir in Beziehung zum Mitmenschen treten und uns an der »Offenheit und Andersheit« seiner Existenz in der Welt orientieren.[1]

[1] EBERWEIN ebd. Besonders Martin BUBER hat mit seinem Buch »Ich und Du« von 1923 dieser grundlegenden Einsicht in unser menschliches Verhältnis zur Wirklichkeit Ausdruck gegeben.

Der jüdische Philosoph Emanuel LEVINAS (1906-1995) hat dieses Problem so auf den Punkt gebracht: Wenn wir das Gegenüber zum anderen aufheben, verleiben wir ihn uns in Wahrheit ein. Er kann dann in seiner Wirklichkeit nicht mehr erkannt werden. Wir erliegen schnell einem falschen Schein (vgl. TREPP 1999, 127f). Das möchte ich in diesem Buch möglichst vermeiden.

Es geht in demselben um unsere Verantwortung im Umgang mit Behinderungen *am Beispiel von hochgradiger Hörschädigung, besonders der Gehörlosigkeit und Resthörigkeit*, im Horizont pädagogischen Handelns. Diese Themenstellung ist vor allem in bezug auf die Integration in Regelschulen brisant, da es bei der Integration gehörloser Kinder zum einen um die Eingliederung einer als »schwer behindert« klassifizierten Gruppe geht, also um eine Zuspitzung der allgemeinen Integrationsdebatte, zum anderen aber darüber hinaus um Fragen der Integration einer sprachlichen Minderheit.

Daß ich mich als Grundschulpädagogin einer derartigen Themenstellung, die in den Bereich der Sonderpädagogik hineinreicht, widme, hat einige Mitmenschen in Erstaunen versetzt. Geht man jedoch davon aus, daß schulische Integration neben Sonderschullehrern[2] auch die Regelschullehrer betrifft, ist es notwendig, daß sich auch die Grundschulpädagogen mit derartigen Fragen auseinandersetzen. Bei der zu treffenden Entscheidung, welcher Schultyp für ein konkretes Kind der passende ist, geht es um die bedeutsame Frage der bestmöglichen Erziehung und des Wohlergehens aller Kinder einer konkreten Klasse.

Meine Untersuchung ist folgendermaßen aufgebaut: Da das Problem der Integration von Menschen mit Behinderungen für Integrationspädagogen aus einer generellen ethischen und wissenschaftlichen Grundeinstellung resultiert und deshalb auch nicht nach Behinderungsarten teilbar ist, werde ich mich in den ersten beiden Kapiteln kurz mit den allgemeinen Aspekten der Integration auseinandersetzen, die in gleicher Weise auch für die schulische Integration hochgradig hörgeschädigter Kinder gelten: den Begriffsbestimmungen, den Zielen und Konzepten schulischer Integration sowie den Konsequenzen für eine integrative Unterrichtspraxis. Die Vor- und Nachteile der schulischen Integration werden erst in den folgenden Kapiteln am konkreten Beispiel von Kindern mit hochgradiger Hörbeeinträchtigung problematisiert.

Er selbst steht aber bereits in einer Tradition, der z.B. auch LEWIN, WERTHEIMER, KOFFKA, METZGER verpflichtet sind – bis auf den letzteren Juden, die im Dritten Reich mit behinderten Menschen das Schicksal der Ausgrenzung teilten. Sie und andere Gestalttheoretiker haben auch in bezug zur Pädagogik ein neues Verhältnis zur Wirklichkeit in den Wissenschaften erarbeitet, wie es heute beispielsweise im sog. öko-systemischen Denken weiterwirkt (s. u. Kap. 1.1.).

[2] Aus Platzgründen verwende ich in dieser Untersuchung nur die männliche Sprachform – sie bezieht sich selbstverständlich auf beide Geschlechter.

In diesen Kapiteln geht es speziell um die Frage einer Integration dieser Kinder in die Grundschule. Ich werde die bei den Eingliederungsversuchen zusätzlich auftretenden spezifischen Probleme sowie einige Lösungsmöglichkeiten darstellen und diskutieren. In der Einteilung nach Schweregraden von Behinderungen gilt die Gehörlosigkeit, die stärkste Hörschädigung, als eine schwere Behinderung. Es wird von vielen Experten und Betroffenen vehement angezweifelt, ob gerade gehörlose Kinder in einer Regelschule integriert werden können. Entschiedene Integrationspädagogen gehen aber davon aus, daß Integration unteilbar ist und die Schule sich darauf einstellen muß. Um die gegensätzlichen Positionen kennzeichnen zu können, werde ich zunächst den sehr umstrittenen Begriff »gehörlos« in seiner Vielschichtigkeit darzustellen versuchen, weil seine unterschiedliche Interpretationsweise sich auch in den divergierenden Meinungen zur Integration niederschlägt. Da es sich bei gehörlosen Menschen nicht nur um Menschen mit einer Behinderung, sondern auch um eine Kulturgemeinschaft handelt, werde ich auf die Bedeutung der kulturellen Identität und der Gebärdensprache näher eingehen. Das in der Gehörlosenpädagogik zentrale Spannungsfeld, das große Auswirkungen auf das Leben von Kindern mit hochgradiger Hörschädigung sowie die Integrationsdebatte hat, ergibt sich aus dem bereits mehr als zweihundert Jahre andauernden Streit um die geeignete Sprache für sie: Gebärdensprache versus Lautsprache. Deshalb werde ich kurz die Bedeutung von Kommunikation und Identität für die kindliche Entwicklung sowie die vorhandenen kommunikativen Alternativen für einen Unterricht mit gehörlosen Schülern darstellen. Anschließend soll nach einem kurzen geschichtlichen Abriß der Entwicklung von Bildungsmöglichkeiten hochgradig hörgeschädigter Kinder, die im 19. Jahrhundert schon einmal in integrativen Ansätzen gesehen wurden, die *Kontroverse um die schulische Integration* von Kindern mit hochgradiger Hörschädigung aufgenommen werden: die Frage der Entwicklung von *Sprachkompetenz*, der *schulischen Leistungen*, der *sozialen und psychischen Integration* und der *kulturellen Identität*. Da ich diese Debatte aus der Perspektive der Grundschule betrachte, werde ich im Anschluß an die Problemanalyse die Frage behandeln, welche speziellen Voraussetzungen bzw. Erleichterungen geschaffen werden müssen, um einem Kind mit einer hochgradigen Hörschädigung die Teilnahme an einem integrativen Unterricht zu ermöglichen. Weltweit wird ganz unterschiedlich mit der Integration gehörloser Kinder verfahren. Die Ansätze reichen von völliger Ablehnung bis zu starker Befürwortung, was ich am Beispiel von Südtirol, Großbritannien, der Schweiz, Schweden und Uganda darstellen werde.

Für die geduldige Begleitung und hilfreiche Unterstützung bei der Fertigstellung des Manuskriptes sowie für anregende Gespräche und Beratungen danke ich besonders:
meinen Eltern Astrid und Dr. Arnd HOLLWEG, Dipl.-Volkswirt Thomas

Kailer, Prof. Dr. Hans Eberwein und Prof. Dr. Klaus Riedel von der Freien Universität Berlin, Prof. Dr. Jutta Schöler von der Technischen Universität Berlin, Jens Heßmann (Potsdam), Prof. Dr. Armin Löwe (Heidelberg), Dr. René Müller (Basel), Reinhard Hug (Reutte), Frau Pannwitz und Frau Ruppe vom Hermann Luchterhand Verlag, den Lehrern und Kindern der Hill Preparatory School (Uganda), den Kindern mit Hörbeeinträchtigungen im In- und Ausland und ihren Eltern, die mich an ihren Erfahrungen teilhaben ließen, sowie meinen Freunden.

Berlin, im Juni 1999 *Uta Hollweg*

1 Grundfragen der Integrationspädagogik

1.1 Kontroverse um den Begriff »Behinderung«

Sowohl in den Diskussionen der Fachleute als auch im alltäglichen Leben der Menschen wird der Begriff »Behinderung« in unterschiedlichen Kontexten verwendet und in seiner Bedeutung verschiedenartig interpretiert. International bedeutsam wurde für die Begriffskontroverse eine 1980 von der WHO eingeführte begriffliche Unterscheidung von »impairment« (Schädigung), »disability« (Leistungsminderung) und »handicap« (Behinderung).[3]

Vor allem werden zwei Definitionsansätze unterschieden, die jeweils große Auswirkungen auf das Leben der Behinderten haben: der medizinisch orientierte auf der einen, der erziehungswissenschaftlich ausgerichtete auf der anderen Seite. Während im ersten Ansatz der Begriff allein in bezug zum Defizit des Menschen, nämlich zu seiner Schädigung, steht, wird beim zweiten die Behinderung im Kontext außerindividualer Faktoren gesehen. Die Definition der »Behinderung« im pädagogischen Sinn geht davon aus, daß Kind, Familie, Schule und Gesellschaft in wechselseitiger Abhängigkeit voneinander stehen und eine komplexe korrelative Einheit, ein »System«, bilden. Diese Sichtweise verbindet lebensweltliche Orientierung und systemische Perspektiven zum sogenannten »ökosystemischen« Ansatz (MEISTER/SANDER 1998, 234f). Im Sinne dieses Ansatzes wird in der vorliegenden Untersuchung der Begriff »Behinderung« verstanden, wie ihn z.B. SANDER in Anlehnung an die Begriffsbestimmung der WHO folgendermaßen definiert:

> »Behinderung liegt vor, wenn ein Mensch auf Grund einer Schädigung oder Leistungsminderung ungenügend in sein vielschichtiges Mensch-Umfeld-System integriert ist.« (1999, 105)

[3] Schädigung ist nach der vom Bundesminister für Arbeit und Sozialordnung herausgegebenen Übersetzung der WHO-Definition von 1980 »jeder Verlust oder jede Anomalie einer psychologischen, physiologischen oder anatomischen Struktur oder Funktion«, Leistungsminderung jede »(auf eine Schädigung zurückgehende) Einschränkung der Fähigkeit oder die Unfähigkeit, eine Tätigkeit so und im Rahmen dessen auszuüben, was für einen Menschen als normal gilt« (nach: SANDER 1999, 103).

Beim traditionellen Ansatz der Sonderpädagogik hängen die Kriterien für selektive Maßnahmen von Art und Grad der Schädigung ab und werden meist linear-kausal angewendet. Im Gegensatz dazu macht der auf komplexen Zusammenhängen basierende öko-systemische Ansatz deutlich, daß eine Behinderung erst durch die Interaktionen mit dem vielschichtigen Umfeld-System, durch gesellschaftliche Normen und Wertsetzungen sowie durch Zuschreibungsprozesse entsteht. Das Ausmaß der Behinderung hängt z.B. davon ab, wie sich Familie, Lehrer, Mitschüler zum Betroffenen verhalten und wie dieser sich zu sich selbst verhält.

Besonders von Integrationspädagogen wird gefordert, daß die Definition des Begriffs »Behinderung« die Persönlichkeit des Menschen nicht auf den Umstand seiner Schädigung reduzieren darf. Vielmehr muß er der Realität in der Weise gerecht werden, daß Behinderungen nur *einen* Aspekt der sehr komplexen personalen Ganzheit von Menschen ausmachen, die in all ihren subjektiven Gegebenheiten, ihrer Biographie »sowie in ihren lebensweltlichen und gesellschaftlichen Bezügen« zu sehen sind. »Diese ganzheitliche Sichtweise verbietet Kategorisierungen, Einstufungen und Ausgrenzungen« (EBERWEIN 1999a, 58). Der Mensch ist immer mehr als sein leiblicher und mentaler Zustand, mehr auch als seine Teilaspekte.

Da »Behinderung« als ein relationales, interaktionelles und somit relatives Phänomen zu verstehen ist und nur *ein* Aspekt in der Vielfalt des Lebens ist, muß sich auch der Sprachgebrauch an dieser neuen Sicht orientieren. SCHÖLER schlägt deshalb vor, anstelle des Begriffs »Behinderte« die Umschreibung »Kinder/Jugendliche mit Behinderungen« zu benutzen (1999, 109). EBERWEIN will den Begriff »Behinderung« so weit wie möglich vermeiden und spricht stattdessen von »Menschen mit Beeinträchtigungen«, sofern sich dieser Zusatz eines Tages nicht sogar ganz erübrigen wird, denn jeder von uns ist anders (1995, 472).[4] Die Diskussion um eine angemessene Begriffsbildung ist noch im Fluß (vgl. KNAUER 1998, 191ff).[5] Da alle Menschen Behinderungen irgendwelcher Art haben, kann es nach meiner Auffassung im Begriff »Behinderung« nur um Gradunterschiede hinsichtlich eines Merkmals gehen, das allen Menschen zueigen ist. Der Mensch ist immer so oder so ein Defizitwesen, das nur in wechselseitigem Hilfehandeln lebensfähig ist.

Auch wenn die Schädigung eines Menschen vielleicht nur teilweise oder überhaupt nicht behoben werden kann, eröffnet der öko-systemische Ansatz positive Perspektiven. Weil das individuelle Öko-System

[4] Weitere Erläuterungen zur Problematik des Begriffs »Behinderung« und seiner Auswirkungen in: EBERWEIN 1996, 18ff.

[5] Bezüglich der in der Bundesrepublik stattfindenden integrativen Schulversuche werden immer wieder neue Begriffsungetüme geprägt wie »Gutachtenkinder« oder »Förderkinder«. Denn für die Genehmigung von Mitteln und die besondere Begründung für die Erziehung und Unterrichtung von Kindern mit Behinderungen besteht ein ständiger Legitimationszwang (vgl. EBERWEIN 1999a, 66).

von mehreren Seiten beeinflußbar ist, kann Integration durch Veränderungen der Umfeldbedingungen gefördert und verstärkt werden. Gerade darin wird die Chance der Integrationspädagogik gesehen (vgl. SANDER 1991, 43; MÜLLER 1993, 74).

1.2 Gesellschaftliche Integration – Idee und Realität

Die Idee der Integration gewann in den emanzipatorischen Sozialbewegungen der letzten Jahrzehnte Gestalt, die auf die Eingliederung gesellschaftlicher Randgruppen abzielen. Gesellschaftliche Integration bedeutet nach meinem Verständnis das gleichberechtigte Zusammenleben verschiedenartiger Menschen im Rahmen einer demokratischen Gesellschaft.[6] Das gleichwertige Miteinander aller Menschen ist ein Grundrecht. Die gesellschaftliche Integration ist deshalb auch »kein Gnadenakt, der großzügig gewährt oder auch rechtens veweigert werden könnte; sie ist eine humane und demokratische Verpflichtung, die alle angeht« (WOCKEN 1992, 3).

Die Integration von Menschen mit Behinderungen im speziellen ist nur ein Aspekt der gesellschaftlichen Integration: Nach den Prinzipien der Demokratie haben sie grundsätzlich ebenso Anrecht auf eine mitverantwortliche Teilhabe in allen gesellschaftlichen Bereichen wie Menschen ohne Behinderungen. Diesem Grundrecht wird in unserer Gesellschaft dadurch entsprochen, daß der Artikel 3 des Grundgesetzes der Bundesrepublik Deutschland 1994 in Absatz 3 Satz 2 durch ein Diskriminierungsverbot ergänzt wurde: »Niemand darf wegen seiner Behinderung benachteiligt werden.« Das bedeutet positiv, Menschen mit Behinderungen dabei zu unterstützen, Selbstbestimmung und eigene Identität zu entwickeln.

Daß nicht alle Menschen in gleicher Weise von diesem Anspruch auf Rechts- und Chancengleichheit profitiert haben bzw. profitieren, zeigt die soziale Wirklichkeit in Vergangenheit und Gegenwart deutlich, oft in grausamer Weise. Die Diskrepanz zwischen Verfassung und Verfassungswirklichkeit ist unübersehbar. Es ist daher eine sozialpolitische Aufgabe, Lösungsstrategien zu entwickeln, um psychische und gesellschaftliche Ursachen von Ausgrenzung und Diskriminierung abzubauen und weitgehendst zu vermeiden.

---

[6] Abzulehnen sind nach Auffassung der Verfasserin Definitionen, in denen den gesellschaftlichen Minderheitengruppen eine Mehrheit als geschlossene Gruppe gegenübersteht, in die sie einseitig integriert werden sollen. Eine derartige Definition bringt z.B. BLEIDICK zum Ausdruck: Die Integration Behinderter bezeichnet seiner Meinung nach »eine subjektive und tatsächliche Eingliederung des Behinderten in den Sozialverband der Nichtbehinderten auf einem Kontinuum von Möglichkeiten, die zwischen den Polen von vollständigem Angenommensein und vollständiger Isolierung auszumachen sind« (KAMMERBAUER 1993, 16).

Die Grundschule als die erste gesellschaftliche Institution, die alle Kinder ohne Ausnahme durchlaufen müssen, hat einen wesentlichen Anteil dieser Verantwortung mit zu übernehmen.

1.3 Schulische Integration – Ansätze und Ziele

Angestrebtes Ziel einer solchen ist es, Kinder mit unterschiedlichen Nationalitäten, Religionen, Eigenschaften, Behinderungen gesellschaftlich zu integrieren. Über das Ziel sind sich die meisten einig, nur über den bestmöglichen Weg dorthin nicht: Führt er für Kinder mit Behinderungen über die segregierte Beschulung in der Sonderschule oder über eine integrative Unterrichtung in Regelschulen?

1.3.1 Die wohnortnahe integrative Grundschule als Modell einer demokratischen Schule

Die Sonderpädagogik verfolgt das Ziel einer gesellschaftlichen Integration von Menschen mit Behinderungen primär auf dem Weg der schulischen Separation, also durch eine äußere Differenzierung. Ihre bedeutenden Leistungen im 18., 19. und beginnenden 20. Jahrhundert werden seitens der Integrationspädagogen gewürdigt und anerkannt, weil sie Kindern mit Behinderungen als erste die Möglichkeit gaben, ihre trostlose Lebenssituation durch Bildungsangebote und geistige Anregungen zu verbessern (vgl. MÖCKEL 1999, 40ff).

In ihrer Kritik am gegenwärtigen Sonderschulwesen[7] aber stellen Integrationspädagogen dem Ansatz der schulischen Aussonderung das Modell einer integrativen nicht-aussondernden Schule entgegen, einer Einheitsschule, die allgemein auf das gemeinsame Lernen und Leben von Menschen mit und ohne Behinderungen sowohl in schulischen als auch in außerschulischen Bereichen abzielt (vgl. SCHÖLER 1993, 12). Den Forderungen der Integrationspädagogen liegt das Modell einer demokratischen Schule zugrunde, die als Spiegel einer pluralen und sozialen Gesellschaft Gemeinsamkeit in der Vielfalt erfahrbar machen soll. Nur in einem derartigen humanen und demokratischen Erziehungssystem, »das insofern demokratisch ist, als alle Kinder alles lernen dürfen, und insofern human, als das Lernen auf die einem Kind jeweils mögliche Art und Weise und ohne sozialen Ausschluß erfolgen kann«, sieht FEUSER die Möglichkeit für das Entstehen von Gewalt und Ausgrenzung verhindernden Gegenkräften (1993, 390).

---

[7] Diese wird konkret an der Kontroverse um die Integration hochgradig hörgeschädigter Kinder entfaltet.

Die integrative Grundschule soll auf dem Konzept der *Wohnortnähe* basieren, das besagt, daß alle im Einzugsbereich wohnenden Kinder mit ihren unterschiedlichen Voraussetzungen, ihren Fähigkeiten, Defiziten und Interessen in die Regelschule aufgenommen werden. Dadurch soll dem Prinzip der Normalität entsprochen werden, denn den Kindern im Grundschulalter entspricht es, zu Hause zu wohnen, mit den Nachbarskindern zusammen zur Schule zu gehen sowie mit ihnen in der Freizeit zu spielen (vgl. SANDER 1993, 11).

1.3.2 Herausforderung zu Individualisierung und Pluralität

Die zunächst am Gleichheitsprinzip orientierte Integrationsbewegung relativierte diesen Grundsatz durch eine zunehmende Gewichtung des Differenzierungsprinzips, das dem Anders-Sein eine gleiche Wertigkeit zuschreibt. In einer integrativen Klasse, in der Kinder mit und ohne Behinderungen zusammen leben und lernen, ist die Heterogenität von Persönlichkeiten, Leistungen und Eigenschaften besonders groß. Die Integrationsbewegung wird deshalb auch als Ausdruck und »Motor des gesellschaftlichen Pluralisierungs- und Individualisierungsprozesses« verstanden (PREUSS-LAUSITZ 1993b, 182). Durch diesen wird das seit Comenius befürwortete Ideal der leistungshomogenen Lerngruppe und des gleichförmigen Lernprozesses in Frage gestellt und ein von Vielfalt und Individualität geprägter Unterrichtsstil propagiert. Verschiedenheit und Gemeinsamkeit werden nicht mehr als Gegensätze verstanden, sondern als zwei sich bedingende, zueinander gehörende Elemente. Da es normal ist, verschieden zu sein, muß die Vielfalt als Normalität anerkannt werden (vgl. EBERWEIN 1999a, 66). Die Unterschiede bezüglich Herkunft, Religionszugehörigkeit, Muttersprachen, kultureller Traditionen, Leistungsfähigkeit, Interessen und Aussehen werden akzeptiert, indem sie »als Teil der pädagogischen Aufgabe einer gemeinsamen schulischen Förderung« angesehen werden (HEYER 1989, 4; vgl. MEISTER/SANDER 1998, 249).[8]

1.3.3 Herausforderung zum sozialen Leben und Lernen

Integrativer Unterricht soll vor allem soziales Lernen ermöglichen, indem Kinder mit und ohne Behinderungen Gleichberechtigung und Gleichwertigkeit erfahren. Dazu gehört, daß Einfühlungsvermögen, Akzeptanz von Individualität, Rücksichtnahme und Kooperation, Verantwortung für andere und für sich selbst gefördert werden (vgl. PREUSS-

[8] Daß aber auch die Grenzen der Vielfalt für die Praxis reflektiert werden müssen, darauf hat PRENGEL aufmerksam gemacht (vgl. PRENGEL 1998, 33f).

LAUSITZ 1993b, 184f). Im Erkennen und Annehmen eigener Defizite, im Bejahen eigener Schwächen, Fehler und Behinderungen liegen Voraussetzungen dafür, negative Seiten auch bei anderen akzeptieren zu können. Helfen und Unterstützen sowie die Akzeptanz des Fremden als selbstverständliche Bestandteile des integrativen Unterrichts müssen eingeübt werden.

Die Integrationspädagogen gehen dabei von der Auffassung aus, daß sich die für das Zusammenleben von Kindern mit und ohne Behinderungen notwendigen Kommunikationsprozesse am natürlichsten und selbstverständlichsten im frühen Kindesalter entwickeln. Ebenso kann den aus psychischen Ursachen resultierenden ausgrenzenden Verhaltensweisen wie Voreingenommenheit, Unsicherheit, aggressive Abwehr und Angst durch eine frühzeitige spielerische Auseinandersetzung mit dem Anderssein von Kindern vorgebeugt werden. Denn alle auf Menschlichkeit abzielenden Qualitäten müssen genauso wie andere Fertigkeiten auch erlernt werden (vgl. HÖSSL 1999, 147; HÜWE 1993, 46).

Die soziale Integration wird von MÜLLER als ein vielschichtiger Prozeß pädagogischen Handelns interpretiert, der als Fließgleichgewicht zwischen den Extremen gewünschter Nähe und Gleichheit mit anderen auf der einen Seite und dem Bedürfnis nach Selbstverwirklichung, Distanz und Verschiedenartigkeit auf der anderen Seite pendelt (vgl. MÜLLER 1993a, 46). Der Vielfältigkeit der Kinder soll in der Weise entsprochen werden, daß einerseits keine Anpassung der Kinder mit Behinderungen an die Normen der Mitschüler, andererseits keine Beeinträchtigung der Entwicklungsmöglichkeiten von Kindern ohne Behinderungen bewirkt wird. Interessengegensätze und Konflikte zwischen Kindern werden durch Integration nicht beseitigt, sondern oftmals erst hervorgerufen oder erkennbar und damit zum Anlaß und Gegenstand von Lernprozessen.

2 Voraussetzungen für die Verwirklichung einer integrativen Unterrichtspraxis

Trotz der gemeinsamen reformpädagogischen Zielvorstellung, die individuellen Voraussetzungen, Fähigkeiten und Bedürfnisse jedes Kindes in den Vordergrund zu stellen und eine humane demokratische Regelschule ohne Aussonderung zu organisieren, gibt es innerhalb der Integrationspädagogik hinsichtlich theoretischer Begründungen und Reichweite eine große Variationsbreite der Integrationskonzepte. Die Vorstellungen reichen von einer Umgestaltung bzw. Auflösung des gegenwärtigen Sonderschulwesens bis zu einer vor allem von EBERWEIN geforderten Aufhebung der Sonderpädagogik in der Form, daß diese »den pädagogisch nicht begründbaren Anspruch auf Eigenständigkeit und nach einer Spezialdisziplin« aufgeben »und sich für die Reintegration in die Allgemeine Erziehungswissenschaft« entscheiden muß (EBERWEIN 1999b, 423). In einer integrativen Pädagogik sind beide bisher getrennten Pädagogiken in einer Synthese derselben aufzuheben.

Was die praktische Umsetzung betrifft, ist der Stand der Integration aufgrund der Kulturhoheit der Länder sowie der regionalen bildungs- und allgemeinpolitischen Tendenzen in den einzelnen Bundesländern noch äußerst unterschiedlich.[9] Mit dem Urteil des Bundesverfassungsgerichtes vom 8.Oktober 1997 sind erstmals verfassungsrechtliche Konsequenzen aus dem Verbot der Benachteiligung von Menschen mit Behinderungen für den Schulbereich gezogen worden: Die integrative Beschulung wurde als gesetzlicher Regelfall bejaht unter dem Vorbehalt des vor Ort und im Einzelfall tatsächlich Möglichen. Was letzteres konkret bedeutet, ist je-

[9] In Berlin, Brandenburg, Bremen, Hamburg, Hessen, Mecklenburg-Vorpommern, Niedersachsen, Nordrheinwestfalen, Saarland, Sachsen-Anhalt, Schleswig-Holstein, Thüringen gilt der Grundsatz der möglichst weitgehenden gemeinsamen Erziehung und Unterrichtung von Kindern mit und ohne Behinderungen »unter Vorbehalt des Möglichen«. D.h.: Es soll integrative Beschulung stattfinden, soweit es die organisatorischen, personellen und sachlichen Gegebenheiten erlauben (vgl. FÜSSEL 1998, 213f; DIETZE 1998, 219f). In Berlin sollte mit dem Schuljahr 1996/97 das uneingeschränkte Elternwahlrecht gelten, das aber immer noch neben dem Haushaltsvorbehalt in bezug auf die Integration geistig- und schwermehrfachbehinderter Jugendlicher in die Oberschule eingeschränkt ist. Für diese Jugendlichen ist ein landesweiter Schulversuch vorgeschrieben (vgl. BERLINER INSTITUT 1999, 1). Eine detaillierte vergleichende Bestandsaufnahme der aktuellen Situation in den einzelnen Bundesländern gibt der Aufsatz von FRÜHAUF 1997, 42-69.

doch strittig.[10] Auf europäischer Ebene wurde bereits in einer 1990 verabschiedeten Erklärung des Europarates gefordert, daß die völlige Integration behinderter Schüler in das allgemeine Bildungssystem vorrangig anzustreben sei und alle Bildungseinrichtungen in der Lage sein müssen, den Bedürfnissen von Kindern mit Behinderungen gerecht zu werden (vgl. SCHÖLER 1993, 25). Auch die 1994 von der KMK verabschiedeten neuen »Empfehlungen zur sonderpädagogischen Förderung« stehen im Zeichen einer neuen Orientierung: So wird bspw. die Sonderpädagogik nicht mehr als ein eigenständiger Weg, sondern als Bestandteil der allgemeinen Pädagogik gesehen, eine flexible Ausgestaltung verschiedener Schulformen für Kinder mit Behinderungen empfohlen und der Blick stärker auf eine personenbezogene, bedürfnisorientierte und individualisierende Sichtweise gerichtet (vgl. FRÜHAUF 1997, 42f).

Die Integrationspädagogik ist Teil einer äußeren und inneren Schulreform und steht deshalb zu restaurativen Tendenzen in einem Spannungsverhältnis.

2.1 Die integrative Grundschule im Zeichen der äußeren Schulreform

Zu den Aspekten der äußeren Schulreform gehören z.B. die Kooperation von Sonder- und Grundschullehrern, die Änderung der Zensurenvorschriften, die Verwendung unterschiedlicher Rahmenpläne, die Senkung der Klassenfrequenz, neue Akzente bei Aus- und Fortbildung der Lehrer. Gleiches gilt für die unterschiedlichen Möglichkeiten der Beschulung von Kindern mit Behinderungen, die von Regelklassen mit gelegentlicher Beratung oder ambulanter Unterstützung, Regelschulen mit einem sonderpädagogischen Zentrum sowie Integrationsklassen mit durchschnittlich zwei bis drei, selten auch mit vier bis fünf Schülern mit Behinderungen im Zwei-Pädagogen-System bis hin zu kooperativen Sonderklassen in der Regelschule sowie kooperativen Sonder- und Regelschulen[11] variieren (vgl. DEPPE-WOLFINGER/PRENGEL/REISER 1990, 123).

Zur Realisierung einer flächendeckenden Integration im Vorschul- und Schulbereich, bei der Schätzungen zufolge in einer Klasse von 20 Schülern jeweils zwei Kinder mit pädagogischem Förderbedarf sein wer-

[10] Jedenfalls ist Integration demnach als die Zielnorm anzusehen. Der Vorbehalt muß in jedem konkreten Fall von der betreffenden Schulbehörde und den Förderkommissionen ausreichend begründet werden, wobei auch die Wünsche des Betroffenen und seiner Erziehungsberechtigten sowie die Stellungnahme der jeweiligen Schule zu berücksichtigen sind (vgl. DIETZE 1998, 227; FÜSSEL 1998, 209ff).

[11] Diese Möglichkeit stellt eine formale Zusammenführung zweier Schulsysteme dar, die ihre Eigenständigkeit behalten (vgl. MUTH 1986, 45).

den, wird von mehreren Fachleuten das Konzept der »Sonderpädagogischen Förderzentren« vorgeschlagen, das es in einigen Bundesländern in unterschiedlichen Variationen bereits gibt bzw. auf Gesetzesebene vorbereitet wird. Insbesondere zwei Varianten der Förderzentren, deren Aufgabe in der Organisation, Koordinierung und ambulanten Unterstützung der integrierten Schüler liegt, lassen sich unterscheiden: In dem einen Fall werden alle Schüler außerhalb des Zentrums in Regelschulen unterrichtet, während im anderen Fall einige Schüler Sonderklassen im Förderzentrum besuchen können.[12] Das Konzept der Förderzentren ist allerdings umstritten. EBERWEIN wertet die Umbenennung der Sonderschulen in sogenannten »sonderpädagogische Förderzentren« als einen Versuch, das Stigma der Sonderschule abzustreifen, aber gleichzeitig in seinen Grundzügen aufrechtzuerhalten, festzuschreiben und zu sichern.[13] Auch die Einrichtung eines »Ambulanzlehrersystems« wird von einigen Integrationspädagogen sehr kritisch gesehen, da diese Konzeption den »Besitzstand der Sonderschulpädagogik« wahre (EBERWEIN 1999a, 60).

Nach Auffassung von SANDER läßt sich Integration weder mit einer einheitlichen Organisationsstruktur noch mit starren administrativ-organisatorischen Verordnungen erreichen, da die pädagogischen Bedürfnisse der Schüler – abhängig von ihrer vorliegenden Besonderheit und der jeweiligen Schulsituation – variieren, sondern muß den konkreten Bedürfnissen der Kinder flexibel gerecht werden (vgl. SANDER 1989, 11).

2.2 Individualisierung durch Binnendifferenzierung als Ausdruck einer inneren Schulreform

2.2.1 Didaktische Anforderungen

> »Eine Integrationsklasse ist bejahte und gewollte Heterogenität.«
> (WOCKEN 1988d, 256)

Lernen in der Heterogenität einer Integrationsklasse ist nur in einem kindorientierten offenen Unterricht möglich, bei dem die individuelle Lebenslage des Kindes, seine Interessen und Bedürfnisse, sein schöpferi-

[12] vgl. SANDER 1992, 107ff. PREUSS-LAUSITZ empfiehlt darüber hinaus das Konzept der sog. stadtteilbezogenen Förderzentren, das zusätzlich die Frühförderung, Elternberatung, außerschulische Aktivitäten, Fortbildungen, Öffentlichkeitsarbeit und Begegnungen unterschiedlicher pädagogischer und psychologischer Berufe umfaßt. Er kritisiert, daß der Begriff »Förderzentrum« teilweise als Expansion des Sonderschulwesens mißgedeutet wurde, und fordert auf, Förderzentren als Schnittstelle von Schule, Sozialbehörde, Jugendamt, Gesundheitsverwaltung und nicht-staatlichen Gruppen außerschulisch zu organisieren (vgl. 1999, 401f).

[13] Weitere Erläuterungen dazu in EBERWEIN 1996, 24ff.

sches Betätigen im Vordergrund stehen. Das in integrativen Klassen stark ausgeprägte Spektrum unterschiedlicher Leistungsfähigkeit macht es notwendig, daß die fiktive Vorstellung einer homogenen Lerngruppe, die auch in Regelklassen nicht gegeben ist, zugunsten einer Akzeptanz von Heterogenität aufgegeben wird (vgl. RAMSEGER 1994, 10). Da Lernprozesse individuell verlaufen, kann eine optimale Förderung des einzelnen Schülers nur dadurch erfolgen, daß jedes Kind in seinen spezifischen biographischen Lebenszusammenhängen gesehen und akzeptiert sowie seinem ganzheitlichen Entwicklungsstand und seinen Fähigkeiten entsprechend in individuellen Lernprozessen gefördert und unterstützt wird (vgl. RIEDEL 1991, 449f). Dazu müssen allerdings für den Lehrer und für die Klasse die notwendigen Rahmenbedingungen vorhanden sein.

Eine Didaktik der individuellen Förderung und inneren Differenzierung, zu deren Merkmalen es gehört, daß das Curriculum Freiräume für subjektive Erfahrungen, situative Gegebenheiten, spontane Interessen, inhaltliche und methodische Alternativen enthält, wird unerläßlich. Lernziele können nicht einseitig den Unterrichtsverlauf steuern, sondern sind in Beziehung zu den individuellen Kindern und ihren Bedürfnissen zu setzen (vgl. WOCKEN 1988c, 371f). Eine übergreifende »Meta«-Theorie, ein allumfassendes Konzept der Integration läßt sich aus den unterschiedlichen Entwürfen trotz Gemeinsamkeiten und Überschneidungen nicht entwickeln. Dies wird bei den meisten Pädagogen jedoch nicht als Mangel betrachtet, da der Integrationsbewegung gerade durch die vielfältigen, z.T. auch konträren wissenschaftlichen Positionen neue Impulse gegeben werden (vgl. DEPPE-WOLFINGER/PRENGEL/REISER 1990, 25; BERLINER INSTITUT 1999, 9). Die Unterrichtsgestaltung in integrativen Klassen ist aufgrund der spezifisch heterogenen Schülerschaft, der vielfältigen Reformansätze und der pädagogischen Vorstellungen der Lehrkräfte von großer Variationsbreite. Weil den Lehrern aber oftmals methodische und konzeptionelle Orientierungshilfen fehlen, halten MAIKOWSKI und PODLESCH die Entwicklung einer eigenständigen integrativen Didaktik für dringend notwendig (vgl. MAIKOWSKI/PODLESCH 1988a, 150f). Sie müßte ein besonderes Gewicht auf die Verknüpfung von gemeinsamem und individualisiertem Lernen legen.

Neben der Umsetzung reformpädagogischer Methoden sind für eine integrative Didaktik die für die Kinder mit Behinderungen spezifischen Maßnahmen der Förderdiagnostik und Therapie notwendig. In Form sonderpädagogischer Unterstützung, verringerter Klassenfrequenz sowie technischer, organisatorischer und personeller Hilfen sollen dabei alle zur Verringerung des Defizits beitragenden Maßnahmen ausgeschöpft werden. Um Kinder mit Behinderungen durch Therapieangebote nicht zu stigmatisieren und von gemeinsamen Erfahrungen auszuschließen, finden die Therapiestunden meist im Klassenraum statt. Dadurch können auch Mitschüler zeitweise in dieses Lernangebot einbezogen werden.

Binnendifferenzierte, individualisierte Unterrichtsgestaltung, die jedes Kind in seiner Persönlichkeit zu berücksichtigen sucht, ist Anliegen einer *inneren Schulreform*. Eine optimale Individualisierung kann durch vielfältige innere Differenzierungsformen[14] erreicht werden, von denen die wichtigsten im folgenden dargestellt werden (vgl. DEPPE-WOLFINGER/ PRENGEL/REISER 1990, 318f).

2.2.2 Differenzierung nach Lernstrategien und Vermittlungsformen

Als ein primäres Erziehungsziel integrativer Pädagogik gilt die Förderung der Handlungsfähigkeit der Schüler, d.h. ihrer Fähigkeit, Lebensbedingungen zu erkennen, zu beeinflussen und zu kontrollieren (vgl. MAIKOWSKI/PODLESCH 1988a, 132). Daher sollten im Unterricht Lernstrategien und Vermittlungsformen entwickelt werden, die den Interessen und den Fähigkeiten der jeweiligen Kinder entsprechen. Rituale regelmäßig wiederkehrender Arbeitsweisen und Unterrichtssituationen, die individuelle Entscheidungs- und Handlungsspielräume berücksichtigen und erkennbar werden lassen, können dabei die Förderung von Selbständigkeit und Kooperationsfähigkeit erleichtern. Ihre Kritik an der starken Dominanz sprachlichen Lernens in der Grundschule verbinden Integrationspädagogen mit der Forderung einer Differenzierung der Aneignungsprozesse. Neben der Sprache, die auch von ihnen als wichtigstes Medium des Lehrens und Lernens verstanden wird, sollen die Aneignungsmedien der Handlung und der Anschauung zur Geltung kommen (vgl. WOCKEN 1988b, 391). Die einseitig kognitive Ausrichtung sollte durch vielfältige handwerkliche, motorisch-sinnesorientierte, musische und soziale Aktivitäten ergänzt werden, so daß z.B. Kindern mit Sinnesbehinderungen eine Kompensation ihrer Defizite durch andersartige sinnliche Erfahrungen ermöglicht wird. Es wird daher empfohlen, den Klassenraum als Lernwerkstatt in verschiedene Funktionsbereiche zu unterteilen, die unterschiedliche Aktivitäten der Schüler zur gleichen Zeit ermöglichen (vgl. CZERWIONKA/SCHMUCK 1988, 53f). Für RIEDEL hängt die Realisierung der Integrationspädagogik auch davon ab, inwiefern »in der Unterrichtsarbeit Offenheit und Strukturierung, Wahlfreiheit und Verbindlichkeit, Konzentration und Entspannung, die Herausforderung von ›Kopf, Herz und Hand‹ (PESTALOZZI) in ein fruchtbares Spannungsverhältnis« gebracht werden können (RIEDEL 1996, 125).

[14] Die innere Differenzierung betrifft nach KLAFKI und STÖCKER Differenzierungsformen, die innerhalb einer Klasse oder einer gemeinsam unterrichteten Gruppe möglich sind (vgl. MUTH 1986, 62).

2.2.3 Differenzierung nach unterschiedlichen Lernzielen

Obwohl für alle Schüler in Integrationsklassen die jeweiligen Rahmenrichtlinien der Grundschulen gelten, können je nach Bundesland für einige Kinder mit Behinderungen die Rahmenpläne modifiziert und individuelle Lehrpläne erstellt werden, die ein zieldifferentes Lernen im Gegensatz zum zielidentischen ermöglichen. Gerade in »der Verwirklichung zieldifferenten Lernens liegt die eigentliche Chance zur unterrichtlichen Integration« (EBERWEIN 1999a, 62f). Dabei ist eine Analyse der Lernvoraussetzungen notwendig, um adäquate Ziele für die folgenden individuellen Entwicklungsstufen zu bestimmen. Kann ein Kind die vorgeschriebenen Lernziele der Grundschule nicht erreichen, werden Anforderungen niedrigerer Klassenstufen gestellt. Für die Einübung lebenspraktischer Fertigkeiten orientieren sich die Lehrkräfte z.T. an den Rahmenplänen der Sonderschulen (vgl. MAIKOWSKI/PODLESCH 1988a, 138f). Da aber die Fachinhalte und auch Fächer der Rahmenpläne von Regel- und Sonderschule oftmals nicht identisch sind und die einseitige Verwendung von Rahmenplänen der Sonderschule der Idee des gemeinsamen Lernens in Integrationsklassen widerspricht, fordern Integrationspädagogen zunehmend, auf eigenständige Rahmenpläne für Kinder mit Behinderungen zu verzichten. Vielmehr sollte die Tendenz dahin gehen, auch für diese Kinder die allgemeinen Rahmenpläne zu verwenden, die besondere Zielangaben (im Sinne der Binnendifferenzierung) enthalten (vgl. BERLINER INSTITUT 1999, 17; GEW BERLIN 1997, 39).

2.2.4 Differenzierung nach individuellen Leistungen und individuellen Leistungsbewertungen

Nach Untersuchungen von HECKHAUSEN hängt die Lernmotivation u.a. stark von der Möglichkeit ab, das geforderte Leistungsziel zu erreichen. Aufgaben mit einem mittleren Schwierigkeitsgrad wirken in der Regel am stärksten motivierend, weil sie auf Erfolg hoffen und ein Vermeiden von Mißerfolg möglich erscheinen lassen sowie bei Aufgabenbewältigung Befriedigung verschaffen. Über- bzw. Unterforderungen haben dagegen keinen stimulierenden Anreiz für das Lernen. Leistungsanforderungen sind somit individualisierend, d.h. für jedes Kind passend zu stellen (vgl. RIEDEL 1996, 115f). Folgende Karikatur macht den Unsinn, Individuen mit unterschiedlichen Leistungsfähigkeiten mit den gleichen Leistungsanforderungen zu konfrontieren, deutlich:

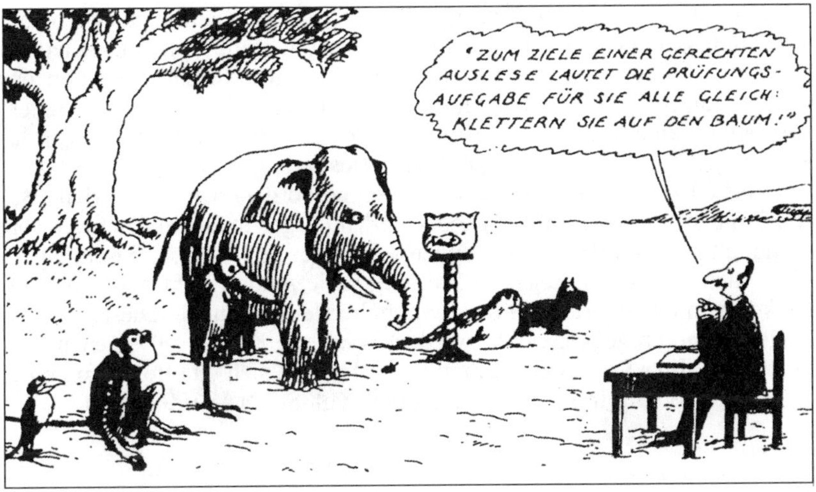

Entnommen aus: MÜLLER *1993a, 296.*

Eine Passung von Leistungsanforderungen und Leistungsfähigkeiten herzustellen, ist Aufgabe sowohl des Lehrers als auch des einzelnen Schülers. Zahlreiche Beobachtungen in Integrationsklassen machen deutlich, daß Kinder im allgemeinen lernen können, ihre Fähigkeiten und Fertigkeiten differenziert einzuschätzen, und auch in der Lage sind, aus mehreren Lernangeboten dasjenige auszuwählen, das sie weder über- noch unterfordert. Lernanforderungen, die diese Selbsteinschätzung berücksichtigen, ermöglichen Erfolgserlebnisse, Motivation zu weiteren Arbeiten und ein Gefühl für die Schwierigkeiten und das Leistungsvermögen der Mitschüler.

Da Ziffernzeugnisse, die von einer homogenen Lerngruppe mit ähnlichen Lernbedingungen bzw. -fähigkeiten ausgehen und durch die Vergleichbarkeit von Ziffernsymbolen ein hohes Maß an Objektivität suggerieren, für das gemeinsame Lernen von Kindern mit und ohne Behinderungen nicht angemessen sein können, werden in Integrationsklassen in der Regel verbale Beurteilungen in Form individueller Lernentwicklungsberichte abgefaßt (vgl. BERLINER INSTITUT 1999, 16). Diese sollen über die Bewertungskriterien der Lehrkraft, die vorherrschenden Voraussetzungen und Bedingungen des Lernprozesses, die sozialen Aspekte der Lerngruppe, die Stärken und Schwächen, individuellen Lernfortschritte und künftigen Fördermöglichkeiten des Kindes Auskunft geben. Damit bezeichnen sie einerseits Diskrepanzen zwischen »Soll«- und »Ist«-Zustand, d.h. den gegenwärtigen Entwicklungsstand mit seinen erkennbaren Ursachen, andererseits die angestrebten Lern- und Erziehungsziele (vgl. HETZNER/SUHRWEIER 1993, 22). Da das soziale Leben und Lernen im

Mittelpunkt integrativer Erziehung steht, ist es wichtig, auch soziale Handlungskompetenzen in Leistungsbewertungen mit einzubeziehen.

Die Qualität verbaler Beurteilungen hängt im wesentlichen von der förderdiagnostischen Beobachtungsfähigkeit des Lehrers, den praktizierten Dokumentationsformen beobachteter Lernentwicklungen sowie deren nachvollziehbarer, verständlicher Beschreibung ab (vgl. HETZNER/SCHINNEN 1990, 5). Als Probleme werden hervorgehoben, daß verbale Beurteilungen vor allem für ausländische Mitbürger manchmal schwer verständlich sind, schwache Leistungen schlechter Schüler z.T. beschönigen, aber auch durch eine negative Wertung verletzend wirken sowie Abhängigkeit von der Beurteilung des Lehrers herstellen können. Dieser Abhängigkeit kann entgegengewirkt werden, wenn die Kinder zur eigenen Einschätzung ihrer Leistungen ermutigt werden, um sich emotional von einer Fremdbeurteilung freimachen zu können (vgl. SCHÖLER 1993, 294).

2.3 Die pädagogische Balance von Individualisierung und Gemeinsamkeit

Da Individualisierung auch mit Abgrenzung verbunden ist, die zu Ausgrenzungen führen kann und dadurch den gesellschaftlichen Trend zur Vereinzelung verstärkt, ist es notwendig, Abgrenzung und Annäherung in eine Balance zu bringen, die Einzigartigkeit und Gemeinsamkeit der Kinder zuläßt und verbindet (vgl. DEPPE-WOLFINGER/PRENGEL/REISER 1990, 322).[15] Daß ein gemeinsamer Lernort und die Möglichkeit zu unmittelbaren Kontakten von Kindern mit und ohne Behinderungen noch keine hinreichende Bedingung für eine soziale Integration ist, wird von Integrationspädagogen nicht bezweifelt. Die Schwierigkeit, Gemeinsamkeit zu erreichen, resultiert vor allem aus den individualisierten Lernprozessen,

[15] Das »Reformprogramm 2000« für die Berliner Grundschule kommt diesem Anliegen entgegen. Hier wird neben einer binnendifferenzierten Unterrichtsform, die weiterhin als die vorherrschende Methode empfohlen wird, die Bedeutung des gemeinsamen Lernens betont. Dies soll z.B. für Klassenstufe 5/6 in der Weise geschehen, daß ein gemeinsamer Rahmenplan vereint, aber Neigungsthemen und interessenbezogene Angebote der Individualität der Schüler Raum geben, die sogar fächer- und jahrgangsübergreifend möglich sind. Sozialkompetenz und Identitätsfindung werden explizit angestrebt. Inwiefern diese Reformideen und die damit offensichtlich einhergehende Tendenz, die Klassenverbände punktuell aufzulösen, förderlich gerade auch für die soziale und psychische Integration von Kindern mit Behinderungen sind, muß sicherlich noch genau untersucht werden. Das Reformprogramm weist aber in die Richtung, die Vielfalt und Heterogenität in einer Klasse verstärkt zu akzeptieren und in den Unterrichtsprozeß einzubeziehen. Auch problem- und projektorientierte sowie offenere und kooperative Unterrichtsformen (z.B. Wochenplan, Stationslernen, Freiarbeit) sowie Lernen in Sinn- und Sachzusammenhängen (vernetztes Denken) sollen zunehmend umgesetzt werden. Dafür bedarf es allerdings geeigneter Rahmenbedingungen (vgl. SENATSVERWALTUNG FÜR SCHULE, JUGEND UND SPORT 1998, 12f).

die Kommunikationsanlässe reduzieren. Es ist daher unumgänglich, durch Variieren der unterschiedlichen Sozialformen zwischen Phasen der Einzel-, Partner- oder Kleingruppenarbeit sowie Kommunikationsformen in der Gesamtgruppe zu wechseln. Die entstehende Dialektik von Integration und Differenzierung, der sogenannte verbundene Ansatz, wird dabei als Organisationsziel der Grundschule verstanden (vgl. CZERWIONKA/SCHMUCK 1988, 52).

Zu der Frage, wie man die Gemeinsamkeit in der Vielfalt didaktisch fördern kann, haben sich bereits mehrere unterschiedliche Vorstellungen herauskristallisiert: Nach der tätigkeits- und aneignungstheoretischen Auffassung von FEUSER erweist sich Integration gerade als eine »Pädagogik, in der alle Kinder in Kooperation miteinander auf ihrem jeweiligen Entwicklungsniveau und mittels ihrer momentanen Denk- und Handlungskompetenzen an und mit einem gemeinsamen Gegenstand spielen, lernen und arbeiten« (1999, 217). In dem Maße, wie in Kooperation soziale Einheit erreicht werden kann, gelingt Integration. Dies setzt voraus, daß die für eine kooperative Tätigkeit entwickelten differenzierten Lernangebote im Schwierigkeitsgrad den unterschiedlichen Handlungskompetenzen in der Lerngruppe angemessen sind. Jede einzelne Arbeit sollte für das Gelingen des Gesamtprojektes bedeutsam sein.

Der von FEUSER vertretenen These, daß in einem integrativen Unterricht trotz innerer Differenzierung ein gemeinsamer Lerninhalt behandelt werden muß, setzt WOCKEN entgegen, daß auch Lerninhalte für den einzelnen Schüler jeweils eine unterschiedliche subjektive Lebensbedeutung haben, welche die Lernmotivation wesentlich beeinflußt. Er fordert deshalb, daß auch die Lerninhalte nach dem Prinzip der Individualisierung hinsichtlich Interessen, Lernbedürfnissen und Entwicklungsmöglichkeiten der Kinder differenziert werden müssen (vgl. WOCKEN 1988b, 385).

Für HEYER und MEIER bedeutet Gemeinsamkeit in einer Klassengemeinschaft nicht, daß alle am gemeinsamen Unterrichtsgegenstand arbeiten. Sie manifestiert sich im gegenseitigen Erfahrungsaustausch und in der Verantwortung füreinander (vgl. 1993, 167). Ein Erfahrungsaustausch kann z.B. in einem Morgenkreis stattfinden, in dem das Besondere des Tages, gemeinsame schulische und außerschulische Erlebnisse sowie Arbeitszusammenhänge, -abfolgen, -probleme und -gruppen besprochen werden.

KAUTTER, der FEUSERS Konzept um die sozial-emotionale und innerpsychische Ebene ergänzt, geht davon aus, daß es außerhalb der Zusammenarbeit an einem gemeinsamen Gegenstand zahlreiche andere integrative Tätigkeiten gibt, die sich z.B. im freien spontanen Lernen, im sozialen Umgang miteinander und in Auseinandersetzungen mit Konflikten entwickeln.

Vor allem die Frankfurter Projektgruppe betont die Wichtigkeit der Selbstakzeptanz und Identitätsfindung von Kindern mit und ohne Behinderungen für eine effektive soziale Integration. Durch pädagogische Intervention kann ein langer Prozeß ausgelöst werden, in dem daran gearbeitet wird, die eigene Besonderheit in ein befriedigendes Selbstkonzept zu integrieren (vgl. KAUTTER 1993, 8ff). Erfahrungen haben gezeigt, daß es z.B. das Selbstvertrauen lernschwacher Schüler erheblich fördert, wenn sie als Helfer jüngere Kinder unterstützen. Dabei erleben sie, daß nicht immer nur sie die langsamen sind, die Unterstützung brauchen (vgl. EBERWEIN 1999a, 61).

Im Sinn von FEUSER hat sich in vielen integrativen Grundschulklassen die Projektmethode durchgesetzt, da sie ganzheitliches, fächerübergreifendes Arbeiten nahelegt, hinsichtlich Zielsetzung, Planung, Ausführung und Beurteilung vielfältige Differenzierungen ermöglicht und damit den unterschiedlichen Fähigkeiten, Interessen und Bedürfnissen der Schüler weitgehend gerecht werden kann. Das gemeinsame Projektthema bildet dabei das Verbindungsglied zwischen den vielfältigen Sozialbeziehungen von Kindern mit und ohne Behinderungen und den zahlreichen Arbeitsaufgaben, die zu einem sinnvollen Produkt führen sollen (vgl. KORNMANN 1998, 286).

2.4 Resümee

Aus der Kritik am bestehenden Sonderschulwesen und der Erkenntnis veränderter gesellschaftlicher Lebensverhältnisse resultiert der Anspruch der Integrationspädagogik, eine gesellschaftliche Integration von Menschen mit Behinderungen auf dem Weg schulischer Integration besser fördern zu können. Den gesamtgesellschaftlichen Auftrag der Institution Schule sehen Integrationspädagogen darin begründet, daß sie eine Schule für alle Kinder zu sein hat und Gemeinsamkeit in der Vielfalt des Lebens ermöglichen muß. Um diese Anforderungen zu gewährleisten, werden innere und äußere Schulreformen benötigt. Die von Integrationspädagogen unter Berufung auf demokratische Menschenrechte vertretenen Ziele sind programmatischer Art; sie müssen sich in praktischer Umsetzung und in konkreten Fällen erproben, bestätigen und bewähren. Dafür sind aber bestimmte organisatorische, materielle und vor allem personelle Rahmenbedingungen notwendig, um Integration überhaupt möglich zu machen. Die Integrationspädagogik steht in Theorie und Praxis bereits in einer über 20jährigen Tradition, in welcher die speziellen Integrationsfragen verschiedener Behinderungsarten in unterschiedlichem Ausmaß zur Geltung kamen. In den folgenden Kapiteln der Untersuchung werden die Integrationsforderungen in bezug auf die konkrete Situation und die spezifische Problematik von Kindern mit hochgradiger Hörbeeinträchtigung untersucht und ihre Verwirklichungsmöglichkeiten überprüft.

3 Die Begriffsbedeutung von »Gehörlosigkeit« in der Diskussion

In der Hörgeschädigtenpädagogik gibt es eine große Begriffsvielfalt, die Menschen mit hochgradigen Hörbeeinträchtigungen es beschreiben soll.

Der Begriff »Gehörlosigkeit« kann einerseits auf ein medizinisches Phänomen, die schwerste Hörschädigung, hinweisen, andererseits ein soziales Phänomen, die Zugehörigkeit zur kulturellen Gemeinschaft der Gehörlosen, bezeichnen. Aus den durch die unterschiedlichen Begriffsbedeutungen entstehenden konträren Positionen resultiert auch eine Differenz in den Einstellungen zur schulischen Integration. Deshalb werden die beiden Definitionsansätze im folgenden näher erläutert.

3.1 »Gehörlosigkeit« als medizinisches Phänomen

Eine Hörschädigung ist eine meist organisch bedingte, selten auch psychisch verursachte Störung im Außen-, Mittel- oder Innenohr bzw. im nervösen Hörapparat, somit »jede Schädigung des Gehörorgans oder der individuellen Fähigkeit, Höreindrücke zu sinnvollen Informationen zu verarbeiten« (MÜLLER 1993a, 20). Aus der Hörschädigung resultiert eine starke Beeinträchtigung der sprachlichen Entwicklung, die zu Leistungsminderung führen kann. Eine Behinderung entsteht aus der Hörschädigung erst durch Interaktionen des Kindes mit seinem komplexen Ökosystem und hängt von den vorliegenden Umfeldbedingungen ab.

Hörschädigungen variieren nach Art, dem Zeitpunkt, zu dem sie erworben werden, sowie dem Grad des Hörverlustes, der von leichter Schwerhörigkeit bis zu Gehörlosigkeit reicht (vgl. MORDT 1994, 1). Für die audiologische Bestimmung der Gehörlosigkeit werden keine einheitlichen Kriterien angewandt. Nach Definition der WHO liegt sie vor, wenn der durch eine audiometrische Hörmessung festgestellte mittlere Hörverlust[16] in den Frequenzen 500, 1000 und 2000 Hz im besseren Ohr höher als 90 dB ist (vgl. LÖWE 1987, 17).

[16] Der mittlere Hörverlust bezeichnet das arithmetische Mittel der Reintonaudiogrammwerte der Frequenzen 500 Hz, 1000 Hz und 2000 Hz auf dem besseren Ohr (vgl. MÜLLER 1993a, 17).

Mittlerer Hörverlust	Bezeichnung	Auswirkung
< 30 dB	leichtgradige Hörschädigung (leichtgradige Schwerhörigkeit)	Ohne Hörgeräte haben Kinder vor allem Probleme im Verstehen von Flüstersprache. Die Lautsprache entwickelt sich mehr oder weniger normal.
30 bis 60 dB	mittelgradige Hörschädigung (mittelgradige Schwerhörigkeit)	Ohne Hörgeräte haben Kinder bereits Probleme, Umgangssprache in normaler Lautstärke zu verstehen, wenn sie über 1 m vom Sprecher entfernt sind.
60 bis 90 dB	hochgradige oder an Gehörlosigkeit grenzende Hörschädigung	Ohne Hörgeräte ist ein Verstehen normal gesprochener Sprache nicht mehr möglich.
90 bis 120 dB	(hochgradige oder an Taubheit grenzende Schwerhörigkeit)	Auch Kinder, die einen Hörverlust in dieser Größenordnung haben, verfügen in der Regel über Hörreste, die für die Sprachwahrnehmung genutzt werden können.
> 120 dB	Resthörigkeit (Gehörlosigkeit oder Taubheit) Gehörlosigkeit / Taubheit	Die Hörschädigung ist so stark, daß auch mit Hörgeräten Sprache nicht mehr verstanden werden kann.

Müller 1993a, 17: Einteilung von Funktionseinschränkungen des Hörens.

Nach Einschätzungen von Fachleuten verfügen noch ungefähr 95% der als gehörlos diagnostizierten Menschen über wenigstens minimale Hörreste, durch die bis zu einem Hörverlust von ca. 120 dB Lautsprache auditiv entwickelt werden kann (vgl. Müller 1993a, 18). Im Gegensatz zur Schwerhörigkeit kann allerdings Lautsprache im Falle von Gehörlosigkeit trotz eventueller Hörreste auch mit Hörgeräten nicht als einheitliches Ganzes wahrgenommen werden. Bestenfalls können einzelne Laute unterschieden und der Sprechrhythmus erfaßt werden (vgl. Zangg 1992, 37). Dies ist aber für eine lautsprachliche Kommunikation nicht ausreichend. Der Unterschied zwischen schwerhörigen und gehörlosen Menschen manifestiert sich nach Löwe deshalb hauptsächlich darin, daß ein schwerhöriges Kind vor allem ein »Ohrenmensch« ist, dessen Hörvermögen ausreicht, um Sprache primär über das Hören aufzunehmen, während die Hilfe der Augen nur unterstützende Funktion hat. Dagegen ist ein gehörloses Kind ein »Augenmensch«, der Sprache in erster Linie durch Sehen aufnimmt. Hörgeräte können hierbei zwar eine bedeutende Hilfe sein, für die Wahrnehmung der Sprache reichen sie allein jedoch nicht aus. Um die beeinträchtigte Lautsprachwahrnehmung zu verbessern, werden die akustischen und optischen Sinneseindrücke oftmals durch taktile ergänzt (vgl. LÖWE 1987, 26).

Aufgrund der großen Fortschritte in der Hörgerätetechnik sowie der Früherziehung wird heute zunehmend davon ausgegangen, daß sich die Einteilung der Hörschädigungen um ca. 10 dB verschiebt. Nach derartigen Definitionen fängt Gehörlosigkeit in Form der Resthörigkeit erst ab 100 dB an (vgl. MÜLLER 1993a, 17f).

Weil sich der Zeitpunkt der Entstehung einer Hörschädigung auf die späteren pädagogischen Maßnahmen auswirkt, werden gehörlose Menschen nach zwei Kriterien voneinander unterschieden:

- in prälingual Gehörlose: Menschen, deren Gehörlosigkeit entweder seit ihrer Geburt besteht oder vor Erwerb der Lautsprache eintrat. Die Lautsprache kann deshalb nur in einem anstrengenden Prozeß erarbeitet werden, da diese Gehörlosen kein Hörbild besitzen, d.h. keine Vorstellung von einer Beziehung zwischen Klang und Bedeutung;
- in postlingual Gehörlose: Menschen, deren Gehörlosigkeit sich erst nach Erwerb der Lautsprache ab ca. dem vierten Lebensjahr eingestellt hat. Die von ihnen bereits erworbene Sprache soll erhalten und weiterentwickelt werden (vgl. LÖWE 1987, 13f).

Die zu etwa 80% erworbenen und zu 20% ererbten Hörschädigungen gelten als Primärbehinderung, die aus ihr resultierenden Störungen als Sekundärbehinderungen, die Lebenserschwerungen mit sich bringen. Zu den Sekundärbehinderungen zählen Beeinträchtigungen der Sprachwahrnehmung, der Emotionen, der sozialen Kommunikation (Beziehungsstörungen), der kognitiven Fähigkeiten (Erfahrungsmängel und Defizite in der Fähigkeit zu abstraktem Denken). Gehörlose Menschen gelten nach dem Schwerbehindertengesetz § 39a mit einem Behinderungsgrad von 70-100% als schwerbehindert.

3.2 »Gehörlosigkeit« als Ausdruck kultureller Identität

Menschen, die gehörlos sind, verstehen sich zum großen Teil als Mitglieder einer sprachlichen Minderheitengruppe.[17] Ihre Vereinigungen bedeuten für sie primär keine Leidens- und Schicksalsgemeinschaft, sondern die Möglichkeit, kommunikative Barrieren mittels geeigneter Verständigungsmittel zu durchbrechen. Die soziale Welt der Gehörlosen wird durch Gebärdensprache aufgebaut, die für sie erst normale menschliche Entfaltung möglich macht (vgl. HEßMANN 1989b, 62; 1998, 186ff).

3.2.1 Die Gehörlosengemeinschaft

> »Und in der Gehörlosengemeinschaft, in der alle Mitglieder die gleiche Sprache ›sprechen‹, sind die Behinderten im Grunde nicht behindert.« (PRILLWITZ 1982, 285)

Daß eine Schädigung in bestimmten Situationen nicht zu einer Behinderung werden muß, wird gerade am Beispiel der Gehörlosen deutlich: In der Gehörlosengemeinschaft wird eine Hörschädigung nicht als Behinderung erlebt, da Gebärdensprache eine der Lautsprache adäquate Funktion entspannter kommunikativer Verständigung besitzt.

> »Nur wer dieses[18] akzeptieren kann, kann das medizinische Modell, das vom Gehörlosen Anpassung erwartet und ihm kein Recht auf eigene Identität und Sprache zuerkennt, überwinden und damit lernen, Gehörlose in ihrer Einzigartigkeit und nicht in ihrem Defekt zu verstehen.« (HASE 1991, 271)

Daraus ergibt sich die groteske Situation, daß ein sogenannter nichtbehinderter Hörender in der Gehörlosengemeinschaft zu einem Behinderten werden kann, sofern er der Gebärdensprache nicht mächtig ist (vgl. LIMBACH 1991, 86). Daß Behinderung durch gesellschaftliche Verhältnisse bedingt ist, zeigt der Umstand, daß Mitglieder einer sprachlichen Minderheit von hinreichender Größe ihre eigene Sprache sprechen können, ohne

---

[17] Ein zahlenmäßig kleinerer Anteil der Gehörlosen fühlt sich der sprachlichen Minderheit nicht zugehörig.

[18] Anm. d.Verf.: Gemeint ist die durch Gebärdensprache ermöglichte freie kommunikative und persönliche Entfaltung.

die Sprache der sie umgebenden Mehrheit erlernen zu müssen.[19] Der Begriff »Behinderung« ist nach Auffassung der gehörlosen Linguisten HUMPHRIES und Padden nicht mit Gehörlosigkeit in Verbindung zu bringen. Die Gemeinschaft der Gehörlosen wurzelt in einer eigenen Sprache und einer gemeinsamen Vergangenheit. Rechtlich lassen sie sich allerdings mit anderen Behindertengruppen gleichsetzen, um bestimmte gesellschaftliche und finanzielle Vergünstigungen zu erhalten (vgl. HUMPHRIES 1991, 46).

Eine Kultur definiert sich über eine möglichst hohe Mitgliederzahl, gemeinsame Sprache und Überlieferungen. Die kulturelle Gemeinschaft der Gehörlosen ist ein freiwilliger Zusammenschluß von gehörlosen und z.T. auch schwerhörigen Menschen, die gemeinsame Erfahrungen und Werte teilen und eine »gemeinsame Art der Interaktion untereinander und mit Hörenden« haben (KYLE 1991, 203). Gehörlosigkeit wird von ihnen als Geisteshaltung verstanden; sie impliziert, daß sich das einzelne Mitglied mit der Gehörlosengemeinschaft identifiziert und von den anderen als zur Gemeinschaft gehörend betrachtet wird. Der Eintritt in sie erfordert demnach eine primäre Identifikation mit dieser Gemeinschaft.

Im Gegensatz zu ethnischen Minderheiten bilden Gehörlose vorwiegend eine *sprachliche Minderheit*. Während kulturelle Praktiken, Eßgewohnheiten, Freizeitverhalten und Religionsausübung nebensächlich sind, steht die sie verbindende Sprache im Vordergrund (vgl. HEßMANN 1989a, 38). Daneben sind vor allem eigene Normen im Sozialkontakt, eigene Institutionen, in denen gemeinsame Interessen und Ziele verfolgt werden, die Tendenz, Ehen untereinander einzugehen, sowie die Entwicklung visueller Kunst und materieller Kulturgegenstände (Schreibtelefon, Lichtklingel u. a.). für den Zusammenhalt ihrer Kulturgemeinschaft von Bedeutung (vgl. HINTERMAIR/VOIT 1990, 110). Die kulturelle Identität bezeichnet »ein Gefühl der Verbundenheit mit anderen, die Überwindung von Barrieren und die Notwendigkeit, über Interaktionsnormen verhandeln zu müssen. Es ist ein Gefühl gemeinsam geteilter Welterfahrung. Es ist die Identität der Gehörlosigkeit« (KYLE 1991, 211).

Die *Identität Gehörloser* kristallisiert sich aus dem Spannungsfeld der gehörlosen und hörenden Welt heraus. Die Gehörlosen sehen das Haupt-

---

[19] Vgl. MÜLLER 1993a, 22. Eine derartige Situation hat sich in der kalifornischen Kleinstadt Freemont ergeben, wo der Status der Gehörlosen weder als der einer sprachlichen Minderheit noch als der einer Behindertengruppe zutreffend ist: Da anteilmäßig viele Bürger dieser Stadt gehörlos waren, hat eine starke Verschmelzung der hörenden und gehörlosen Kultur stattgefunden, indem die Mehrheit der Gesamtbevölkerung von Freemont neben Lautsprache auch Gebärdensprache und Interaktionen mit Gehörlosen gelernt hat. Ein weiteres Beispiel ist von einer amerikanischen Insel bekannt: Auf der Insel Martha's Vineyard vor der Küste von Massachusetts trat um 1690 eine Häufung von erbbedingter Gehörlosigkeit auf, die 250 Jahre lang weitervererbt wurde, so daß Mitte des 19. Jahrhunderts fast jede Familie davon betroffen war. Deshalb lernte die Mehrzahl der Bevölkerung eine einfache Gebärdensprache. So ergab sich ein vollständiger sprachlicher Austausch zwischen Hörenden und Gehörlosen (vgl. SACKS 1992, 59ff).

merkmal ihrer Gruppenidentität in ihrer Distanz zu den Werten, Normen und Gebräuchen der hörenden Umwelt. Da gehörlose und hörende Menschen durch Familie und Gesellschaft stark miteinander verbunden sind, können gehörlose nur durch Kommunikation mit der hörenden Umwelt, durch Anpassung an gesellschaftliche Normen beruflich vorwärtskommen. Jedoch sind sie aufgrund der aus ihrer Hörbeeinträchtigung resultierenden Kommunikationsbarrieren hinsichtlich der Teilhabe am politischen, kulturellen, gesellschaftlich-sozialen Leben eingeschränkt.[20] Sie hegen oftmals ein tiefes Mißtrauen gegenüber Hörenden und verachten Gehörlose, die sich mit Hörenden identifizieren bzw. eine Regelschule besuchen und sich der hörenden Welt öffnen. Die Fertigkeiten im Gebärden geben dabei schnell Auskunft darüber, ob es sich um eine hörende oder gehörlose Person handelt, wann der Hörverlust erfolgt ist etc.[21] In Witzen, Theaterstükken und Pantomimen sind es die hörenden Personen, die lächerlich gemacht werden, weil sie etwas nicht verstehen (vgl. Kyle 1991, 204ff).

Für die Gebärdensprachbewegung, deren Befürworter sich für das Selbstbestimmungsrecht Gehörloser und die Gebärdensprache einsetzen, stellt sich die Gehörlosengemeinschaft als eine eigene Welt dar. Die Schwerhörigen haben dagegen wegen ihrer starken Orientierung an den Hörenden keine eigene soziale Welt. Für sie steht anstelle der kulturellen Selbstfindung das Problem der individuellen Identität im Vordergrund (vgl. Heßmann 1988, 99).

Das Bewußtsein für Gehörlosenkultur ist in den letzten Jahren deutlich gewachsen und zeigt sich in immer vielfältigeren Formen, wie im Bereich der Kunst, Dichtung, Literatur und des Theaters.[22] Das erwachende Selbstbewußtsein wurde vor allem in der 1987 entstandenen Studenten-Initiative an der amerikanischen Gallaudet-Universität deutlich. Diese ist weltweit die einzige geisteswissenschaftlich ausgerichtete Universität, deren Lern- und Lebensumfeld sich speziell an schwerhörigen und gehörlosen Studenten orientiert.[23] Ihre Studenten setzten in einer großen Protestaktion die Wahl eines gehörlosen Universitätspräsidenten durch.

---

[20] z.B. hinsichtlich Radio- und Fernsehprogrammen, politischer und anderer Veranstaltungen, öffentlicher Debatten, Telekommunikation, eines angemessenen ärztlichen oder juristischen Beistandes sowie des Familien- und Arbeitslebens (vgl. Andersson 1991, 181).

[21] So gilt z.B. die Bezeichnung »hörend« bzw. »oral« als schlimmes Schimpfwort und als Ausdruck einer Fehlorientierung (vgl. Humphries/Padden 1991, 52).

[22] Ein kleiner Ausschnitt dieser Tendenz wird z.B. darin sichtbar, daß heutzutage zahlreiche Lehrbücher, Erzählungen, Dichtungen und Klassiker, ferner Belletristik, Märchen und Geschichten über die Gehörlosenkultur und das Leben Gehörloser in vielen Ländern veröffentlicht sowie Videobänder in Gebärdensprache produziert werden. Filme und Fernsehsendungen sind z.T. untertitelt und Vorträge werden manchmal mit direkten Schriftanzeigen übertragen. An Universitäten werden Kurse in Gebärdensprache angeboten, die wie eine Fremdsprache angerechnet werden können (vgl. Bellugi/Klima 1991, 162f).

[23] Vgl. Jordan 1991, 334ff. Einige Institute Technischer Hochschulen bieten darüber hinaus bestimmte Studiengänge auch für gehörlose Studenten an (vgl. Sacks 1992, 49).

3.2.2 Die Gebärdensprache

Vor allem infolge DE SAUSSURES Sprachwissenschaft, in deren Mittelpunkt die Auffassung von Sprachen als distinktiven Zeichensystemen stand, wurde die Gebärdensprache aufgrund ihrer großen Ikonizität bis vor wenigen Jahrzehnten und z.T. auch bis heute noch gegenüber der Lautsprache als minderwertig angesehen, nämlich als »...ein ganzheitliches, die Wirklichkeit konkret, wenn auch verkürzt wiedergebendes Gestikulieren und Mimikrieren nach Art der Pantomime, ohne strukturelle Hierarchien, ohne Grammatik und ohne Abstraktionsvermögen« (PRILLWITZ 1991, 22).

Erst sehr spät wurde die Gebärdensprache in *sprachwissenschaftliche Untersuchungen* einbezogen, die 1960 mit einer von dem amerikanischen Linguisten William STOKOE durchgeführten Untersuchung zur Gebärdensprache (»Sign Language Structure«) eingeleitet wurden, so daß die Vorurteile wissenschaftlich widerlegt werden konnten (vgl. BERGMANN/WALLIN 1991, 222).

STOKOE erkannte, daß Gebärden aus den Parametern Handform, Handstellung, Bewegung und Ausführungsstelle nach strukturellen Gesetzmäßigkeiten zusammengesetzt sind. Zwischen Gebärden- und Lautsprache werden in der Sprachanalyse zwar viele Ähnlichkeiten hinsichtlich der linguistischen Funktionen und Strukturierungen, aber ebenso auch gravierende Unterschiede festgestellt. Diese resultieren vor allem aus dem jeweiligen Sprachtypus: Während Gebärdensprachen einen gestisch-visuellen Sprachtypus darstellen, handelt es sich bei Lautsprachen um einen lautlich-auditorischen Typ. Trotz der sukzessiven Aufeinanderfolge von Gebärden wird bei der Gebärdensprache eine simultane Produktion und Aufnahme der zahlreichen Unterkomponenten eines Gebärdenzeichens ermöglicht, während die Lautsprache sukzessiv und linear durch Aneinanderreihen der Morpheme bzw. Wörter strukturiert ist (vgl. BOYES/BRAEM/KOLB 1991, 117ff). Weil Gebärdensprache eine vollkommen autonome Sprache ist, die sich nicht von Organisationsprinzipien gesprochener Sprache ableitet und sowohl für alltägliche Kommunikationen als auch wissenschaftliche Gespräche einsetzbar ist, fordern KLIMA und BELLUGI, daß der Begriff »Sprache« nicht wie sonst üblich nur die Lautsprache bezeichnet, sondern auch gebärdete Sprache einschließt (vgl. BELLUGI/KLIMA 1991, 136ff).

Es wird generell zwischen den natürlichen Gebärden, den Aktions- oder auch Illustrationsgebärden auf der einen Seite und den konventionellen auf der anderen Seite unterschieden. Während erstere auf die Verwendung von Mimik und Aktion begrenzt sind, beziehen sich letztere auf die von Gehörlosen im alltäglichen Leben entwickelte *Gebärdensprache* als *eigenständiges und vollwertiges Sprachsystem*.

Außerdem gibt es sogenannte *künstliche Gebärden*, zu denen lautsprachbegleitende und lautsprachunterstützende Gebärden gehören (vgl.

HASE 1991, 265). Lautsprachbegleitende Gebärden (LBG) bezeichnen eine konstruierte künstliche Kommunikationsform, in der jedes lautsprachliche Zeichen simultan von einem gebärdensprachlichen begleitet wird. Die Lautsprache wird dabei sichtbar gemacht.

> »Die sprachlichen Äußerungen werden also über Mundbild und Gebärdenzeichen optisch erfaßt. Letztlich handelt es sich hierbei also um kein originäres eigenständiges Sprachsystem, wie es die Laut- oder Gebärdensprache darstellt, sondern um eine durch visumotorische Zeichen unterstützte Kommunikationsform mit ... unterschiedlich stark ausgeprägter Orientierung an der formalen Struktur der Lautsprache.« (LIMBACH 1991, 92)

Während bei den lautsprachbegleitenden Gebärden jedes gesprochene Wort visualisiert wird, werden bei den lautsprachunterstützenden Gebärden (LUG) nur die wesentlichen Worte übertragen.

1988 wurden die nationalen Gebärdensprachen durch einstimmigen Beschluß des Europäischen Parlaments als vollwertige Sprachen anerkannt; den gehörlosen Menschen wurde das Recht auf eine eigene Sprache zugesprochen. Die Mitgliedsstaaten werden aufgefordert, eventuelle Hindernisse für die Benutzung der Gebärdensprache zu beseitigen, die Gebärdensprachen zu erforschen und Gebärdensprachdolmetscher auszubilden. In Deutschland haben sich die Arbeits- und Sozialminister der Länder 1996 einstimmig für Anerkennung und Förderung der Gebärdensprache ausgesprochen; 1997 folgte die grundsätzliche Bereitschaft der Regierungschefs der Länder, diese Entschließung des Europäischen Parlaments von 1988 weiterhin schrittweise umzusetzen, sofern es die fachlichen und finanziellen Rahmenbedingungen zulassen (vgl. BUNDESJUGEND 1999, 30). Im § 18 Abschnitt 6 des Entwurfs zum »Gesetz zur Gleichstellung behinderter Menschen« vom 17.2.1998 wird vor allem auf die Anerkennung der deutschen Gebärdensprache als offizielle Sprache, den Anspruch auf bilinguale Kommunikation, auf Gebärdensprachdolmetscher und kulturelle Entfaltung gehörloser Menschen eingegangen (vgl. ARBEITSGEMEINSCHAFT 1998, 7).

In verschiedenen europäischen und außereuropäischen Ländern wurde die Gebärdensprache inzwischen offiziell anerkannt. Durch die offizielle Anerkennung der Gebärdensprache als einer eigenständigen, der Lautsprache gleichwertigen Sprache wurde gehörlosen Menschen eine Neudefinition ihrer Gruppe von dem Status einer Behindertengruppe zu dem einer sprachlichen Minderheit hin ermöglicht. In einigen Ländern wurde die Gebärdensprache zur zweit-, dritt- oder viertgrößten Sprache des jeweiligen Landes erklärt, so z.B. zur drittgrößten in den USA (vgl. VOIT 1991, 190). Diese Entwicklung ist deshalb so wichtig, weil die Gebärdensprache hierbei Ausdruck der kulturellen Identität der Gehörlosen ist.

»Denn der Sprache eines Volkes ›wohnen‹, schreibt HERDER, ›sein ganzes Gedankengut, seine Tradition, Geschichte, Religion und die Grundlage seines Lebens, all sein Herz und seine Seele inne‹.« Gleichzeitig zeigt sie »eine einzigartige Anpassung an einen anderen Sinnesmodus...denn sie ist die biologisch bedingte Stimme der Gehörlosen...« (SACKS 1992, 182)

3.3 Konträre Auffassungen zu mehreren Begriffssynonymen und ihre Konsequenzen

Der Versuch, Menschen mit hochgradiger Hörbeeinträchtigung angemessen zu beschreiben, führte zu einer oft verwirrenden Begriffsvielfalt. So ist beispielsweise die Verwendung des Begriffes »gehörlos« in der Forschung sehr umstritten. Bis in die 60er Jahre hinein wurden gehörlose Menschen in Deutschland traditionell mit dem Begriff »taubstumm« bezeichnet, dessen etymologische Wurzeln in »Dummheit« und »Idiotie« zu finden sind. Deshalb wurde er inzwischen in den meisten Ländern gegen andere Begriffe ausgetauscht (vgl. GÜNTHER 1991b, 255).

Nach dem Zweiten Weltkrieg haben sich Gehörlose vieler Nationen dafür eingesetzt, daß die Bezeichnung »gehörlos« beibehalten wird, die Bezeichnung »taubstumm« aber wegfällt (vgl. HUMPHRIES/PADDEN 1991, 45). Die Bezeichnung »gehörlos« wird hierbei als »Selbstauskunft, die bereitwillig und ohne aufbegehrenden Gestus gegeben wird,« verstanden und bekam Popularität durch Aufschwung der Gebärdensprachbewegung (HEßMANN 1998, 174). Der Begriff »hörgeschädigt« wurde teilweise als Alternative für die Bezeichnung »gehörlos« akzeptiert. Allerdings gibt es auch schon wieder die gegenläufige Tendenz, daß Menschen es vorziehen, sich als »taub« zu bezeichnen, da der Begriff »hörgeschädigt« nur das medizinische, nicht aber das soziale Phänomen kennzeichnet und auch der Begriff »gehör-los« sie nicht angemessen als Sprachgemeinschaft beschreibt (vgl. TEUBER 1995, 40ff).

Mehrere amerikanische Wissenschaftler, wie Carol PADDEN, Harlan LANE und Oliver SACKS, wollen die medizinisch-audiologische Definition von »Gehörlosigkeit« von der kulturell orientierten durch Klein- bzw. Großschreibung des Begriffs unterscheiden: »gehörlos« würde sich dabei auf den audiologischen Zustand von Gehörlosigkeit und »Gehörlos« auf den kulturellen Aspekt beziehen. Dieser Vorschlag hat sich bisher aber nicht durchgesetzt. Nach Ansicht des Weltverbandes der Gehörlosen ist für die internationalen Belange der Ausdruck »gehörlos« ausreichend. Der Weltverband gibt die Verantwortung für die Wahl einer die Bedürfnisse der Gehörlosen befriedigenden und den Gehörverlust positiv charakterisierenden Bezeichnung an die nationalen Gehörlosenverbände weiter. Zur Beschreibung der Gehörlosen als einer sozialen Gruppe sind unterschiedliche Bezeichnungen gebräuchlich, die sowohl positive als auch negative Einstellungen zu dem Kulturphänomen deutlich machen, wie z.B. »Gehörlosenkultur«, »gehörlose Welt«, »Gehörlosengemeinschaft«, »Gehörlosenghetto« (vgl. ANDERSSON 1991, 179f).

Die Befürworter des medizinischen Definitionsansatzes lehnen den Begriff »gehörlos« im allgemeinen mit der Begründung ab, daß die meisten der als gehörlos bezeichneten Menschen über ein Restgehör verfügen, das mittels technischer Geräte und gezielter Sprech-Hör-Erziehung geschult werden kann. Von einigen Wissenschaftlern werden deshalb zur Bezeichnung von Menschen mit einer sehr starken Hörbeeinträchtigung Begriffe wie »resthörig«, »an Taubheit grenzend schwerhörig« oder »hochgradig hörgeschädigt« vorgeschlagen und verwendet (vgl. LÖWE 1992, 19). Der Begriff »hochgradig hörgeschädigt«, der sich sowohl auf hochgradig schwerhörige als auch auf gehörlose Menschen bezieht, sowie die Bezeichnung »hörgeschädigt«, die für alle Arten und Grade der Hörbeeinträchtigung steht, tragen einer neuen durch technischen Fortschritt bedingten Entwicklung Rechnung. Durch diese wird häufig eine Trennung zwischen Schwerhörigkeit und Gehörlosigkeit schwierig oder unmöglich (vgl. LÖWE 1987, 22). Die Schwierigkeit in der Abgrenzung zeigt sich z.B. darin, daß manche Kinder trotz ihrer nach medizinisch-audiologischen Kriterien ermittelten Gehörlosigkeit mit Hilfe von Hörgeräten den Status eines Schwerhörigen bekommen und die Schwerhörigenschule besuchen können. Bei der Verwendung dieser beiden inzwischen sehr geläufigen Begriffe werden also die Grenzen der verschiedenen Hörschädigungen nicht von vornherein statisch festgelegt, sondern die fließenden Übergänge berücksichtigt.

Auf den Begriff »gehörlos« ganz zu verzichten, ist im Blick auf die Gehörlosengemeinschaft m.E. zur Zeit nicht möglich.[24] Ich werde diesen Begriff im folgenden vor allem benutzen, wenn es um die kulturelle Identität geht; sonst werde ich die Begriffe »hochgradig hörbeeinträchtigt«, »hochgradig hörgeschädigt« und »resthörig« weitgehend synonym verwenden.[25] Mit der unterschiedlichen Wahl der Begriffe möchte ich bewirken, daß ich nicht einer der ideologischen Richtungen (Laut- vs. Gebärdensprachbewegung) zugeordnet werde, sondern möchte gerade die Fragwürdigkeit der bisherigen Begriffsbildung und ihrer Auswirkungen aufzeigen. Eigentlich müßte man in der Konsequenz des ökosystemischen Ansatzes von »Menschen *mit* hochgradiger Hörbeeinträchtigung/ Hörschädigung« sprechen. Dies ist jedoch aus Gründen der Lesbarkeit nicht immer möglich. Ich verstehe alle von mir gebrauchten Begriffe im Sinne der in Kapitel 1.1 beschriebenen ökosystemischen Sichtweise.

---

[24] Aufgrund des geschichtlichen Zusammenhanges des Begriffs »taubstumm« möchte ich die Bezeichnung »taub« nicht verwenden.

4 Hörbeeinträchtigungen unter dem Aspekt von Kommunikationserschwerung

Hörbeeinträchtigungen führen zu Erschwernissen in der Sprachwahrnehmung und in kommunikativen Prozessen, damit zur alltäglichsten und schlimmsten Form sprachlicher Diskriminierung (vgl. HEßMANN 1998, 182). Dadurch kann es zu gravierenden Störungen in verschiedenen Persönlichkeitsbereichen kommen. Menschliche Kommunikation, deren Bedeutung und Definition theoretisch sehr umstritten ist, wird hier als Subjekt-Subjekt-Beziehung verstanden. In sprachwissenschaftlicher Perspektive bedeutet Kommunikation die zwischenmenschliche Verständigung, die auf sprachlichen und nicht-sprachlichen Zeichen basieren kann.

4.1 Kommunikation und Sprache

4.1.1 Bedeutung von Sprache

> »...nur mittels der Sprache können wir uns das Menschsein und die menschliche Kultur wirklich aneignen, frei mit unseren Mitmenschen kommunizieren und Informationen aufnehmen und weitergeben.« (SACKS 1992, 29)

Sprache kann als konventionelles Zeichensystem definiert werden, »dessen Elemente eine bestimmte Struktur aufweisen, nach bestimmten Regeln miteinander verknüpft werden und im Sinne der symbolischen Interaktion der zwischenmenschlichen und intrapersonellen Verständigung dienen« (WISCH 1990a, 21). Sie ist ein Mittel zur Darstellung und zum Austausch von Gedanken, Gefühlen, Vorstellungen, Erkenntnissen und

[25] Ein anderer Versuch, dieses Phänomen zu beschreiben, ist die Gegenüberstellung von hörenden und nichthörenden Kindern. Auch diese ist nicht unproblematisch, da sie das Restgehör außer acht läßt und die Assoziation von Kindern, die nicht hören (gehorchen) wollen, wecken könnte. Letztendlich ist keine der genannten Begrifflichkeiten befriedigend. Es ist zu hoffen, daß die weitere Diskussion vom ökosystemischen Ansatz her eine angemessenere Begrifflichkeit entwickelt.

Informationen, ein Mittel zur Fixierung und Überlieferung von Erfahrungen und Kenntnissen. Sie impliziert mentale Prozesse, ist gesellschaftlich bedingt und von historischen Entwicklungen abhängig. Sprache bezeichnet »eine artspezifische, nur dem Menschen eigene Ausdrucksform, die sich von allen anderen möglichen Sprachen ... unterscheidet durch Kreativität, die Fähigkeit zu begrifflicher Abstraktion und die Möglichkeit zu metasprachlicher Reflexion« (BUßMANN 1983, 475).

Ihre primäre Bedeutung erhält Sprache durch ihre *kommunikative Verwendung*. Menschen setzen sprachliche Mittel vor allem für den sozialen, emotionalen und geistigen Austausch ein. Über sprachliche Kommunikation werden Zusammenleben, Kooperationen und Interaktionen geregelt. Soziale Kontakte zu anderen Menschen werden durch Sprache aufgenommen und weiterentwickelt. Sie ist für zwischenmenschliche Beziehungen grundlegend. Das Wesen eines Menschen drückt sich in ihr aus. Ist ein Mensch sprachlos, bleiben Seele und Geist eingesperrt. In ihrer personalen Funktion ist Sprache notwendig zur Darstellung der eigenen Person und zur Identitätsfindung. In ihrer Informationsfunktion dient sie der Wissensvermittlung.

Über die konventionalisierte Sprache können Menschen sich nahezu unbegrenzt über alles Mögliche austauschen. Gesprächsinhalte können mit Hilfe des gemeinsamen sprachlichen Zeichensystems vermittelt werden, ohne in der konkreten Situation vorhanden zu sein. Wirklichkeit kann in verständlicher Form für die Gesprächsteilnehmer erfahren, erdacht und erfunden werden. Es ist möglich, die Gegenwart durch Einbeziehen von Vergangenheit und Zukunft, von Erinnerungen und Fiktion geistig zu verlassen (vgl. PRILLWITZ 1991, 23; WISCH 1990a, 44f).

Kommunikation über eine gemeinsame Sprache erfordert die Verständigung über einen gemeinsamen Zeichenvorrat, über Wortbedeutungen und Sprachstruktur. Sprachliche Äußerungen müssen für ein funktionierendes Gespräch kodiert und dekodiert werden (vgl. LÖWE 1987, 31). Diese Voraussetzungen für sprachliche kommunikative Interaktionen werden normalerweise im Kleinkindalter erworben, im Fall von prälingual gehörlosen Kindern jedoch nicht in der dafür notwendigen Weise.

4.1.2 Spracherwerb in der frühkindlichen Sozialisation

Spracherwerb hörender Kinder

Für das gegenwärtige Verständnis von Entstehung und Entwicklung des Erstspracherwerbs sind die wissenschaftlichen Arbeiten von Noam CHOMSKY und von Jerome BRUNER besonders wichtig. Im Rahmen seiner Theorie einer Generativen Transformationsgrammatik postulierte

CHOMSKY erstmals, daß alle Kinder von Geburt an eine *genetisch angelegte Fähigkeit* für den Spracherwerb besitzen. Diese genetische Anlage nannte er *Language Acquisition Device* (LAD). Durch sie vollzieht sich der Spracherwerb relativ festgelegt und passiv, obwohl sie auch unabhängige und freie Gedanken ermöglicht. Mittels dieses LAD können Kinder die grundlegenden grammatikalischen Prinzipien der Sprache erkennen, einordnen und selber bilden – unabhängig von den Bedingungen der sozialen Umwelt. BRUNER ergänzte CHOMSKYS Hypothese durch die Erkenntnis, daß eine genetische Disposition für den tatsächlichen Spracherwerb nicht ausreicht. Er entwickelte die Theorie, daß dafür ein *Unterstützungssystem* notwendig sei, das sogenannte *Language Acquisition Support System* (LASS), welches neben der Bedeutung der Zeitenabfolge für den kindlichen Spracherwerb auch die förderlichen Umwelteinflüsse umfaßt (vgl. MÜLLER 1993a, 139ff). Für die Entwicklung sprachlicher Fähigkeiten sind nach Ansicht von BRUNER besonders die frühen Interaktionsprozesse zwischen dem Kind und seinen Bezugspersonen entscheidend. Dieses leitet er von der Beobachtung ab, daß das Kind bereits kommunikative Fähigkeiten besitzt, bevor es sprechen kann. Zunächst wird durch nonverbale Kommunikation, mittels Blicken, Lautäußerungen, Greifen und Zeigen, Kontakt zu anderen Personen aufgenommen. Vor allem auf der Grundlage des sprachlichen Verhaltens der Bezugsperson, die die kommunikativen Äußerungen des Kindes aufgreift und in Worte faßt, sowie der Nachahmung auditiv wahrgenommener Wörter und ihrer Wiederholung seitens des Kindes entwickelt sich ab ca. dem 18. Lebensmonat sprachliches Verhalten mit dialogischem Charakter (vgl. LIMBACH 1991, 15ff). So entfaltet sich Sprache allmählich in Alltagskommunikationen, in praktischem Handeln und konkreten Erfahrungen. Schon in jungen Jahren dient sie Kindern als Instrument, um ihre Bedürfnisse und Ziele deutlich machen und durchsetzen zu können.

Menschliche Wahrnehmung vollzieht sich durch Entwicklung sprachlicher Symbole als ein aktiver Erkenntnisprozeß. In Prozessen des Ordnens, Zuweisens und Verknüpfens lernen Kinder mit der Zeit, den sprachlichen Einzelzeichen Wortbedeutungen zuzuordnen. Dafür sind hochkomplizierte kognitive Prozesse erforderlich, die später zu Fähigkeiten des Symbolisierens und Abstrahierens führen, zur Entwicklung sprachlicher Repräsentation (Kodierung), innerer Sprache und sprachlichen Denkens (Vorstellung). Dabei kommt auch die subjektive Sprache, die sich unabhängig von der Perspektive eines Gesprächspartners entwikkelt, zum kommunikativen Einsatz (vgl. WISCH 1990a, 63ff und 126).

Spracherwerb prälingual gehörloser Kinder

Der frühkindliche Spracherwerb bei prälingual hochgradig hörbeeinträchtigten Säuglingen verläuft anders, weil akustische Sinneseindrücke fehlen und Lautsprache nicht natürlich erlernt werden kann. Die Kinder entwickeln bis zu ihrem dritten Lebensmonat Lautäußerungen, die denen hörender ähneln. Da aber die eigenen Lallaute nicht über das Gehör wahrgenommen werden können, sinkt die Motivation, diese weiterhin einzusetzen. Oft ist Verstummen die Folge; eine Phonementwicklung setzt nicht ein. Obwohl die ersten Mutter-Kind-Interaktionen vor allem in körperlicher Nähe und durch Blickkontakt Ausdruck finden, hat eine Hörschädigung schon deshalb negative Auswirkungen, weil das Kind die Bezugsperson nicht an dem wesentlichen Kriterium der Stimme erkennen und keinen Kontakt zu ihr herstellen kann, wenn sie nicht zu sehen ist. Weil gehörlose Säuglinge räumliche Distanz nicht akustisch überbrücken können, entsteht ein Gefühl von Isolierung und Verlassenheit. Auch Geräusche, die meist die Gegenwart eines Menschen ankündigen und dem Baby Sicherheit und Geborgenheit vermitteln, werden nicht wahrgenommen. Da Geräusche und Sprache von Anfang an als Bestandteile des kommunikativen Austausches für die geistige und seelische Entwicklung eines Menschen bedeutsam sind, führt die Beeinträchtigung dieser Wahrnehmung zu großen Persönlichkeitsdefiziten (vgl. PRILLWITZ 1982, 125; ZANGG 1992, 34ff).

Prälingual gehörlose Kleinkinder sind meist nicht in der Lage, in einem natürlichen Spracherwerbsprozeß Lautsprache oder Gebärdensprache zu erlernen. Dies hängt damit zusammen, daß Lautsprache von ihnen primär visuell und vibrotaktil angeeignet werden muß, während Gebärdensprache von den zumeist hörenden Eltern gehörloser Kinder nicht beherrscht wird.[26] Gerade die Bedeutungsseite von Sprache kann sich aber nur spontan und intuitiv auf der Basis eines kommunikativen Austauschs und einer darauf bezogenen praktischen Auseinandersetzung mit der Umwelt entwickeln. Da diese Voraussetzung bei hörgeschädigten Kindern gestört ist, sind gravierende Hemmnisse in der Begriffsentwicklung die Folge, wie z.B. hinsichtlich begrifflicher Klassifikationen, Größenrelationen, Raum- und Zeitbegriffen, Sachbegriffen, logischer Begriffe und abstrakten Denkens. Das sprachliche Defizit hat bereits sehr früh negative Auswirkungen auf kognitive Prozesse, die wiederum die Entwicklung der Bedeutungsseite sprachlicher Zeichen beeinträchtigen. Indem der Umwelt keine sprachlichen Zeichen zugeordnet werden können, wird sie für kommunikativen Austausch nicht erfaßbar. Da die Möglichkeit, Wissen zu erwerben und zu verarbeiten, nur gering ist, wird die geistige

---

[26] vgl. LIMBACH 1991, 29f. Neun von zehn gehörlosen Kindern haben hörende Eltern (vgl. GÜNTHER 1991a, 181).

Entwicklung hochgradig hörgeschädigter Kinder retardiert. Es ist deutlich, daß die Retardierung nicht auf ein mentales Defizit, sondern auf das Fehlen der Sprache zurückzuführen ist, die für eine altersgemäße Entwicklung der Begriffsbildung und -handhabung nötig ist (vgl. WISCH 1990a, 68, 125).

Auch auf die emotionale und soziale Entwicklung haben Störungen im kommunikativen Sprachaustausch negative Auswirkungen. So treten beispielsweise Schwierigkeiten auf, sich in emotional belasteten Situationen verständlich zu machen. *Hörende Eltern* hochgradig hörbeeinträchtigter Kinder versuchen meist, den Schwierigkeiten dadurch auszuweichen, daß sie sich auf unproblematische rituelle Handlungsformen beschränken und nicht alle zur Verfügung stehenden Mittel ausschöpfen (vgl. PRILLWITZ/SCHULMEISTER/WUDTKE 1977, 172). Dem hörenden Kind werden kommunikative Informationen, Begründungen und Erklärungen für Verhaltensforderungen, für Gebote und Verbote durch Sprache vermittelt. Widersprüchlichkeiten können hinterfragt werden. Fehlen solche inhaltlichen Erläuterungen, wird der Verstehensprozeß des Kindes gehemmt. Bei gehörlosen Kindern werden vor allem nicht-sprachliche Mittel zum Zweck der interpersonalen Verständigung eingesetzt. Abgesehen von non-verbalen Kommunikationsmitteln können Sozialisationsinhalte oft nur auf der Basis physischer Sanktionen übermittelt und aufgenommen werden. Daraus resultieren Schwierigkeiten, angemessene Orientierungs- und Handlungsmuster zu entwickeln und ein differenziertes und geordnetes Weltbild zu erwerben (vgl. WISCH 1990a, 115ff).

Durch die Erstdiagnose einer Hörschädigung wird bei hörenden Eltern meist eine Phase der Unsicherheit ausgelöst, aus der sich langsam ständig wiederkehrende Verhaltensmuster im Umgang mit dem Kind entwickeln. Diese zeigen sich vor allem in einer Tendenz zu Überbehütung, einer damit einhergehenden exzessiven Verhaltenskontrolle bzw. Restriktivität und Verwöhnung oder auch in unbewußten Aggressionen. Die Umgangsformen der Eltern lassen sich darauf zurückführen, daß hörende Eltern die Hörschädigung ihres Kindes meist nicht akzeptieren wollen und sie zu negieren versuchen (vgl. SEIFERT 1982, 637ff).

Demgegenüber haben Untersuchungen zur Gebärdensprachentwicklung gehörloser Kinder *gehörloser Eltern* gezeigt, daß der Spracherwerb der Gebärdensprache hinsichtlich des Reifungsverlaufs und der Fähigkeiten zur Ausbildung komplexer linguistischer Systeme in Entsprechung zum Erwerb einer gesprochenen Sprache verläuft. Nach Forschungsergebnissen bildet sich Sprache unabhängig von Übertragungsmechanismen auf der Grundlage des LAD schnell und strukturiert heraus (vgl. BELLUGI/KLIMA 1991, 144ff). Gehörlose Kinder gehörloser Eltern zeigen im Durchschnitt eine sehr viel bessere persönliche, soziale und kognitive Gesamtentwicklung. Dieses wird vor allem damit in Verbindung gebracht, daß gehörlose Eltern ihr Kind viel eher in seiner Hörschädigung akzeptieren und verstehen können. (vgl. WISCH 1990a, 215).

4.1.3 Probleme lautsprachlicher Kommunikation

In Kommunikation und Interaktion wirkt sich eine Hörschädigung als Wahrnehmungsstörung aus, die ein angemessenes Verhalten erschwert. Um sprachliche Mitteilungen anderer entschlüsseln zu können, bedarf es einer großen *Konzentrations- und Kombinationsleistung*, die bei Menschen mit hochgradiger Hörbeeinträchtigung fortwährend von Unsicherheit und Mißverständnissen begleitet ist (vgl. HINTERMAIR/VOIT 1990, 74). Probleme der Sprachwahrnehmung resultieren auch daraus, daß akustische Sinneseindrücke aufgrund ihrer Bruchstückhaftigkeit nur sehr begrenzt durch Leistungen des Gehirns zu Informationen und Bedeutungen umgewandelt werden können. Deshalb ist die visuelle Perzeption als Kompensationsmittel bedeutsam, die das Ablesen der Lautsprache vom Mund und Gebärden umfaßt (vgl. ZANGG 1992, 31). Aber auch das Lippenablesen bereitet große Schwierigkeiten. Während Lautsprache aus zahlreichen Phonemen und Schrift aus 26 Graphemen besteht, machen nur 11-12 Kineme als optische Bewegungsmerkmale die Absehgestalten am Mund aus (vgl. NEUMANN 1987, 146). Alle Laute, die hinten in der Mundhöhle gebildet werden, wie »g«, »k« und »r«, können z.B. nicht abgesehen und damit nicht unterschieden werden. Die Mundbilder verschiedener Wörter sind z.T. sehr ähnlich, wie »neben« – »nehmen«, »Brot« – »Boot«. Die Flexionsmorphologie, die sich meist nur in den Phonempartikeln in Wortendungen widerspiegelt und nähere Informationen über die Struktur der sprachlichen Zeichen gibt, kann durch das Mundbild meist nicht erfaßt werden. Unter optimalen äußeren Bedingungen können nur ca. 30% der Wörter von den Lippen abgelesen werden (vgl. WISCH 1990a, 61). Für die beim Mundablesen erforderlichen Kombinations- und Antizipationsleistungen ist die Beherrschung des Regelsystems der Sprache notwendig, die bei hochgradig Hörbeeinträchtigten meist unzureichend ausgebildet ist (vgl. HINTERMAIR 1990, 75). Häufig sprechen Hörende nur in halben Sätzen, geben unstrukturierte lange Erläuterungen, wechseln unvermittelt das Thema und drücken mit Gestik und Mimik etwas anderes aus als in ihren Worten.

Das Absehen vom Mund erfordert aufgrund der vielfach unvollständigen und mehrdeutigen lautlichen Informationen sowie des häufig verzerrten Mundbildes ein anstrengendes Interpretieren der Bruchstücke und große Konzentration (vgl. VOIT 1991, 186f). Hinzu kommt das Problem, daß Verarbeitungsprozesse des Sehens im Vergleich zu denen des Hörens sehr viel länger andauern. Der Hörgeschädigte ist ständig dazu gezwungen, konzentriert und aufmerksam zu sein, um die aus seiner Wahrnehmungsstörung resultierenden *Informationslücken* zu minimieren bzw. zu überbrücken, damit die Kommunikation in Gang bleibt (vgl. DING 1989, 35). Im Vergleich zu Hörenden bekommen Menschen mit hochgradiger Hörbeeinträchtigung in quantitativer und qualitativer Hinsicht andere Informationen und interpretieren Gesprächsbeiträge der anderen deshalb oft falsch. In Gesprächen mit Hörenden werden Zusammenhänge häufig nicht verstanden, so daß sie auf die Rücksichtnahme anderer angewiesen sind, ständig nachfragen müssen und teilweise aufgrund *akustischer Mißverständnisse* unpassende Antworten geben. Deshalb bedeuten Kommunikationen mit hörenden Personen für hörgeschädigte immer wieder extreme Streßsituationen, die sich in vegetativen Störungen niederschlagen. Dies kann dazu führen, daß sie verunsichert werden, sich zurückziehen und Kontakte verlieren. Der hochgradig Hörbeeinträchtigte erfährt sich als eine minderwertige Person, die in Kommunikation auf die Hilfe anderer angewiesen ist. Die Hörschädigung wird als eine starke Lebenserschwernis erfahren. Jeder vierte wird von Verzweiflung, Depression und Selbstwertkrisen geplagt (vgl. ZANGG 1992, 33f).

Das Gelingen sprachlicher Kommunikation ist aber auch nicht ausschließlich vom bloßen Erlernen einer Sprache abhängig. Vielmehr sind für das Verstehen differenzierte sprachliche Prozesse, *para- und außersprachliche Informationsvermittlung* notwendig.[27] Trotz großer Bemühungen sind Menschen mit hochgradiger Hörbeeinträchtigung meist nicht in der Lage, eine unauffällige Lautsprache sowie geeignete außer- und parasprachliche Elemente zu entwickeln. Da bei ihnen die eigene Sprache nicht mehr oder nur bruchstückhaft über das Gehör erfahrbar ist und keine Rückkopplung mehr stattfinden kann, klingt sie oft abgehackt, rudimentär, zu laut oder zu leise, monoton, nasal und enthält falsch gebildete Laute. Hörende empfinden ihre Stimme häufig als unverständlich oder fremdartig und meiden Kontakte zu Hörgeschädigten.

In der *gesellschaftlichen Öffentlichkeit* ist der Informationsstand über Ursachen und Auswirkungen von Gehörlosigkeit sehr gering. Schwierigkeiten in der Kommunikation ergeben sich daraus, daß der Hörende annimmt, der Hörgeschädigte verfüge über dieselben Informationen, sehe die Situation so wie er selbst und verhalte sich entsprechend. Interaktionen werden besonders dann scheitern, wenn der andere über die Hörschädigung und die daraus resultierenden Probleme nicht Bescheid weiß. Kommt es zu einer Abweichung des Verhaltens von gesellschaftlichen Normen, wird sie nicht als Konsequenz erschwerter Kommunikationsbedingungen gewertet, sondern als Zeichen abweichender Persönlichkeitsmerkmale, mangelnder Intelligenz und Desinteresse mißgedeutet (vgl. DING 1983, 244f). Hörende in den westlichen Kulturkreisen haben bezüg-

---

[27] Außersprachliche Faktoren beziehen sich auf Gestik und Mimik. Die parasprachliche Komponente kommt darin zum Ausdruck, daß das phonologische System der Lautsprache durch physikalische Aspekte ergänzt wird, die vorher nicht festgelegt sind, wie Pausengliederung, Grundlautstärke, Grundtonhöhe, Intonationsverlauf, Sprachgeschwindigkeit, Akzentuierungsverlauf, Geräuschbeimengung usw. Diese parasprachlichen Äußerungen machen es möglich, wechselnde Intentionen, eine bestimmte Absicht zu verdeutlichen bzw. überhaupt erst eindeutig darzustellen (vgl. AHRBECK 1992, 15ff).

lich der Persönlichkeitseigenarten, Verhaltens- und Leistungsmöglichkeiten Gehörloser Klischeevorstellungen und Stereotypen mit überwiegend negativen Zügen entwickelt. Ihnen werden als Eigenschaften vielfach Mißtrauen, Egozentrismus, Unbeherrschtheit, Dummheit und Einfältigkeit nachgesagt. Diese Vorurteile werden dadurch begünstigt, daß Gehörlosigkeit nicht sichtbar und daher nicht im notwendigen Maße nachfühlbar ist. Gehörlose dagegen glauben oftmals, daß Hörende kein Verständnis für sie haben, sie als minderwertig behandeln, sie bemitleiden, überbehüten oder übervorteilen (vgl. SEIFERT 1982, 652ff).

Das Verhalten hörender Gesprächspartner ist für Gelingen oder Mißlingen von Kommunikation mit einem hochgradig hörbeeinträchtigten Menschen deshalb von großer Bedeutung. Ist der Gesprächspartner über die Hörschädigung informiert, kann er durch seine Sprechweise und durch Beachtung bestimmter Voraussetzungen günstigere Rahmenbedingungen schaffen.[28] Aber auch wenn der Hörende um die Hörschädigung des anderen weiß, ist damit ein Gelingen der Kommunikation noch nicht gewährleistet, weil Hörende vielfach die für eine Kommunikation unerläßlichen Voraussetzungen nicht beachten (vgl. DING 1989, 34).

4.2 Kommunikation und Identität

Ein wichtiges Problem in der Integration von Menschen mit hochgradigen Hörbeeinträchtigungen ist der Zusammenhang von sprachlicher Kommunikation und Identität. Beispielsweise sieht AHRBECK als ein elementares Anliegen des Menschen sein Bedürfnis an, personal in Erscheinung zu treten, sich als ganze Persönlichkeit zu verdeutlichen und auch wahrgenommen zu werden. Gleichzeitig besteht für ihn eine innere Notwendigkeit, ein ganzheitliches Bild von sich selbst und seinem Innersten zu entwickeln und seiner Identität bewußt zu werden. Deshalb ist es für jeden Menschen wichtig, personal an konkreten kommunikativen Interaktionen teilzuhaben (vgl. AHRBECK 1992, 15).

4.2.1 Personale und soziale Identität

G. H. MEAD hat den Begriff des »Selbst« eingeführt, dem er zwei Aspekte zuordnet: Das »I« bezeichnet die individuelle Eigenart des einzelnen Menschen in Abgrenzung zu anderen, das »me« die Übereinstimmung

[28] wie konfrontale Zuwendung, angemessene Entfernung und Beleuchtung, deutliches und unverzerrtes Artikulieren, Hochdeutsch, Bilden kurzer Sätze, Einstellen auf den Sprachstand und Erfahrungshintergrund, um dem Gehörlosen das Kombinieren zu erleichtern (vgl. EISENWORT/BURIAN/VIEHHAUSER 1990, 6f).

mit dem Gesprächspartner, die Wahrnehmung der eigenen Person durch andere und die daraus gewonnene, von gesellschaftlichen Normen geprägte Selbstwahrnehmung.

Anstelle des Begriffs »Selbst« wird auch der Begriff der »Identität« verwandt, so z.B. von KRAPPMANN, der, den beiden Aspekten von MEAD entsprechend, die personale und die soziale Identität unterscheidet (vgl. MÜLLER 1993a, 235). Letztere bezieht sich auf die unverzichtbare Integration des Menschen in eine für ihn relevante Gemeinschaft. Die Entwicklung sozialer Identität ist bedeutsam, um gleichberechtigt am menschlichen Zusammenleben zu partizipieren. Die personale Identität betrifft »die Entfaltung der Persönlichkeit in ihrer Einmaligkeit, unter angemessener Berücksichtigung der eigenen Stärken und Schwächen« (ARBEITSGRUPPE INTEGRATION 1992, 30). Die Entwicklung derselben ist notwendig, damit der Mensch nicht durch einseitige Fixierung auf soziale Identität zu bedingungsloser Anpassung an soziale Gruppen getrieben wird. In einer pluralistischen multikulturellen Gesellschaft hat der Mensch heute an verschiedenen sozialen Identitäten teil (vgl. MÜLLER 1993a, 47).

Nur wenn ein Mensch es schafft, die gesellschaftlichen Erwartungen und Normen einerseits akzeptieren, sich aber andererseits von diesen distanzieren zu können, ist nach KRAPPMANN der Aufbau einer *»balancierten Ich-Identität«* möglich. Sie ist als Spannungsfeld zwischen den voneinander abhängigen Faktoren der Sozialisation und Individuation zu verstehen. Nach dem Psychoanalytiker ERIKSON ist Identität kein in sich abgeschlossenes System, das kontinuierlich läuft, sondern stellt einen dynamischen Prozeß dar, der durch die individuelle Biographie des einzelnen und das gesellschaftliche Ökosystem ständig wechselseitig beeinflußt wird (vgl. MÜLLER 1993a, 233ff).

4.2.2 Identitätsfördernde Bedingungen

KRAPPMANN nennt vier identitätsfördernde Bedingungen: Rollendistanz, Empathie, Ambiguitätstoleranz und Identitätsdarstellung.[29]

- *Rollendistanz* betrifft die Fähigkeit, die jeweiligen Rollenerwartungen der Gesprächspartner zu erkennen, zu reflektieren und zu interpretieren sowie eigene Bedürfnisse in die Kommunikation mit einzubringen. Menschen mit hochgradiger Hörbeeinträchtigung haben aufgrund eingeschränkter personaler Begegnungsmöglichkeiten große Schwierigkeiten, die Rollenerwartungen anderer wahrzunehmen, sie zu modifizieren und eigene Rollen auszuwählen. Vor allem sind außersprachliche Faktoren, wie der personale Ausdruck der Sprechstimme, und in-

[29] vgl. zum Folgenden: AHRBECK 1992, 16ff; MÜLLER 1993a, 239f.

dividuell unterschiedlich eingesetzte prosodische Merkmale, wie Sprachmelodie, Dynamik, Stimmhöhe, Krafteinsatz etc., für die Wahrnehmung von Erwartungen notwendig. Sie sind aber bei hochgradig hörbeeinträchtigten Menschen unzureichend entwickelt.

- *»role taking« und Empathie* bezieht sich auf die Fähigkeit, sich auf der Grundlage von Rollendistanz in den Gesprächspartner gefühlsmäßig hineinzuversetzen, seine Rollenerwartung vorwegzunehmen und sie mit dem Ziel der Interaktion zu überprüfen. Nur dadurch kann die Basis für gemeinsames Handeln gefunden werden. Weil hochgradig hörbeeinträchtigte Menschen in der Wahrnehmung von Rollenerwartungen begrenzt sind, führt dies bei ihnen zu großen Unsicherheiten und innerer Anspannung.

- *Ambiguitätstoleranz* ist die für Kommunikation und Interaktion notwendige Fähigkeit, »widersprüchliche Rollenbeteiligungen und divergierende Motivationen bei sich selbst und anderen nebeneinander bestehen zu lassen« (Ahrbeck 1992, 18) sowie auf die vollständige Durchsetzung eigener Bedürfnisse zu verzichten. Um Ambiguitätstoleranz entwickeln zu können, ist ein intensiver, ungestörter kommunikativer Austausch mit den primären Bezugspersonen notwendig. Deshalb fällt es gehörlosen Kindern hörender Eltern schwerer als denen gehörloser Eltern, diese zu erwerben. Hörende Gesprächspartner sind oft unfähig, auf die Kommunikationsschwierigkeiten hörgeschädigter Menschen Rücksicht zu nehmen. Diese sind deshalb in sehr viel stärkerem Maße als hörende mit Ambiguitäten konfrontiert und müssen daher oft lernen, ein höheres Maß an Widersprüchlichkeiten ertragen zu können.

- *Identitätsdarstellung*: Für Aufbau und Bewahrung der eigenen Identität ist es notwendig, daß die persönliche Einzigartigkeit in die Interaktionen eingebracht werden kann, ohne daß Teile des Selbst abgespalten werden müssen. Um seine Identität in richtigem Ausmaß darstellen zu können, sind differenzierte lautsprachliche Fähigkeiten sowie optimale personale Ausdrucksmöglichkeiten erforderlich.

Aufgrund der Tatsache, daß Menschen mit hochgradiger Hörbeeinträchtigung keine geeigneten Möglichkeiten haben, sich parasprachlich auszudrücken, ist für sie die Lautsprache als Mittel personaler Kommunikation nach Auffassung von Ahrbeck unzulänglich. Hinzu kommt, daß ihre Sprechstimme aufgrund künstlicher Sprachanbahnung nur schwer innere Befindlichkeiten, Gefühle, Bedürfnisse etc. zum Ausdruck bringen kann. Da ihre lautsprachlichen Äußerungen von hörenden Gesprächspartnern häufig als unangenehm und befremdlich erlebt werden, stehen ihnen nur wenige Möglichkeiten offen, sich in Hörenden gegenüber auszudrücken. Das System der Lautsprache bietet deshalb hochgradig hörbeeinträchtigten Menschen keine Möglichkeit, ihre Identität auszubilden; denn diese ist für sie nur eine Zweck- und keine Muttersprache. Auf diesem Hintergrund wird deutlich, welche schwerwiegenden Auswirkungen eine Hörschädigung auf die Ausbildung personaler Identität, auf das soziale Verhalten, die Selbstwahrnehmung und die Lebensgestaltung haben kann.

5 Der gehörlosenpädagogische Methodenstreit

5.1 Kommunikationsstrategien im Unterricht mit hochgradig hörbeeinträchtigten Kindern

Die Gehörlosenpädagogik ist darauf ausgerichtet, mittels spezieller sonderpädagogischer Maßnahmen auf die Schwierigkeiten gehörloser Kinder bezüglich ihrer wahrnehmungsmäßigen, sozialen und kommunikativ-sprachlichen Situation einzugehen. In dieser Absicht wurden im Laufe der Jahrhunderte die lautsprachliche und die gebärdensprachliche Methode für den Sprachunterricht entwickelt. Die unterschiedlichen Möglichkeiten sprachlicher Verfahrensweisen, die jeweils bestimmte Vor- und Nachteile haben, führten zu einem bereits seit über 200 Jahren andauernden *Streit um die bestmögliche Methode.*

Mit unerbittlicher Vehemenz von den Lautsprachbefürwortern auf der einen und der Gebärdensprachbewegung auf der anderen Seite geführt, nimmt er vielfach ideologische Züge an. Es geht dabei vor allem um die Frage, welche Bedeutung Gebärdensprache sowie lautsprachbegleitende Gebärden (LBG) für einen gehörlosen Menschen haben und in welchem Maß sie in den jeweiligen Bereichen eingesetzt werden sollen (vgl. KAMMERBAUER 1993, 69). Diese Auseinandersetzung wird gegenwärtig besonders in bezug auf die Kontroverse um eine mögliche Integration hochgradig hörbeeinträchtigter Kinder in immenser Heftigkeit geführt (vgl. MÜLLER 1993a, 24). Im folgenden werden die Entwicklungen und Ziele der methodischen Verfahrensweisen sowie die wesentlichen Argumente dieser Kontroverse dargestellt, da sie in der Diskussion um die Möglichkeiten der Identitätsfindung sowie sozialen und schulischen Integration hochgradig hörgeschädigter Kinder von großer Bedeutung sind.

5.1.1 Der lautsprachorientierte Unterricht

Der oral-aural orientierte Sprachansatz

Van UDEN definiert die Lautspracherziehung als »ein Kommunikationssystem, das auch bei der spontanen Unterhaltung, sei diese von natürlichen Gesten begleitet oder nicht, sich ausschließlich auf Sprechen, Ausnützen der Hörreste, Absehen und/oder vibro-taktile Stimulation stützt« (nach LÖWE 1992, 134f). Diese oral-aural orientierte Methode impliziert, daß sowohl der Sprach- als auch der Fachunterricht vollständig in der Laut- und in der Schriftsprache erfolgt.

Erstmals wurde die Lautspracherziehung von dem Deutschschweizer Arzt Johann Conrad AMMANN (1669-1724) erprobt. Er gilt als Repräsentant der reinen Lautsprachmethode. Als »Vater der Deutschen Methode des Gehörlosenunterrichts«, einer streng lautsprachlich ausgerichteten Methode, wird Samuel HEINICKE (1727-1790) bezeichnet (vgl. LÖWE 1992, 20ff). Den Erwerb der Lautsprache hielt HEINICKE für notwendig, um den gehörlosen Menschen in die Gesellschaft der Hörenden eingliedern zu können. Die Sprache sollte dem betreffenden eine differenziertere Sicht der Wirklichkeit ermöglichen, als es von der Gebärde erwartet wurde. In der Zeit bis zum ausgehenden 19. Jahrhundert umfaßte der *oral ausgerichtete Unterricht* in Deutschland vor allem das Ablesen vom Mund, ferner Artikulationsübungen, bei denen visuelle Nachahmungen und taktile sowie kinästhetische Empfindungen kombiniert wurden, und das Erschließen von Sprachinhalten und -strukturen. Infolge des Erkennens und Ausnützens verbliebener Hörreste wurde die Lautspracherziehung dann erweitert. Da es bis zur Jahrhundertwende weder auf Schulebene eine institutionelle Trennung in Gehörlose und Schwerhörige gab noch Hörgeräte technisch entwickelt waren, wirkte sich die Hörerziehung in erster Linie nur bei den mit noch ausreichendem Hörvermögen ausgestatteten schwerhörigen Kindern erfolgreich aus. Bei den gehörlosen Schülern bewirkte sie keine großen Veränderungen, so daß sie für dieselben bald aufgegeben wurde. Diese Hörbewegung führte zu einer Differenzierung der Kinder nach Hörresten, die in der Gründung von ersten Schwerhörigenschulen in den Jahren vor dem Ersten Weltkrieg ihren Niederschlag fand (vgl. LÖWE 1992, 79ff).

Die Befürworter der lautsprachlichen Methode sehen als *Hauptziel der Gehörlosenpädagogik* an, den Lautspracherwerb gehörloser Kinder so gut wie möglich zu fördern und diese Kinder zu verständig und verständlich sprechenden Menschen zu erziehen, damit sie in der Gemeinschaft der hörenden Menschen leben können (vgl. LÖWE 1992, 19). Sie begründen dies damit, daß durch die Unfähigkeit, Lautsprache auf natürliche Weise wahrzunehmen und zu produzieren, das alltägliche auf lautsprachlicher Kommunikation und Kognition basierende Zusammenleben der

Menschen schwer beeinträchtigt wird (vgl. GÜNTHER 1991b, 258). Die Entwicklung sprachlicher Kompetenz ist besonders von der jeweiligen Früherziehung abhängig.

Die sogenannte *aurale, d.h. hörgerichtete Frühförderung* bekam durch die Entdeckung der physiologisch postnatalen Nachreifung der Hörbahnen und der Beeinflußbarkeit der frühkindlichen Sensibilität des Zentralnervensystems, durch die frühere Diagnostik, die medizinisch-technische Versorgung und die Entwicklung der Hörgerätetechnik starke Impulse und Wirkkraft. Der aurale Ansatz basiert auf der Erkenntnis, daß die Hörschädigung durch Beeinträchtigungen in der Aufnahme akustischer Signale sowie in der zentralen Verarbeitung dieser Signale zustande kommt (vgl. GÜNTHER 1998, 64). Das Gehirn dagegen ist unversehrt und hat dieselbe Fähigkeit, Sprache zu erwerben und sich Wissen anzueignen wie das von Hörenden auch. Schwierigkeiten entstehen bei den Versuchen, das Gehirn mit den notwendigen Informationen zu versorgen, damit es sich überhaupt normal entwickeln kann (vgl. LYNAS 1992, 71). In diesem Zusammenhang ist der hörgerichtete Sprachansatz sehr wichtig geworden, dessen Intention SALZ folgendermaßen charakterisiert:

> »Hörenkönnen ist das Ergebnis eines Entwicklungsprozesses, der bei organisch vorliegender Hörstörung durch die Ausnutzung und ständige Schulung des Restgehörs und der daraus resultierenden Nachreifung der Hörbahn insbesondere in der Altersstufe 0-3 Jahre positiv beeinflußbar ist.« (SALZ 1993, 70)

Hörreste können danach in den sensiblen Phasen der frühkindlichen Entwicklung durch Stimulation aktiviert und zentralnervös nutzbar gemacht werden, so daß selbst bei sogenannten gehörlosen Menschen eine Hörentwicklung einsetzen kann. Bei diesem hörgerichteten Verfahren gehen die Fachleute davon aus, daß das Sprachverstehen aus einer akustischen Diskriminationsfähigkeit resultiert, die deshalb allen anderen Sinnesperzeptionen (optisch, taktil, kinästhetisch etc.) vorgezogen werden muß. Diese würden sonst dominieren, da der Hörprozeß beschwerlich ist (vgl. DILLER 1988, 125f). Das bedeutet für die Lautsprachbefürworter, daß die Hörerziehung ein durchgängiges Prinzip im Erziehungsprozeß sein muß. Die Pädagogen gehen beim hörgerichteten Sprachansatz davon aus, daß das gehörlose Kind ebenso wie das hörende eines lautsprachlichen Unterstützungssystems bedarf, das in der Familieninteraktion, in einer sprachanregenden Umgebung am effektivsten zur Wirkung kommt (vgl. MÜLLER 1993a, 141ff). Dem hochgradig hörbeeinträchtigten Kind soll ermöglicht werden, die gleichen Entwicklungsstadien wie ein hörendes zu durchlaufen. Dadurch soll der Tendenz entgegengewirkt werden, daß Eltern sich nach der Diagnose einer Hörschädigung ihrem hörgeschädigten Kind gegenüber meist anders als zuvor verhalten. Häufig verwenden sie keine natürliche Sprache mehr und stellen dem Kind nicht das notwendige lautsprachliche Unterstützungssystem bereit.

Der schriftsprachlich-daktyle Ansatz

Der von dem Briten George DALGARNO (1626-1687) erstmals entwickelte schriftsprachlich-daktyle Unterricht umfaßte einerseits das Erlernen der Lautsprache in Schriftform, andererseits ein für den mündlichen Austausch vorgesehenes Finger- oder Handalphabet (vgl. LÖWE 1992, 20). Auch heutzutage findet diese Unterrichtsform in Kombination mit künstlichen bzw. natürlichen Gebärden statt.

Die Schriftbildmethodiker gehen davon aus, daß ein gehörloses Kind Schriftsprache genauso gut wie ein hörendes erlernen kann und daß es sich die schriftsprachliche Modalität sehr viel schneller und sicherer aneignen kann als die rein gesprochene Lautsprache. Eine durch den schnellen Schrifterwerb erzielte positive sprachlich-kognitive sowie emotionale Grundlage ist nach Auffassung der Schriftbildmethodiker Ausgangspunkt für den viel langsamer verlaufenden Erwerb der gesprochenen Sprache (vgl. GÜNTHER 1991b, 261). Weil Schriftsprache ferner eine direkte Verständigung mit Hörenden ermöglicht, wird sie vielfach als die effektivste Kommunikationsmöglichkeit Gehörloser mit Hörenden angesehen. Als Vorteil erweist sich außerdem, daß Schriftsprache ein stabiles Zeichensystem darstellt und relativ zuverlässige Informationen liefern kann. Der vermutlich größte Nachteil liegt darin, daß eine unmittelbare spontane Kommunikation und damit das Zusammenleben mit Hörenden eingeschränkt sind (vgl. MORDT 1994, 2f).

5.1.2 Der gebärdensprachorientierte Unterricht

Von dem französischen Priester Abbé Charles Michel de L'EPÉE (1712-1789) wurde erstmals der gebärdensprachliche Unterricht erarbeitet und praktiziert. Für diesen waren zum einen das Erlernen einer von de L'EPÉE entwickelten methodisch künstlichen Zeichensprache (Fingeralphabet und Gebärde), zum anderen das Verständnis und die Anwendung der Lautsprache in Schriftform charakteristisch (vgl. LÖWE 1992, 20). Die Schriftsprache fungierte in seinem Unterricht lediglich als Brücke zur hörenden Umwelt. L'EPÉE ging davon aus, daß die Zeichensprache als Sprache aller Menschen und insbesondere als die natürliche und eigentliche Sprache der Gehörlosen zur Entfaltung des Denkens bedeutsam ist. Die Kombination aus gebärden- und schriftsprachlichem Unterricht wird als »*Französische Methode*« bezeichnet.[30]

[30] Der amerikanische Geistliche Thomas Hopkins GALLAUDET (1787-1851), der in Paris mit der französischen Methode des Gehörlosenunterrichts bekannt gemacht worden war, gründete mit

Die Befürworter der Lautsprach- und der Gebärdensprachbewegung lagen seit Gründung der ersten Taubstummenschulen in Streit miteinander. Mit dem 1880 stattfindenden zweiten *Taubstummenkongreß in Mailand*, auf dem international der Verwendung der Laut- gegenüber der Gebärdensprachmethode der Vorzug gegeben wurde, war der Höhepunkt der Kontroverse dieser beiden Schulen erreicht (vgl. LÖWE 1992, 40). In Deutschland fand damit die französische Methode ihr Ende, die bis dahin primär verwendet wurde. Die *deutsche lautsprachliche Methode* erhielt einen hohen Stellenwert. Begründet wurde diese Entscheidung vor allem mit der besseren Eingliederung des Gehörlosen in die hörende Gesellschaft. Nach dem Kongreß wurde die Gebärdensprache immer stärker aus dem Erziehungs- und Bildungswesen verdrängt. Die endgültige Verdrängung der Gebärdensprache sowie die Entlassung gehörloser Lehrer wurden durch den internationalen Taubstummenlehrerkongreß 1900 in Paris beschlossen und durchgeführt (vgl. KAMMERBAUER 1993, 70f).

Ungefähr zwischen 1886-1935 kam es gleichzeitig in vielen europäischen Ländern zu einer *ersten Gebärdensprachbewegung*, die aufgrund linguistischer Untersuchungen aber wieder abgebrochen wurde. Diese wissenschaftlichen Abhandlungen kamen damals zu dem Schluß, daß die Lautsprache einen höheren Darstellungswert als die Gebärdensprache besitzt, die Wiederholung begrifflicher Beziehungen mittels Gebärdensprache gar nicht oder nur unvollständig erbracht werden kann und daß die Syntax von Gebärden- und Lautsprache unterschiedlich ist (vgl. LÖWE 1992, 70ff).

Die Forderung nach Einsatz der Gebärde zur Unterstützung der Lautsprache in der Bundesrepublik Deutschland wurde erstmals vom Deutschen Gehörlosen-Bund in der *Hanauer Resolution* 1973 gestellt (vgl. WISCH 1990b, 43). Seit 1975 ist dann eine *zweite Gebärdensprachbewegung* zum Leben erweckt worden. In einer 1982 erschienenen gemeinsamen Stellungnahme, dem sogenannten »Münchener Gebärden-Papier«, wurde von Vertretern unterschiedlicher Berufs- und Kulturverbände der Gehörlosen eine Orientierungshilfe für die schulische Erziehung gehörloser Kinder vorgeschlagen. Danach soll die Lautsprache als einziges Kommunikationsmedium im Sprachunterricht Verwendung finden, in den Sachfächern kann dagegen teilweise LBG als Unterstützung in der lautsprachlichen Kommunikation eingesetzt werden (vgl. LIMBACH 1991, 111). In den »Liechtensteiner Grundsätzen vom 4.4.87« wurde auf einem internationalen Symposium der Einsatz von LBG im Unterricht mit der Begründung gefordert, daß ein gehörloser Mensch für das Leben in einer hörenden Welt zwar die Lautsprache, für sein Leben in der gehörlosen Welt jedoch die Gebärdensprache benötigt (vgl. HASE 1991, 268). Die

---

seinem gehörlosen französischen Lehrer CLERK in Connecticut die erste amerikanische Schule für Hörgeschädigte, die nach der auch heutzutage in den USA bestimmenden französischen Methode arbeitet. So kam es langsam zu einer Ausbreitung der gebärdenorientierten Unterrichtsmethode (vgl. LÖWE 1992, 48f).

»Bundesarbeitsgemeinschaft der Elternvertreter und Förderer Deutscher Gehörlosenschulen e.V.«[31] veröffentlichte eine Broschüre zur »Kommunikation mit Gehörlosen in Lautsprache und Gebärde«, die eine Unterstützung der Lautsprache durch begleitende Gebärden empfiehlt – abhängig vom Grad der Sprachbegabung, der -kompetenz und der Sprechfertigkeit des jeweiligen Kindes (vgl. LÖWE 1992, 126).

Die *Vorteile der LBG* im Bereich der Schule werden seitens der Gebärdensprachbewegung hauptsächlich darin gesehen, daß im Gegensatz zur lautsprachlichen Erziehung, die vor allem die sprachliche Förderung zum Ziel hat, die *Sachinhalte* durch Informationen und Fragen auf einem hohen Niveau vermittelt werden können. Nach Auffassung von PRILLWITZ und WUDTKE lassen sich Einzelheiten der Wortbildung und der Syntax mittels der simultanen Vermittlung von Gebärde und Mundbild gut erklären; schwierige Partikel können durch den Einsatz des Fingeralphabets dargestellt werden.

Die zunächst von PRILLWITZ, WUDTKE, WISCH und anderen formulierte Forderung nach Einsatz von LBG im Unterricht wurde von denselben aus dem Grund teilweise wieder revidiert, weil LBG ein weder der Laut- noch der Gebärdensprache adäquates Sprachsystem bildet. Ein solches ist nach ihrer Auffassung aber für die geistige und sprachliche Entwicklung der Kinder notwendig. Aus derartigen Überlegungen resultierte eine Umorientierung der deutschen Gebärdensprachbewegung zu einer *bilingualen Erziehung* hin, deren Ziel die Vermittlung sowohl der Laut- als auch der Gebärdensprache ist (vgl. LIMBACH 1991, 95ff).

Während es im Ausland bereits seit mehreren Jahren erprobte *Konzepte zur bilingualen Erziehung* gehörloser Kinder gibt, ist dieser Ansatz im deutschen Sprachraum sehr selten anzutreffen.[32] Erste und in ihrer Art einmalige Konzepte werden hier seit wenigen Jahren vor allem von PRILLWITZ in Hamburg, aber auch von BORTSCH und TISCHMANN in Graz entworfen und durchgeführt.[33] Während der Erwerb der Gebärden- und

---

[31] In dieser sind allerdings nicht alle Gehörlosenschulen vertreten.

[32] Das Recht auf bilinguale Erziehung wurde gehörlosen Menschen z.B. in Schweden, Dänemark, anderen europäischen Ländern, in Venezuela und Uruguay und neuerdings auch ansatzweise in den USA zugestanden (vgl. PRILLWITZ 1991, 27). Auch in der Volksrepublik China wird der Unterricht mit gehörlosen Kindern vorwiegend in chinesischer Gebärdensprache durchgeführt (vgl. LÖWE 1992, 156). Ein bilinguales System wurde auf universitärer Ebene in der Gallaudet-Universität verwirklicht, an der zur Zeit mehr als 2.000 gehörlose Studenten aus ca. 40 Nationen studieren, deren Kommunikation innerhalb und außerhalb der Universität durch eine große Heterogenität von Laut- und Gebärdensprachmodalitäten charakterisiert ist – Gebärdensprache ist allerdings das primäre Kommunikationsmittel. Das Konzept der Universität verfolgt das Ziel, mit Hilfe ihres zweisprachigen Modells die Kommunikationsschranken einer multikulturellen Gemeinschaft aus gehörlosen, schwerhörigen und hörenden Menschen abzubauen (vgl. KING I. 1991, 333ff).

[33] Zu weiteren Informationen über die bilingualen Schulversuche vgl. GÜNTHER 1999; BORTSCH/TISCHMANN 1997.

der Lautsprache im bilingualen Konzept im Vordergrund steht, dient LBG nur noch in didaktischer Hinsicht der Visualisierung der gesprochenen Sprache (vgl. LIMBACH 1991, 147ff).

PRILLWITZ fordert eine Gebärdenspracherziehung, die bereits im Kleinkindalter einsetzt. Über eine Intensivierung der Eltern-Kind-Beziehung soll den durch das Kommunikationsdefizit entstehenden negativen Auswirkungen auf die kindliche Entwicklung entgegengewirkt werden. Die gebärdensprachliche Erziehung bietet nach Meinung ihrer Befürworter die einzige Möglichkeit einer ganzheitlichen kognitiven, sozialen, emotionalen und lautsprachlichen Entfaltung des gehörlosen Kindes (vgl. LIMBACH 1991, 77ff). Neben der identitätsbegründenden Bedeutung der Gebärdensprache für das Leben in der Gehörlosengemeinschaft sieht GÜNTHER die Vorteile der Gebärdensprache vor allem darin, daß ihr Erwerb bei gehörlosen Kindern gehörloser Eltern analog zu dem normalen Lautspracherwerb erfolgt (vgl. GÜNTHER 1991b, 260). So bilden gehörlose Kinder im Alter von sechs Monaten bereits die ersten Gebärden, die sie mit neun Monaten geschickt in kommunikativen Äußerungen einsetzen können (vgl. SACKS 1992, 57).

Darüber hinaus berücksichtigt der Einsatz von Gebärdensprache in der primären Sozialisation, daß auch die Gebärdensprache Ausdruck der allgemeinen Fähigkeit des Menschen zum Symbolisieren ist. Hinsichtlich Semantik und Pragmatik können Fähigkeiten ausgebildet werden, die der Entwicklung derselben Bereiche in der Lautsprache entsprechen. Ebenso ist die semantische Seite von Begriffen in Gebärdensprache sehr viel schneller abzuklären. Der lautsprachliche Lernprozeß wird dadurch nur Vorteile haben. So kann beim Lautspracherwerb auf die bereits in Gebärdensprache realisierte pragmatische oder kommunikative Kompetenz zurückgegriffen werden, da die verschiedenen Verwendungsaspekte kommunikativer Zeichensysteme und deren pragmatische Regelzusammenhänge sowie die Regelkomplexe der verschiedenen Sprechakte bereits bekannt sind.

Der Erwerb einer mindestens für alltägliche Kommunikation benötigten passiven wie aktiven Verfügbarkeit der Lautsprache wird aufgrund ihrer Dominanz in zwischenmenschlichen Interaktionsprozessen auch von der Gebärdensprachbewegung als ein selbstverständliches Ziel der Gehörlosenpädagogik angesehen, auch wenn ihrer Meinung nach nur eine Annäherung daran stattfinden kann. Die Gehörlosenpädagogik soll die gehörlosen Schüler dazu befähigen, später eine freie Entscheidung treffen zu können, in welchen Situationen sie mit welcher Sprache kommunizieren wollen (vgl. GÜNTHER 1991a, 182; KAMMERBAUER 1993, 73).

5.2 Kommunikationsmethoden in der Kritik

5.2.1 Kritik an der gebärdensprachorientierten Methode

Die Befürworter der lautsprachlichen Erziehung lehnen die gebärdensprachliche Frühförderung und Bildung aus mehreren Gründen ab. Sie kritisieren an dem gebärdensprachlichen Ansatz, er berücksichtige nicht, daß 90% aller hörgeschädigten Kinder hörende Eltern haben. Diese sind meist nicht in der Lage, innerhalb kurzer Zeit die Gebärdensprache zu erlernen (vgl. DILLER 1989, 167). Ferner haben Untersuchungen ergeben, daß Gehörlose fast ihr ganzes *Leben mit Hörenden* zusammen verbringen bzw. verbringen müssen. Die kommunikative Verwendung von Gebärden ist auch am Arbeitsplatz meist nicht möglich. Bei einem frühen Einsatz der Gebärdensprache wird z.B. seitens der Bundesdirektoren deutscher Gehörlosen- und Schwerhörigenschulen eine starke Beeinträchtigung der Integration in die Welt der Hörenden, somit eine Beeinträchtigung der beruflichen Chancen und gesellschaftlichen Lebensqualität, befürchtet (vgl. PUFHAN 1992, 1). Deshalb fordern die Lautsprachbefürworter eine Integration in die Sprachgemeinschaft der gesellschaftlichen Mehrheit, in die geistigen Bezüge, in das »Fühlen, Denken und Wollen« (BREINER 1993, 104) derselben. Ein Gehörloser, der bis zu seinem 14. Lebensjahr keinen Lautspracherwerb hatte, kann ihrer Meinung nach diesen später nur sehr unzureichend nachholen. Umgekehrt scheint es kein Problem zu sein, im Erwachsenenalter noch Gebärdensprache zu erlernen (vgl. DILLER 1989, 169). Die Verwendung der Gebärdensprache im Alltag wird von ihnen nicht grundsätzlich abgelehnt. Nach ihrer Meinung strebt die Gebärdensprachbewegung durch die Dominanz der Gebärdensprache eine einseitige Integration in die Gehörlosengemeinschaft an. Besonders von BREINER wird an der gebärdensprachlichen Unterrichtskommunikation bemängelt, daß die Gebärdensprache nur innerhalb eines kleinen Personenkreises eingesetzt werden und deshalb sehr schnell zu einer sozialen Isolation Gehörloser führen kann (vgl. LIMBACH 1991, 117).

Seitens der Lautsprachbefürworter werden für den Fall, daß ein Kind mit Gebärdensprache oder LBG kommuniziert, *negative Auswirkungen auf die Lautsprache* befürchtet: Ihrer Auffassung nach ist eine simultane Verwendung zweier Sprachen (LBG) nicht möglich, weil Gebärden eine Tendenz zum Verdecken der Mundablesemöglichkeiten haben, ein lautsprachliches Bezugssystem sich bei derart unterschiedlichen Sprachen nicht festigen kann und die zeitlichen Verhältnisse der Sprachen nicht übereinstimmen. Ferner entwickeln gehörlose Kinder bei einem bilingualen Sprachansatz kein Bedürfnis nach Lautsprache, da Gebärden meist ein leichteres und schnelleres Kommunikationsmittel darstellen. Sie werden nicht zum Mundablesen motiviert und lernen auch nicht, in Lautsprache zu denken, sondern übersetzen beim Sprechen aus der ihnen geläufigeren Gebärdensprache. Der Sprachschatz bleibt deshalb klein und unsicher (vgl. Löwe 1992, 69f, 120f).

5.2.2 Kritik an der lautsprachorientierten Methode

Alle lautsprachlich orientierten Ansätze zielen nach Meinung der Gebärdensprachbewegung primär auf das *Reparieren der Hörschädigung* ab (vgl. Prillwitz 1991, 24f). Darüber hinaus zweifeln sie die von den »Oralisten« angestrebten Ziele der Lautspracherziehung in ihrer Wirksamkeit an, da nach Angaben des Deutschen Gehörlosen-Bundes nur ca. 300 von 60.000 meist prälingual ertaubten Gehörlosen in der Bundesrepublik der deutschen Lautsprache vollsprachig mächtig sind – dies bedeutet, daß weniger als 1% eine annähernd vollständige Sprach- und Sprechkompetenz besitzen (vgl. Kammerbauer 1993, 49). Nur eine kleine Minderheit der gehörlosen Schulabgänger erreicht mit der rein oralen Methode das Lese- und Schreibniveau von Dritt- bzw. Viertklässlern, was durch zahlreiche großangelegte angloamerikanische Studien bestätigt wurde. Kenntnisse in schulischen Sachfächern sind außerdem äußerst gering.

Die Lautspracherziehung kann nach Meinung der Gebärdenbefürworter nie zu einer problemlosen, entspannten Kommunikation, zu einem selbstverständlichen Zusammenleben führen. Die Verwendung der Lautsprache bedeutet für gehörlose Kinder immer *einen physisch und psychisch erhöhten Aufmerksamkeits- und Spannungslevel*, der einen kommunikativen Austausch erschwert. Daraus entstehen für hochgradig Hörgeschädigte personale und soziale Schwierigkeiten, die von Richtberg als *»psycho-soziales« Leiden* bezeichnet wurden (vgl. Günther 1991b, 258). Deshalb erwerben gehörlose Kinder nach Aussage von Prillwitz auch gegen den Druck der Schule eine Gebärdensprache für die Verständigung untereinander (vgl. Prillwitz/Schulmeister/Wudtke 1977, 192).

Günther differenziert diese Problematik in der Hinsicht, daß er die Bedeutung der hörgerichteten Methode anerkennt, da sie für einige Kinder zu großen Erfolgen geführt hat und nicht mit der oralen Methode zu verwechseln ist. Er stellt die völlige Unvereinbarkeit des auralen und gebärdensprachlichen Ansatzes in Frage, da diese Annahme ausschließlich auf Erfahrungen mit der traditionellen oralen Praxis basierte. Vielmehr lehnt er deshalb den Absolutheitsanspruch einer spezifischen Methode ab und fordert dazu auf, die aurale und die gebärdensprachorientierte Methode jeweils auf ihre Vorteile für den Einzelfall zu überprüfen:

> »Die Entdeckungen des Hörens und der Gebärdensprache bieten uns bei der Erziehung und Bildung hochgradig hörgeschädigter Kinder vorher nie dagewesene Chancen einer individuell differenzierenden und auch den mehrfachbehinderten gerecht werdende[n]« Möglichkeit, »wenn wir das Methodendenken des 19.Jahrunderts überwinden und die heute gegebenen Potentiale voll ausschöpfen.« (vgl. GÜNTHER 1998, 70)

Die Gebärdensprachbewegung hat außer gegen Lautspracherziehung auch *Vorbehalte gegen LBG* als ein künstliches, der natürlichen Gebärdensprache zuwiderlaufendes Sprachsystem. PRILLWITZ kritisiert an dem Einsatz von LBG, daß Gebärdensprache offensichtlich nur insoweit in den Unterricht mit einbezogen wird, als sie den Laut- und Schriftspracherwerb, also die orale Methode, zu unterstützen vermag (vgl. PRILLWITZ 1991, 26). Begleitet man Lautsprache mittels Gebärden, müssen sich die Gebärdensprachsätze der Lautsprache unterordnen, so daß die grammatikalischen Regeln der Gebärdensprache mißachtet werden. Es entsteht auch die Tendenz, die für das Gebärden notwendigen mimischen Signale zu vernachlässigen (vgl. BERGMANN/WALLIN 1991, 231). Deshalb fordern die Gebärdenbefürworter ein bilinguales Sprachkonzept im Schulunterricht. Denn die Entwicklung der Gebärden zu einer Sprache macht es nach Meinung der Gebärdensprachbewegung notwendig, daß sie kontinuierlich und interaktionsfördernd für den kommunikativen Dialog eingesetzt wird (vgl. GÜNTHER 1991a, 181).

6 Geschichtlicher Abriß der Schulbildung gehörloser Kinder

Die Gehörlosenpädagogik hat eine mehr als 200-jährige Tradition und gilt damit als die älteste sonderpädagogische Fachrichtung. Sie ist durch viele wichtige Daten und Personen geprägt worden, von denen im Rahmen dieser Untersuchung nur wenige dargestellt werden können.

6.1 Anfänge der Sonderbeschulung gehörloser Kinder

Die vor allem in der *Antike und im Mittelalter*, teilweise auch in der Neuzeit vorherrschende Ansicht, daß gehörlose Menschen bildungs- und rechtsunfähig sind, geht entgegen der Meinung von SOKRATES insbesondere auf die Philosophie von ARISTOTELES zurück, der zufolge intellektuelle Lernprozesse nur über das Gehör laufen. Der Zusammenhang von Hör- und Sprechvermögen war damals nicht bekannt. Eine gute Lautsprachkompetenz wurde als notwendige Voraussetzung des Denkens angesehen (vgl. PRILLWITZ 1991, 21). Gehörlose Menschen galten als »stumm« und »dumm« (»tumb«), da sie nicht fähig waren, sich Sprache anzueignen, und nur mittels rudimentärer Zeichen und Gesten kommunizieren konnten. Sie lebten in der größten Armut an Wissen und Gedanken (vgl. SACKS 1992, 35f). Auch die Glaubensfähigkeit wurde Gehörlosen für eine lange Zeit deshalb abgesprochen, weil der Glaube nach der wörtlichen Übersetzung von Kapitel 10,17 des Römerbriefes aus dem Hören des Wortes Christi entsteht. Ferner legte die Kirche mit dem biblischen Satz »Am Anfang war das Wort.« die Lautsprache als einziges Mittel des Dialogs zwischen Mensch und Gott fest.

Erst durch die Einflüsse von *Humanismus und Reformation* änderten sich diese Vorstellungen langsam (vgl. GÜNTHER 1991b, 255). Öffentlich wurde gehörlosen Menschen erstmals durch den italienischen Arzt und Philosophen Hieronymus CARDANUS (1501-1576) Intelligenz und Bildungsfähigkeit zugestanden. Dies öffnete den Weg für den Gruppenunterricht hochgradig hörgeschädigter Kinder in der Lautsprachförderung.

Dieser beginnt im Gegensatz zum Einzelunterricht in der Antike und im Mittelalter wahrscheinlich mit dem spanischen Benediktinermönch Pedro Ponce de LEON (1510-1584). So entstand die Hörgeschädigtenpädagogik als erste sonderpädagogische Disziplin (vgl. LÖWE 1992, 25).

Die *erste Schule für Taubstumme* in der Welt wurde 1760 von Thomas BRAIDWOOD in Edinburgh eröffnet. 1771 wurde die nächste von dem französischen Priester Michel de L'EPÉE (1712-1789) in Paris gegründet. Wenige Jahre später, bereits 1778, folgte die Gründung der ersten öffentlichen Schule für Taubstumme in Leipzig durch Samuel HEINICKE (1727-1790). Im Jahr 1805 wurde in den Herzogtümern Schleswig und Holstein die allgemeine Schulpflicht für Taubstumme eingeführt. In den anderen Ländern im Deutschen Reich trat die Schulpflicht für gehörlose Menschen erst viel später in kraft.[34]

6.2 Die Verallgemeinerung des Taubstummenbildungswesens

Daß bereits im 19.Jahrhundert gehörlose Kinder in die Elementarschulen integriert wurden, ist weithin unbekannt. Die ersten Vorstellungen zur schulischen Integration hörgeschädigter Kinder, die als »*Verallgemeinerung*« bezeichnet wurden, sind schon bei HEINICKE um 1782 nachweisbar. Er war bestrebt, allen gehörlosen Kindern eine schulische Bildung zu ermöglichen. Da er erkannte, daß die bereits existierenden Gehörlosenschulen eine zu geringe Aufnahmekapazität hatten und auch in der kommenden Zeit in Sachsen nicht genügend Schulen für hörgeschädigte Kinder errichtet werden konnten, forderte er, gehörlose Schüler in allgemeine Volksschulen des jeweiligen Schulortes und der nächsten Umgebung aufzunehmen und die Lehrer dieser Volksschulen auch für die Unterrichtung gehörloser Kinder auszubilden (vgl. ARBEITSGRUPPE INTEGRATION 1992, 3f). Die integrative Beschulung gehörloser Kinder war somit Resultat einer pädagogischen Notsituation (vgl. MÜLLER 1993a, 28). Diese Forderung nach Verbreitung der Kenntnisse, nach »Verallgemeinerung«, findet über ein Jahrhundert lang mit unterschiedlichen Akzenten Interesse. Für die Verallgemeinerung setzten sich vor allem Elementarschullehrer, wie Johann Baptist GRASER, Wilhelm HARNISCH und Heinrich STEPHANI, sowie Geistliche, wie Friedrich Wilhelm DANIEL, ein, die z.T. der Überzeugung waren, daß es sich bei den Gehörlosenschulen um »Verheimlichungs- und Einkerkerungsanstalten« handelte (HARNISCH 1832 zitiert nach LÖWE 1992, 53). Als erster hat GRASER 1821 eine Klasse für hörgeschädigte Kinder an einer Bayreuther Volksschule organisiert. Er gilt

[34] in Hamburg 1870, Sachsen 1873, Lübeck 1888, Baden 1902, Preußen 1911, Hessen 1921.

weltweit als Vater der integrierten Beschulung hörgeschädigter Kinder.

Um die Verallgemeinerung durchsetzen zu können, wurden die Seminaristen in den meisten deutschen Ländern theoretisch und praktisch auf den Unterricht gehörloser Kinder vorbereitet, indem kleine Gehörlosenschulen an die Seminare angeschlossen wurden. Eine vom Preußischen Ministerium 1836 veröffentlichte Denkschrift gab an, daß »der Versuch, den Taubstummenunterricht mit dem gewöhnlichen Elementarunterricht in solche nähere Verbindung zu bringen, daß der öffentliche Lehrer der gewöhnlichen Elementarschule in der Regel den Unterricht taubstummer Kinder in bildungsfähigem Alter mit übernimmt..., als gelungen zu betrachten« ist (SCHUMANN 1940 zitiert nach ARBEITSGRUPPE INTEGRATION 1992, 9). Vom Ministerium wird die unterrichtliche Versorgung aller gehörlosen Kinder im Land erwartet. Die Umsetzung der Verallgemeinerung, die zwischen 1820 und 1870 ihren Höhepunkt erreichte, gab vielen gehörlosen Kindern die Möglichkeit, eine Schule zu besuchen, die sonst an keinem Unterricht hätten teilnehmen können (vgl. LÖWE 1992, 107).

Im Gegensatz zu zahlreichen Taubstummenlehrern, die der Verallgemeinerung gegenüber von vornherein z.T. sehr skeptisch eingestellt waren, wurden die Auswirkungen der gemeinsamen Beschulung besonders von einigen Elementarlehrern sehr *positiv* erlebt: Als Vorteil wurde 1880 von Hildburghausen HEIL hervorgehoben, daß das gehörlose Kind ohne negative Auswirkungen für die hörenden Schüler und ohne besondere Anforderungen an den betreffenden Lehrer am Unterricht teilnehmen kann. Voraussetzung dafür ist, daß der Unterricht auf Visualisierung und Handlungsorientierung basiert, das hörgeschädigte Kind keine schlechtere Vorbildung als das hörende besitzt und es in der Nähe des Lehrers sitzen kann. Durch den gemeinsamen Unterricht wird es an eine geregelte Tätigkeit, an Zucht und Sitte gewöhnt sowie in seinem Denk- und Mitteilungsvermögen auch in der Freizeit mit hörenden Kindern angeregt. Weitere Vorteile der Verallgemeinerung wurden 1820 von HARNISCH und 1836 von CZECH darin gesehen, daß der Gehörlose in der bürgerlichen Gesellschaft bleiben kann, mit dem Leben und den natürlichen Verhältnissen in Berührung steht sowie seinen Angehörigen nicht entfremdet wird. Dafür ist es ihrer Auffassung nach aber nötig, daß der Gehörlose, um an der menschlichen Gesellschaft teilhaben zu können, Lautsprache verstehen und verwenden kann.

Darüber hinaus wirkt sich die Verallgemeinerung nach Meinung der Elementarschullehrer besonders auf die geistige Entwicklung sowohl der hörenden als auch gehörlosen Kinder positiv aus. DIESTERWEG betonte vor allem die guten Folgen für die Lehrgeschicklichkeit des Lehrers, der nun alle Lehrstoffe »elementarisieren« und psychologische Gesetze durchdenken muß. Diese Aspekte positiver Auswirkungen sind auch in der gegenwärtigen Diskussion um schulische Integration wiederzufinden. Als vorteilhaft wurde die Verallgemeinerung auch deshalb empfunden, weil erst durch diese Bildungsmöglichkeit in vielen Menschen die Einsicht geweckt werden konnte, daß Gehörlose pädagogisch überhaupt förderbar sind.

Obwohl die Verallgemeinerungsbewegung z.T. sehr positiv verlief und die Bereitschaft groß war, Gehörlosenschulen an Lehrerseminare anzugliedern, ist sie schließlich *doch gescheitert* (vgl. ARBEITSGRUPPE INTEGRATION 1992, 5ff). Eine gemeinsame Unterrichtung gehörloser und hörender Kinder war aufgrund der damaligen ökosystemischen Rahmenbedingungen noch nicht erfolgreich möglich (vgl. MÜLLER 1993a, 28f). Es werden verschiedene Ursachen für das Scheitern verantwortlich gemacht: HEIL kritisierte schon 1880 an der Verallgemeinerung, daß es den meisten Volksschullehrern an Zeit, Kraft, Geschick und den für die Unterrichtung der gehörlosen Kinder notwendigen Hilfsmitteln mangele. Außerdem ist seiner Meinung nach gerade beim Schulbeginn für gehörlose Kinder eine andere Methodik vonnöten als für Hörende (vgl. ARBEITSGRUPPE INTEGRATION 1992, 13). Zusätzlich wirkte sich die hohe Klassenfrequenz im 19.Jahrhundert auf die Integration gehörloser Schüler negativ aus: Nach Angaben von LÖWE lag die Klassenfrequenz teilweise bei 130 Schülern, unter denen sich auch gehörlose befanden. Die für hörgeschädigte Kinder notwendigen individuellen Unterrichtsformen wurden nicht eingeführt. Die Lehrer waren schlecht ausgebildet, Kooperationen zwischen Schule und Elternhaus fehlten, und die technische Nutzbarmachung von Hörresten war noch nicht bekannt (vgl. LÖWE 1985, 27).

Das Konzept der Verallgemeinerung bzw. der unterrichtlichen Integration hörgeschädigter Kinder hatte bereits um die Jahrhundertwende keine Bedeutung mehr. Der *Beginn des 20. Jahrhunderts* stand deshalb ganz im Zeichen des Ausbaus der Sonderschulen sowie der Differenzierung der Schüler nach dem Grad ihrer Hörschädigung, ihrer Begabung und Intelligenz (vgl. HASE 1991, 263).

6.3 Gemeinsames Leben und Lernen hörender und hochgradig hörbeeinträchtigter Kinder seit den 60er Jahren

Nach dem Scheitern der Verallgemeinerungsbewegung war nach allgemeiner Auffassung die Sonderschule wieder für mehrere Jahrzehnte der Ort, der den hörgeschädigten Kindern die besten Lernmöglichkeiten zu bieten schien. Eine Änderung dieser Sichtweise bahnte sich aus mehreren Gründen Ende der 50er/Anfang der 60er Jahre an. Aus dem Ausland wurden nach dem Zweiten Weltkrieg zahlreiche Integrationsprojekte bekannt, in denen hörgeschädigte Kinder erfolgreich in Regelschulen unterrichtet wurden: In den USA und in Großbritannien wurde bereits in den frühen 50er Jahren, in Italien, in Israel und in den skandinavischen Ländern in den 60er Jahren mit der schulischen Integration hochgradig hörgeschädigter Kinder begonnen (vgl. DING 1989, 29; siehe auch Kap. 9).

Mit der von Armin LÖWE 1958/59 eingerichteten Pädaudiologischen Beratungsstelle für Eltern hörgeschädigter Kleinkinder in Heidelberg wurde erstmals im gesamten deutschen Sprachgebiet die Bedeutung der frühen *Hör-Sprach-Erziehung* im Elternhaus bekannt. Die aus der Früherziehung resultierenden großen Erfolge hinsichtlich der emotionalen, kognitiven, psychomotorischen, sozialen und sprachlichen Entwicklung der betreffenden Kinder ließ die Möglichkeit einer Regelbeschulung erstmals sinnvoll erscheinen (vgl. LÖWE 1987, 37). Ausschlaggebend für die Meinungsänderung war ferner die technische *Entwicklung individueller moderner Hörgeräte*. Der operative Einsatz eines 22-kanaligen von dem Australier Graeme CLARK entwickelten Nucleus Cochlear Implantates, einer Innenohr-Hörprothese, ermöglicht es seit kurzem, das Hörvermögen einiger prälingual gehörloser Kinder so zu verbessern, daß diese nach dem Hörgrad schwerhörigen gleichzusetzen sind.[35]

Aufgrund des starken Geburtenrückgangs kam es in den frühen 60er Jahren zu einer bedeutenden Reduzierung der Schülerzahlen in der Regelschule und der Möglichkeit einer guten Einbeziehung der hörgeschädigten Schüler in die Klassengemeinschaft. Ferner führte die erhebliche Zunahme von Kindern mit Mehrfachbehinderungen sowie eines prozentual sehr hohen Anteils von Kindern aus nicht deutsch sprechenden Familien in den 60er Jahren zu einer Verstärkung der manuellen Kommunikationshilfen in den Sonderschulen. Nach Meinung einiger Wissenschaftler wandten sich aufgrund dieser Entwicklung Familien mit erfolgreich lautsprachlich erzogenen Kindern von der Sonderbeschulung ab (vgl. LÖWE 1987, 39f).

Kurz nach der Veröffentlichung der 1973 verfaßten Empfehlungen des Deutschen Bildungsrates wurden zwei von der Bildungskommission angeforderte *Gutachten zur Bildung und Rehabilitation Gehörloser* (LÖWE) *und Schwerhöriger* (JUSSEN) publiziert, die auch die schulische Integration thematisierten. LÖWE stellte darin die Möglichkeit einer schulischen Integration für einige gehörlose Kinder dar. Die Gutachten führten erstmals innerhalb der Hörgeschädigtenpädagogik zu einer intensiven kontroversen Diskussion über die schulische Integration hörgeschädigter Kinder, die vor allem von LÖWE als Integrationsbefürworter und TIEFENBACHER als entschiedenem Integrationsgegner bestimmt wurde. Sowohl der Bund Deutscher Taubstummenlehrer als auch die Bundesdirektorenkonferenz der Gehörlosen- und Schwerhörigenschulen distanzierten sich in den Jahren 1974 bzw. 1975 von diesem Gutachten. Sie befürchteten durch die Integration bedingte negative Folgen für die psychische und soziale Entwicklung der Kinder. Eine Realisierung wurde aus sachlichen, materiellen und personellen Gründen für nicht möglich gehalten (vgl. SALZ 1989, 107f).

[35] vgl. LÖWE 1992, 144ff. Auf die Kontroverse über die Vor- und Nachteile der Cochlear Implants werde ich nicht näher eingehen.

Die Integration hörbeeinträchtiger Kinder hat sich im Laufe der Jahre weiter entwickelt. Die jeweilige Umsetzung der integrativen Beschulung hängt hierbei von den gesetzlichen Bestimmungen der einzelnen Bundesländer, von den Beratungsstellen, den Förderausschüssen, dem Vorhandensein der Institutionen sowie der Elternentscheidung ab. Der *aktuelle Stand* der schulischen Integration hochgradig hörgeschädigter und auch schwerhöriger Kinder in Deutschland ist sehr schwer zu ermitteln. Publikationen zu integrativer Beschulung behinderter Schüler geben häufig keine exakte Auskunft darüber, ob auch gehörlose Kinder unter den integrierten Schülern sind (vgl. LIMBACH 1991, 125). Oft werden Integrationsversuche nicht nach Behinderungsarten aufgeschlüsselt, oder es werden gehörlose Schüler nicht extra aufgezählt, sondern zu den »hörgeschädigten«, »schwerhörigen« oder »sinnesbehinderten«, manchmal sogar zu »sprach-« oder »geistigbehinderten« gezählt (vgl. KAMMERBAUER 1993, 9). Wahrscheinlich aufgrund ihrer geringen Anzahl werden sie trotz ihrer Unterrichtung in Regelschulen häufig in Untersuchungen gar nicht erwähnt. Da teilweise gehörlose Kinder auch Schwerhörigenschulen sowie schwerhörige Kinder auch Gehörlosenschulen besuchen, ist aus den Statistiken zu den jeweils aktuellen Beschulungsarten hörgeschädigter Kinder – soweit überhaupt vorhanden – oft nicht erkennbar, um welche Hörschädigung es sich speziell handelt. LIMBACH schätzt den Stand der schulischen Integration in der Weise ein, »daß die integrative Förderung gehörloser Kinder in der Bundesrepublik zwar praktiziert wird, aber – im Unterschied zu der Schwerhöriger – nur gering verbreitet ist« (LIMBACH 1991, 126).

Im Januar und Februar 1988 führte SALZ eine umfangreiche vom Bund Deutscher Taubstummenlehrer initiierte empirische Erhebung zur Anzahl hörgeschädigter integrierter Schüler in Deutschland durch. Er fragte an allen deutschen Gehörlosen- und Schwerhörigenschulen sowie in allen zuständigen Landesministerien bzw. bei Senatoren für die Sektion Integration an (vgl. RAIDT 1990, 271). Entgegen den Informationen der Sonderschulen wurde ihm von offizieller Seite außer der Integration zahlreicher schwerhöriger Kinder nur die eines gehörlosen Kindes in Hamburg gemeldet. Seine Auswertung der Informationen von den Sonderschulen ergab dagegen, daß die schulische Integration hochgradig hörgeschädigter Kinder in der Bundesrepublik bereits eine »Erziehungswirklichkeit« darstellt (SALZ 1989, 110). Unter den integrierten hörgeschädigten Kindern sind aber nach Feststellung von SALZ und JUSSEN in erster Linie nur schwerhörige anzutreffen. Nach einer 1984 von JUSSEN geäußerten Einschätzung sind ca. 75% aller schwerhörigen, aber nur 1,5% aller gehörlosen Schüler in Regelschulen integriert (vgl. WISCH 1990b, 42). JUSSEN spricht später von 10% integrierter gehörloser Kinder, allerdings bezüglich des deutschen Sprachgebietes (vgl. LÖWE 1991, 226).

6.4 Schulorganisatorische Gestaltung der Bildungseinrichtungen für hörbeeinträchtigte Kinder

Die Bandbreite der schulischen Bildungsmöglichkeiten für hochgradig hörbeeinträchtigte Kinder in Deutschland ist heutzutage sehr groß: Sie können im wesentlichen in rein oral-aural oder gebärdensprachlich ausgerichteten eigenständigen Schulen für Gehörlose, in denen für Schwerhörige, in anderen Sonderschulen, in alternativen Schulen und Privatschulen, in Regelschulen ohne besondere pädagogische Unterstützung, in Regelschulen mit Beratung (audiologische Begutachtung) oder mit sonderpädagogischer Unterstützung unterrichtet werden (vgl. Raidt 1989, 178).

Auf der schulorganisatorischen Ebene empfahl Löwe bereits 1974 in seinem Gutachten »Gehörlose, ihre Bildung und Rehabilitation« eine *flexible Organisationsform* der Gehörlosenbildung, die zwischen der vollen Integration und der vollen Segregation mehrere Zwischenstufen bietet. Auch heutzutage fordert er ein den Bedürfnissen des einzelnen Kindes entsprechendes differenziertes Bildungsangebot, das aufgrund einer schulunabhängigen medizinischen, audiologischen, pädagogischen und psychologischen Differenzialdiagnose ermittelt wird. Die Notwendigkeit einer derart flexiblen Schulorganisation begründet Löwe damit, daß gehörlose Kinder – ebenso wie hörende – eine sehr heterogene Gruppe bilden (vgl. Löwe 1992, 123f). Löwe beschreibt die möglichen Zwischenstufen zwischen voller Integration und voller Segregation folgendermaßen:

	Integration	**Segregation**
volle	⇒ Integration ohne sonderpädagogische Betreuung ⇒ Integration mit regelmäßiger sonderpädagogischer Betreuung ⇒ Integration mit zusätzlichem Nachhilfeunterricht und/oder sonderpädagogischer Betreuung	⇒ Besuch von Heimsonderschulen
teilweise	⇒ Besuch von Sonderklassen in Regelschulen ⇒ mit bzw. ⇒ ohne Teilnahme am Unterricht mit hörenden Kindern	⇒ Besuch von Tagessonderschulen mit täglicher Heimkehr zur Familie ⇒ Besuch von Heimsonderschulen mit Heimkehr zur Familie am Wochenende

Eigene Darstellung in Anlehnung an Löwe 1982b, 97.

Daneben gibt es noch die *präventive Integration*, auch umgekehrte schulische Integration genannt, bei der hörende Kinder in die Gehörlosen- oder Schwerhörigenschulen aufgenommen werden (vgl. Breiner 1993, 106f; siehe auch Kap. 7.2.2 und 7.4.2).

Schulische Integration macht die Gewährung *sonderpädagogischer Hilfen* für den Unterricht erforderlich. Ohne dieselben schlägt sie in schulische Isolation um, was pädagogisch nicht zu verantworten ist. In diesem Zusammenhang kritisieren viele Integrationsbefürworter, daß nur wenige Schulen für Hörgeschädigte bereit sind, sich umfangreich für die pädagogischen und psychologischen Belange der integrierten hörgeschädigten Kinder ihres Einzugsgebietes einzusetzen (vgl. Müller 1993a, 48).

Während bei einer *wohnortnahen Integration* diejenigen Sonderschullehrer, die in der Förderung häufiger Behinderungsarten ausgebildet sind, möglichst an jeder Grundschule angestellt werden sollten, ist dies für Sonderpädagogen mit einer Ausbildung in seltenen Behinderungsarten wie Hörgeschädigtenpädagogik nicht möglich (vgl. Heyer/Meier 1992, 16). Um eine Betreuung integrierter hörgeschädigter Schüler zu gewährleisten, werden deshalb von einigen Integrationspädagogen sogenannte Stützpunktschulen vorgeschlagen, an denen ein speziell für Hörgeschädigtenpädagogik ausgebildeter Stützlehrer angestellt ist (vgl. Martin/Martin 1989, 67). Andere versuchen Wohnortnähe für hörgeschädigte Kinder dadurch zu realisieren, daß sie die Aufgaben der Gehörlosenpädagogen in ambulanter Betreuung sehen und für Gehörlosenschulen vollkommen neue Strukturen suchen. Als eine neue z.B. im Saarland zugelassene Organisationsform gilt die Umwandlung einer Gehörlosenschule in ein sonderpädagogisches Förderzentrum, das an eine Regelschule angebunden wird (vgl. RAIDT 1991, 199; MÜLLER 1993b, 472). Die Gehörlosenschule ist damit ein interdisziplinär arbeitender zentraler Stützpunkt, von dem aus gehörlose Kinder betreut werden, die Regelklassen und Integrationsklassen wohnortnah besuchen. Als eine Zwischenstufe zu diesem Modell wird die Möglichkeit angesehen, daß einige der Schüler die Sonderklasse eines Förderzentrums besuchen, während andere gehörlose Kinder bereits integrativ betreut werden, wie es beispielsweise die Gehörlosen- und Sprachheilschule Riehen bei Basel (Schweiz) derzeit praktiziert (vgl. MÜLLER 1993b, 472f).

Da die wohnortnahe Schule dem *Konzept der Normalität* entsprechen soll, wird davon ausgegangen, daß im Normalfall nur 10% der Schüler eine sonderpädagogische Förderung benötigen (2 von 20). Von allen Kindern ist dabei nur jeder 333. Schüler hörgeschädigt, ein sehr viel kleinerer Prozentsatz derselben gehörlos (vgl. PREUSS-LAUSITZ 1989, 30). Durchschnittlich steht in den meisten Bundesländern für jedes hochgradig hörgeschädigte Kind, das keine weiteren Behinderungen aufweist, für ca. zehn bis zwölf Stunden wöchentlich ein zusätzlicher Pädagoge in den Integrationsklassen zur Verfügung. Für jedes hochgradig hörgeschädigte Kind, das eine schwere Mehrfachbehinderung hat, kann die ständige Anwesenheit eines zweiten Pädagogen genehmigt werden, wenn entsprechende Mittel vorhanden sind (vgl. SCHÖLER 1993, 131).

7 Die spezifische Kontroverse um die schulische Integration von Kindern mit hochgradigen Hörbeeinträchtigungen

Eine schulische Integration hochgradig hörbeeinträchtigter Kinder ist unter Pädagogen, Betroffenen und Eltern hörgeschädigter Kinder sehr umstritten und variiert von extremer Ablehnung bis hin zu entschiedener Bejahung. Die konträren Auffassungen zu den unterschiedlichen Beschulungsmöglichkeiten spitzen sich vor allem in folgenden Punkten zu: Welche Vor- bzw. Nachteile hat eine schulische Integration hochgradig hörbeeinträchtigter Kinder in bezug auf die Entwicklung von Sprachkompetenz und schulischen Leistungen sowie auf soziale und psychische Integration sowohl der hörbeeinträchtigten Kinder als auch der hörenden Mitschüler? Ferner stellt sich die Frage, ob und wie das Phänomen der Gehörlosenkultur in einer Integration Berücksichtigung finden kann.

7.1 Hochgradig hörbeeinträchtigte Kinder in integrativen Grundschulklassen

7.1.1 Kritische Einwände gegen schulische Integration

Der Widerstand gegenüber einer integrativen Beschulung von Kindern mit Behinderungen ist vor allem in der *Gehörlosenpädagogik* sehr stark ausgeprägt. Diese Einstellung läßt sich u.a. darauf zurückführen, daß die Gehörlosenpädagogik neben der Blindenpädagogik die älteste sonderpädagogische Fachrichtung ist und ein eigenständiges sonderpädagogisches Bildungssystem von der Frühbetreuung bis zur Berufsbegleitung, zum Abitur und sogar bis zur Hochschule (USA) umfaßt (vgl. MÜLLER 1989, 191). Durch die gemeinsame Unterrichtung gehörloser und hörender Kinder wird die Existenzberechtigung der Sonderschule in Frage gestellt. Die meisten Gehörlosenpädagogen lehnen eine schulische Integration gehörloser Kinder konsequent ab und fordern weiterhin deren Unterrichtung in speziellen Gehörlosenschulen; einige wenige von ihnen stimmen einer Integration zu, aber nur in bestimmten Ausnahmefällen (vgl. KINTRUP 1992, 8; GEW-BETRIEBSGRUPPE 1989, 65). Das gegenwärtige Sonderschulsystem wird in erster Linie vom Bund Deutscher Taubstummenlehrer (BDT), dem Berufsverband der Lehrer an Gehörlosen- und Schwerhörigenschulen, befürwortet und unterstützt (vgl. HEßMANN 1989b, 58).

Die Mehrzahl der *Eltern* sieht aufgrund der Kommunikationsschwierigkeiten ihrer Kinder zwar in der integrativen Beschulung auch keine geeignete Lösung, obwohl sie eine möglichst große Teilhabe ihrer Kinder am gesellschaftlichen Geschehen erhofft. Sie kritisieren jedoch die Realität an den Gehörlosenschulen und fordern Veränderungen (vgl. ECKERT 1989, 156). Nach Meinung von KAMMERBAUER ist es einerseits notwendig, daß sich die Gehörlosenschulen ein neues Profil geben, um ihre Existenzberechtigung zu legitimieren, müssen andererseits aber auch Konzepte und Kriterien für integrative Prozesse mit gehörlosen Kindern an Regelschulen entwickelt werden (vgl. KAMMERBAUER 1993, 50).

Ein weiterer erschwerender Umstand für die Integration gehörloser Kinder ergibt sich aus der Existenz der zahlreichen *Selbsthilfe-Organisationen* und kulturellen Gemeinschaften der Gehörlosen, die der Integration sehr skeptisch gegenüberstehen (vgl. MÜLLER 1989, 191). Interessant ist dabei die Tatsache, daß im Widerstand gegen integrative Bestrebungen eine gemeinsame Stellungnahme von sonst absolut gegensätzlichen Positionen – der Gebärdensprach- und der Lautsprachbewegung – zustande kommt, in der die Gehörlosenschule nahezu einmütig befürwortet wird (vgl. GÜNTHER 1991a, 180). Die Vorstellung einer integrativen Beschulung hochgradig hörgeschädigter Kinder scheint so utopisch zu sein, daß oft keine Notwendigkeit gesehen wird, diese in irgendeiner Weise in Betracht zu ziehen. So ist die Bereitschaft, sich mit der schulischen Integration auseinanderzusetzen und Möglichkeiten der Umsetzung zu diskutieren, sowohl bei den laut- als auch bei den gebärdensprachlich orientierten Hörgeschädigtenpädagogen in Deutschland sehr gering.

Aber auch *Integrationspädagogen* halten sich auf diesem Gebiet sehr zurück. Ein Erfahrungsaustausch zwischen Integrationspädagogik und Gebärdensprachbewegung hat sich bisher nur ansatzweise entwickelt (vgl. HEßMANN 1988, 106). Soweit vorhanden, gibt es auch innerhalb der Integrationspädagogik zur integrativen Beschulung hochgradig hörgeschädigter Kinder unterschiedliche Auffassungen. Während einige Integrationspädagogen ihre integrative Beschulung befürworten, lehnen andere, wie z.B. BLEIDICK, sie aufgrund von gefährdeter persönlicher Stabilität sowie von Kommunikationsschwierigkeiten zugunsten einer segregierten im Schonraum durchgeführten Beschulung ab (vgl. KINTRUP 1992, 9). HEßMANN bringt die Situation folgendermaßen auf den Punkt:

> »Die Integrationspädagogik stellt mithin auch für die Gehörlosenschulen eine ernsthafte Herausforderung dar: Ist es tatsächlich unmöglich, gehörlose Kinder gemeinsam mit hörenden zu unterrichten? Welche Bedingungen müssen für eine gemeinsame Unterrichtung gegeben sein?« (HEßMANN 1988, 104).

7.1.2 Grenzen der schulischen Integration gehörloser Kinder

Die Kontinuumstheorie als Maßstab zur Ausgrenzung

Die *Kontinuumstheorie* besagt, daß das Gelingen einer Integration von dem Grad der Hörschädigung abhängt. Die Annahme, daß eine Integration zwar für Kinder mit leichter oder mittelgradiger Schwerhörigkeit überlegt werden kann, nicht jedoch für Kinder mit hochgradiger Hörschädigung, ist unter Pädagogen weit verbreitet (vgl. LÖWE 1985, 24). Sie wird z.B. vom Bund Deutscher Taubstummenlehrer vertreten. Als Direktor einer Gehörlosenschule und Sprecher der Integrationsgegner lehnt Robert TIEFENBACHER eine integrative Beschulung von Kindern ab, die einen größeren Hörverlust als 40 dB im Hauptsprachbereich haben. Im Namen des Bundes Deutscher Taubstummenlehrer haben sich 1990 Anton KLINGL und Werner SALZ in einem Positionspapier gegen die Integration gehörloser und hochgradig schwerhöriger Kinder ausgesprochen:

> »Der Bund Deutscher Taubstummenlehrer hält eine gemeinsame Beschulung gehörloser und hochgradig schwerhöriger Schüler mit Hörenden für unverantwortlich.« (KLINGL/SALZ 1990, 52)

Diese Theorie scheint in der sozialen Wirklichkeit dadurch bestätigt zu werden, daß gehörlose Schüler bei uns im Vergleich zu schwerhörigen nur selten integriert sind. So ergab z.B. die von SALZ 1988 durchgeführte Anfrage an deutschen Gehörlosen- und Schwerhörigenschulen, daß die integrative Unterrichtung an den Schulen mit dem zunehmenden Grad der Hörschädigung stark abnimmt (vgl. HEßMANN 1988, 107).

Kriterienkatalog zur erfolgversprechenden Integration hochgradig hörbeeinträchtigter Kinder

Nach Auffassung von LÖWE, aber auch von zahlreichen anderen Wissenschaftlern und Pädagogen, ist eine erfolgreiche Integration hörgeschädigter Kinder an eine Anzahl von sogenannten Parametern geknüpft, die möglichst ganz oder wenigstens zum größten Teil vorliegen müssen (vgl.

Löwe 1991, 228; 1985, 22; Martin/Martin 1989, 67; Wichert 1989, 106). Seiner Meinung nach können ungefähr zwei bis fünf Prozent der gehörlosen Kinder die für eine Integration in der Regelschule notwendigen Voraussetzungen erfüllen. Außer den Parametern auf seiten des Kindes nennt Löwe noch weitere auf seiten der Eltern und der Regelschule. Nach Befragung von 500 Lehrern und Eltern hörgeschädigter Kinder kommt er zum Ergebnis, daß die wichtigste Variable der Regelschullehrer und sein Unterrichtsstil sind (vgl. Löwe 1991, 228).

Der Kriterienkatalog von Löwe wird im folgenden in bezug auf die beim hörgeschädigten Kind *notwendigen Voraussetzungen* dargestellt. Er hat im deutschsprachigen Raum großen Einfluß auf die integrative Beschulung.

- Notwendige Voraussetzung für eine Integration sind *Früherkennung* und *Früherfassung* sowie ein frühes familienorientiertes Hör-Sprach-Erziehungsprogramm. Es ist wichtig, daß die Hörgeräte-Versorgung möglichst unmittelbar nach der Erstdiagnose erfolgt und ganztägig zum Einsatz kommt. Vor Schuleintritt sollte das hörgeschädigte Kind bereits lesen können.[36]

- Der *Sprachleistungsstand* muß in expressiver wie auch rezeptiver Hinsicht »angemessen« sein und dem Durchschnitt hörender Kinder entsprechen, damit das hörgeschädigte Kind mit den Mitschülern effektiv kommunizieren kann. Dazu gehört, daß das Kind sowohl verständlich sprechen kann als auch gute Sprachwahrnehmungsfähigkeiten besitzt (vgl. Löwe 1991, 228).

- Das hörgeschädigte Kind muß eine durchschnittliche bzw. überdurchschnittliche *Intelligenz* haben und Leistungen aufweisen, die »eine gemeinsame Beschulung mit hörenden Kindern rechtfertigen«, d.h. es sollte nicht der schlechteste Schüler in der Klasse sein (Löwe 1987, 124).

- Bezüglich seines *Sozialverhaltens* und seiner Persönlichkeit ist zu beachten, daß sich das hörgeschädigte Kind durch Selbständigkeit, soziale und emotionale Reife, Stabilität, Entschlossenheit, Motivation, Kritikfähigkeit, Aufgeschlossenheit und eine positive Einstellung zur Schule auszeichnet. Es sollte ferner »eine gefestigte und aus sich herausgehende Persönlichkeit mit einer geselligen und belastbaren Natur« (Löwe 1985, 22) sein. Das betreffende Kind sollte in der Lage sein, gemeinsame Interessen und befriedigende persönliche Beziehungen zu einigen Mitschülern aufbauen zu können.

[36] Lesen ist nach Meinung von Löwe für solche Kinder deshalb so bedeutend, weil das Wahrnehmungsdefizit an mündlichen Informationen primär nur durch Lesen ausgeglichen werden kann (vgl. Löwe 1987, 84).

- Um die Integration zu gewährleisten, ist es notwendig, daß Lehrer, Schüler und deren Eltern Bereitschaft zur Integration bekunden. Die aufgrund der Anwesenheit eines hörgeschädigten Kindes notwendigen Rücksichtnahmen dürfen zu keinen nachteiligen Auswirkungen auf die Mitschüler führen (vgl. LÖWE 1992, 111).
- Als überaus wichtig wird erachtet, daß das Kind hilfsbereite *Eltern* hat, die es mit seiner Hörbeeinträchtigung akzeptieren, viel von ihm fordern und eine Regelbeschulung anstreben. Die Eltern müssen ausreichend Zeit für das hörgeschädigte Kind aufbringen können (möglichst geringe Geschwisterzahl). Eine Berufstätigkeit der Mutter ist deshalb nicht wünschenswert (vgl. LÖWE 1982b, 98; 1987, 45ff). Als notwendige Voraussetzung gilt ebenfalls, daß die zur Beratung und Begleitung der integrativen Beschulung erforderlichen Fachleute zur Verfügung stehen.

In bezug auf hochgradig hörbeeinträchtigte Kinder ist nach Auffassung und Erfahrung von LÖWE nur eine »*Elite*«, eine Auslese von ihnen, unter optimalen Bedingungen überhaupt in der Lage, sich im Rahmen einer Regelklasse sprachlich und schulisch zu entfalten. Für die anderen, besonders für Kinder mit schwerwiegenden Zusatzbehinderungen, mit starker sozialer und emotionaler Unreife und mit unregelmäßigem Einsatz von Hörgeräten, hält er die Bedingungen in der Sonderschule für notwendig (vgl. LÖWE 1987, 133). LÖWE erläutert nicht, welche Maßstäbe und Verfahren zur Feststellung der Voraussetzungen eingesetzt werden sollen, so daß bereits der Hörgeschädigtenpädagoge JUSSEN in diesem Zusammenhang zur Vorsicht vor eindimensionalen Schlußfolgerungen mahnt, welche die Integrationsfähigkeit eines Kindes nach einem Sammelsurium bestimmter Fähigkeiten bestimmen (vgl. LIMBACH 1991, 73ff).

7.1.3 Gegendarstellung seitens der Integrationsbefürworter

Ein Ausschluß nach Art und Grad der Hörschädigung auf der Grundlage der Kontinuumstheorie zur Feststellung der Integrations-Grenzen ist nach Auffassung von RAIDT nicht gerechtfertigt (vgl. RAIDT 1990, 281). Vielmehr sind seiner Meinung nach die Unterrichtsbedingungen in der Regelschule dafür entscheidend, ob eine gemeinsame Unterrichtung hörgeschädigter und hörender Kinder gelingen kann. Zu einer ähnlichen Schlußfolgerung bezüglich der Kontinuumstheorie kommt auch LÖWE, der sie aufgrund der Ergebnisse mehrerer aktueller wissenschaftlicher Arbeiten vor allem von ausländischen Autoren relativiert, weil sie die *Bedeutung anderer ökosystemischer Faktoren* vollkommen außer acht läßt (vgl. LÖWE 1985, 24). Auch das Audiogramm selbst kann für die Beurteilung des geeigneten Schultyps für ein Kind nur begrenzte Hinweise geben, da es normalerweise die verbliebenen Hörreste ohne Hörgeräte ermittelt. Es ist nach Auffassung einiger Hörgeschädigtenpädagogen gerade im Kontext der Schulzuweisung wichtiger, mit Hilfe audiometrischer Verfahren festzustellen, wie viel ein Kind mittels zusätzlicher Hörhilfen hören kann. Hierbei wird die entstehende »Aufblähkurve« pädagogisch wichtig, da sie diejenigen physikalisch-audiologischen Daten angibt, die im Alltag bei Verwendung von Hörgeräten relevant sind. Ebenso ist das Sprachaudiogramm, das der Ermittlung des Sprachhörvermögens dient, für eine Integration bedeutsam (vgl. Raidt 1990, 282).

Bei Befürwortung der Kontinuumstheorie auf Grundlage der geringen Anzahl integrierter hochgradig hörgeschädigter Kinder in Deutschland wird nach Meinung von Löwe oftmals vergessen, daß im Ausland die integrative Beschulung auch gehörloser bzw. resthöriger Kinder z.T. weit verbreitet ist. Löwe berichtet ferner von Untersuchungen, bei denen gerade Kinder mit geringer Hörbeeinträchtigung im Gegensatz zu hochgradig hörgeschädigten Kindern in bezug auf Leistungen versagt haben (vgl. Löwe 1982b, 100). Seinen Argumenten schließt sich auch Müller an, indem er aus seinen praktischen Erfahrungen berichtet, daß »der Grad der meßbaren Hörschädigung keineswegs proportional zur Qualität der Integration ist« (Müller 1993a, 20). Auch Claußen kommt zu einem ähnlichen Ergebnis:

> »Der entscheidende Faktor für das Gelingen einer unterrichtlichen Integration ist nicht das Hörvermögen, ja er liegt nicht einmal immer in dem hörgeschädigten Kind. Die sozialen und schulorganisatorischen Rahmenbedingungen können wichtiger sein. Die Vielfalt und Komplexität der bestimmenden Einflüsse machen eine Erfolgsvorhersage äußerst schwierig.« (Claußen 1992, 49)

Der von Löwe und anderen Hörgeschädigtenpädagogen vertretenen Notwendigkeit von Kriterienkatalogen setzen viele Integrationspädagogen die Forderung entgegen, daß alle Kinder integriert werden sollen, da es *keine objektiven Kriterien* gibt, nach denen Grenzen für Integrationsfähigkeit gezogen werden dürfen.[37] Die Einteilung hörgeschädigter Menschen in integrierbare und nicht-integrierbare auf der Basis solcher Kriterienkataloge resultiert nach ihrer Meinung aus einer einseitigen Orientierung am Leistungsprinzip sowie an der Vorstellung eines für alle verbindlichen Rahmenplans.[38] Die Fragwürdigkeit der hochangesetzten Kriteri-

[37] vgl. bspw.: Schöler 1990, 24; Limbach 1991, 83; Lynas 1992, 70; Frerichs 1992, 318; Müller 1993a, 55.

[38] vgl. zu dieser Auffassung: Podlesch 1989, 44; Eberwein 1988a, 50; Hössl 1999, 150; Hüwe 1993, 100.

enkataloge macht LIMBACH mit folgender Feststellung deutlich: Nur wenn ein gehörloses Kind bei seiner Einschulung als Voraussetzung mitbringt, was in den Sonderschulen als gehörlosenpädagogisches Ziel erst angestrebt wird, scheint es für eine Integration geeignet zu sein (vgl. LIMBACH 1991, 73). Für viele Befürworter einer Integration hochgradig hörgeschädigter Kinder gilt diese als ein Prüfstein für die Begründung von Notwendigkeit und Unteilbarkeit integrativer Erziehung in den Menschenrechten. Die Aussonderung bleibt bestehen, wenn die Trennung zwischen Behinderten und Nichtbehinderten in die Gruppe der Behinderten selbst verlagert wird (vgl. MUTH 1988, 22). Ein derartiges Verständnis von Integration wird von HÖSSL folgendermaßen beurteilt:

> »In diesem Sinne muß hier die Verwendung des Begriffs ›Integration‹ als widersprüchlich und mißverständlich angesehen werden, wenn man ihn an dem umfassenden bildungs- und gesellschaftspolitischen Anspruch der Integrationsbewegung mißt« (HÖSSL 1999, 151).

SCHÖLER sieht die Grenzen einer Integration nicht im Kind, sondern in der Integrationsfähigkeit der Gesellschaft begründet:

> »Wenn es Grenzen gibt, dann sind dies unsere Grenzen. Es sind die Grenzen der Erwachsenen, die Grenzen der gesellschaftlichen Bedingungen. Es sind unsere Grenzen, wenn wir es nicht schaffen, uns das gemeinsame Leben und Lernen mit einem schwer behinderten Kind vorzustellen, wenn wir die notwendigen organisatorischen Bedingungen nicht herstellen können.« (SCHÖLER 1992, 81)

Grenzen einer Integration können systembedingt auf der Ebene der Regelschule entstehen, wenn beispielsweise die Klassenfrequenz zu hoch ist, die technische Ausstattung unzureichend und die Lehrer nicht engagiert sind. Die für eine Integration notwendigen Voraussetzungen liegen in den Rahmenbedingungen, die Interaktions- und Kommunikationsprozesse erleichtern (vgl. MÜLLER 1993a, 33ff). Die jeweilige Sprachentwicklung ist deshalb nach Meinung der Integrationsbefürworter kein Kriterium für den Ausschluß eines Kindes von einer integrativen Maßnahme, sondern Integration wird geradezu als Voraussetzung für einen erfolgreichen Spracherwerb angesehen. Dies begründen sie u.a. damit, daß auch eine integrative Beschulung von hörenden Kindern, die nicht gesprochen haben, Erfolge gezeitigt hat. Nach FRERICHS ist zu fragen, wie man dem einzelnen Kind helfen kann, damit es einen möglichst großen Nutzen aus der Integration hat (vgl. FRERICHS 1992, 318ff).

Die rigorose Ablehnung der Gehörlosenverbände zur schulischen Integration führen FRERICHS und andere auf den Generationskonflikt gehörloser Menschen zurück, der vor allem durch die sich rasant entwickelnde

Technik auf der einen Seite und das Bewußtsein, einer sprachlichen Minderheit anzugehören, auf der anderen Seite entsteht:

> »Es scheint manchmal, daß die Gehörlosengemeinschaft die Integration und damit einen Mitgliederverlust fürchtet. Diese Einstellung haben vor allem ältere Hörgeschädigte, die vor Jahren zur Schule gingen und die alten Traditionen beibehalten wollen. Sie predigen eine Ideologie des Hörgeschädigtseins, und sie sind stolz auf ihre Identität als Hörgeschädigte. Eine verbesserte Leistungsfähigkeit durch verbesserte Schulbildung wird die Gehörlosengemeinschaft jedoch bereichern – eine Bereicherung, die durch eine verbesserte Vertretung und durch die erhöhten beruflichen und akademischen Leistungen ihrer Mitglieder erreicht wird.« (FRERICHS 1992, 327)

7.1.4 Resümee

Die Möglichkeit, hochgradig hörgeschädigte Kinder in regulären Grundschulen zu integrieren, ist unter Fachleuten, Gehörlosen und betroffenen Eltern in bezug auf die Schwere der Hörschädigung sowie den kulturellen Aspekt umstritten. Auf der einen Seite steht die Mehrzahl der Hörgeschädigtenpädagogen, die eine integrative Beschulung gehörloser Kinder, abgesehen von wenigen Ausnahmen, grundsätzlich ablehnen. Auf der anderen Seite plädieren Integrationsbefürworter auf der Grundlage der Menschenrechte für eine schulische Integration aller Kinder, auch der hochgradig hörbeeinträchtigten. Die Vor- und Nachteile von Integration oder Segregation sowie Möglichkeiten, integrative Maßnahmen zu fördern, werden im folgenden dargestellt und diskutiert.

7.2 Sprachkompetenz

7.2.1 Kritische Einwände gegen schulische Integration

Die *Sonderschule* für Hörgeschädigte strebt die gleichen Lernziele wie die Regelschule an, allerdings auf einem anderen, behinderungsspezifisch orientierten Weg. Gehörlose Kinder können Sprache aufgrund ihrer Hörschädigung nicht auf natürlichem Weg über Hören und Nachahmen erlernen, sondern müssen sie sich unter Einsatz technischer Hilfen auf künstlichem Weg aneignen (vgl. GEW-BETRIEBSGRUPPE 1989, 65). Als Hauptaufgabe der Gehörlosenschule wird deshalb vor allem die Wahrnehmungsschulung angesehen. Diese umfaßt *Hör- und Abseherziehung sowie Sprachanbildung*, die besonders das Erlernen verständlichen Sprechens und guter Artikulation betrifft. Primäres Ziel sonderpädagogischen Bemühens in Deutschland ist der sprachfähige Hörgeschädigte. Der Schwerpunkt des Unterrichts an einer Gehörlosenschule liegt in erster Linie sowohl auf einer sach- und sprachbezogenen Kommunikation als auch auf der Intention, Sprache in einen Beziehungszusammenhang zu bringen sowie Sprach- und Sprechanreize zu schaffen (vgl. FISCHER 1977, 47ff).

Das Erlernen des Sprechens bedeutet für den Gehörlosen einen langwierigen und komplizierten Lernprozeß, der hauptsächlich über Vibration, Getast, Ablesen, Lesen und über Hören erfolgt. Der gesamte Wortschatz muß Wort für Wort gelernt werden. Dies impliziert, daß der sprechmotorische Aufbau sowohl der Wörter als auch der Satzmuster und bestimmte für das Sprechen notwendige Verhaltensweisen erworben werden müssen. Für die hochkomplizierte Sprachanbildung werden deshalb im Bildungs- und Erziehungsauftrag der Gehörlosenschulen neun bis zehn Jahre angesetzt. Sie kann nach Meinung von Gehörlosenlehrern nur durch tägliche und stündliche Sprecherziehung erreicht werden. Weil ständig in allen Unterrichtsfächern sachgerechte Maßnahmen für die Sprecherziehung erfolgen müssen, äußert sich z.B. KERN gegen eine integrative Beschulung auch von intelligenten, sprachlich gut begabten Schülern. Eine teilweise Integration lehnt er mit dem Argument ab, daß alle Fächer für Hörgeschädigte sprachlich besetzt sein müssen und die Sprecherziehung Gehörloser, sofern diese vernachlässigt wird, negativ beeinflußt würde. Als zweiten Grund für seine Ablehnung nennt er, daß in der Regelschule andere Methoden im Vordergrund stehen als in der Sonderschule, weil der Sprachaspekt als Sprach- und Sprechaufbau in qualitativer und quantitativer Hinsicht in der Gehörlosenschule viel größere Bedeutung hat. Nur die längere Schulzeitdauer sowie die Organisation der Gehörlosenschule machen es nach Meinung von KERN möglich, Sprache und Sprechen der Schüler derart aufzubauen, daß sie später gut in die Arbeitswelt integriert werden können (vgl. KERN 1977, 70ff).

Dieser Auffassung, daß der in Gehörlosenschulen praktizierte Sprachaufbau aufgrund des benötigten großen Zeitumfangs in einem integrativen Unterricht nicht geleistet werden kann, schließen sich viele Hörgeschädigtenpädagogen an. Problematisch ist ihrer Meinung nach unter anderem die *Klassenfrequenz*, die laut BRANDL die Anzahl von acht Kindern, nach Auffassung anderer die Anzahl von sechzehn nicht überschreiten darf, um Lippenablesen in der dafür benötigten Halbkreis-Sitzordnung möglich zu machen (vgl. BRANDL 1989, 61f; BETRIEBSGRUPPE 1989, 69). Mit der Klassenverstärker-Anlage in den Sonderschulen, an die die ganze Klasse angeschlossen ist, können Gespräche in gleicher Weise für alle zugänglich gemacht und Hörreste optimal genutzt werden, während diese technische Möglichkeit in einer Regelschule nicht besteht (vgl. NEUMANN 1987, 146).

Auch der BDT argumentiert gegen eine schulische Integration aufgrund der geringen Sprachanbahnung in Regelschulen:

> »Entscheidend ... ist die Tatsache, daß in der Regelschule Lautsprache Unterrichtsmedium an sich ist. Da Lautsprache aber von den Gehörlosen und hochgradig Schwerhörigen auch unter Einsatz technischer Hilfsmittel nur sehr eingeschränkt wahrgenommen werden kann, würde eine integrative Beschulung die Bildungschancen dieser Behinderungsgruppe erheblich mindern und darüber hinaus unweigerlich der Isolation Vorschub leisten.« (KLINGL/SALZ 1990, 52)

In bezug auf einen integrativen Unterricht wird von Hörgeschädigtenpädagogen in Frage gestellt, daß sich ein stark individualisierter Unterricht in einer Regelschule hinsichtlich der kommunikativ-lautsprachlichen Förderung des gehörlosen Kindes vorteilhaft auswirkt, weil Sprache in organisierten und intensiven Interaktionsprozessen erlernt werden muß. Lesen und Schreiben als Kompensationsmöglichkeit zum Sprechen allein bieten keine Chance für soziale Integration.

Kritikpunkte beziehen sich vor allem darauf, daß es einem hochgradig hörbeeinträchtigten Kind nicht möglich ist, einem *Klassengespräch* in einer Regelklasse zu folgen, da maximal überhaupt nur 30% der Wörter vom Mund abgelesen werden können. Für das betreffende Kind bedeutet es eine große Belastung, den Unterricht ständig unterbrechen zu müssen, wenn es etwas nicht verstanden hat. Das Sprechen Gehörloser kann überwiegend von Hörenden gar nicht oder nur teilweise verstanden werden. Gerade gehörlose Kinder hörender Eltern lernen weder Laut- noch Gebärdensprache als Muttersprache kennen. Im Gegensatz zu hörenden Erstklässlern, die normalerweise mit einer annähernd vollständigen grammatikalischen Sprachkompetenz ihre Schullaufbahn beginnen, haben hochgradig hörgeschädigte gleichaltrige Kinder bei ihrer Einschulung meist erst die grammatikalische Stufe der Ein- bis Dreiwortsätze erreicht. Der Wortschatz ist darüber hinaus sehr begrenzt: Sie besitzen meist bei der Einschulung nur durchschnittlich 5% des aktiven und 2% des passiven Wortschatzes hörender Kinder, d.h. unter optimalen Bedingungen 200 Wörter aktiv und 500 Mundbilder passiv zum Lippenablesen (vgl. Wisch 1990a, 55). Des weiteren sind Syntax und Grammatik nur in Ansätzen vorhanden. Gerade für die ersten Grundschuljahre lehnt die GEW-Betriebsgruppe in Hamburg die gemeinsame Unterrichtung gehörloser und hörender Kinder ab, da in dieser Zeit erst einmal Sprache erworben werden muß (vgl. GEW-Betriebsgruppe 1989, 65f).

Von Gregory wurde *eine Untersuchung mit zwölf hochgradig hörgeschädigten, oral erzogenen Grundschulkindern* durchgeführt, deren Hörschäden von 70 dB bis zu 130 dB reichten. Sie waren einzeln in Regelklassen integriert. Standardtests zur Sprachkompetenz der Kinder im Alter von 6 und 7 Jahren zeigten, daß diese weit unter dem üblichen Alter lag: Hinsichtlich der Sprachproduktion zeigten sie ein Sprachniveau von ungefähr Zweijährigen; hinsichtlich der Sprachrezeption lagen sie bestenfalls im Durchschnitt zwischen knapp Zwei- und Dreijährigen. Gregory macht in ihrer Auswertung auf einen wichtigen Umstand aufmerksam, der eine folgenschwere Beeinträchtigung längerfristiger Erziehungsziele für hochgradig hörgeschädigte Kinder mit sich bringt: Die jeweiligen Regelschullehrer und die integrierten hörgeschädigten Kinder entwickelten *bestimmte Strategien*, um die Kommunikation aufnehmen und weiterführen zu können. So tendierten Lehrer beispielsweise dazu, dem Kind Worte in den Mund zu legen und sein Nicken oder Kopfschütteln als Antwort zu werten. Der Lehrer erleichterte dem Kind z.T. das Antworten dadurch, daß er mit Mimik und Gestik andeutete, was erwünscht war. Eine andere Möglichkeit der Kommunikation bestand darin, daß das Kind für seine Antwort Worte aus den Fragen des Lehrers, die potentiell für seine Antwort wichtig sein könnten, selektiv aufgriff. Es setzte sie ein, egal ob danach gefragt war oder nicht. Eine andere Strategie, die Kommunikation aufrechtzuerhalten, bestand darin, daß das Kind das letzte Wort des Lehrers immer wiederholte und dieses manchmal mit unpassenden Wörtern kombinierte. Als eine weitere Interaktionsmethode trat mehrfach die Situation auf, daß das Kind unabhängig von der Frage immer mit einer Farbbezeichnung antwortete und dadurch eine längere Interaktion aufrechterhalten konnte. Gregory führt dieses Phänomen darauf zurück, daß die Bezeichnung von Farben ein wichtiger Bestandteil früher Spracharbeit mit hörgeschädigten Kindern ist und oftmals in den unteren Klassen Antworten, die aus Farbbenennungen bestehen, angemessen sind, um Kommunikation zu ermöglichen (vgl. Bishop/Gregory 1989, 73ff). Sie zieht aus ihrer Analyse folgenden kritischen Schluß:

> »All diese Strategien sind auf kurze Sicht offensichtlich effektiv, und tatsächlich fallen sie oft nur dann auf, wenn sie nicht funktionieren. Es ist möglich, daß über weite Strecken diese Techniken erfolgreich eingesetzt werden und nicht auffallen. Auf diese Weise basiert viel von dem, was tatsächlich für guten Dialog mit hörgeschädigten Kindern angesehen wird, nicht auf einem beidseitigen Verständnis, sondern auf der vom Kind entwickelten Fähigkeit, den sozialen Anforderungen der Situation zu entsprechen.« (BISHOP/GREGORY 1989, 83)

In diesem Zusammenhang stellt sich die Frage, welcher Zweck erfüllt werden soll, wenn eine Klasseninteraktion aufrechterhalten wird, die wechselseitiges Verstehen nicht sichern kann. Eine mögliche Antwort sehen GREGORY und BISHOP darin, daß ein hörgeschädigtes Kind durch diese Strategien Gelegenheit bekommt, sich im Vergleich zu den Mitschülern normal zu verhalten und nicht negativ aufzufallen. Dadurch erhöht es seine Chance, sozial integriert zu werden. Des weiteren bietet eine derartige Strategie für die Lehrkraft die Möglichkeit, die Bedürfnisse der hörgeschädigten Kinder mit denen der zahlreichen hörenden Mitschüler in Einklang zu bringen. Statt die kreativen Gedankenflüsse der Mitschüler durch langwierige Worterklärungen für das hörgeschädigte Kind zu bremsen, versucht die Lehrkraft trotz der Gefahr, Verständnislücken zu intensivieren, mit stillschweigender Zustimmung des hörgeschädigten Kindes, nur den Anschein einer guten Kommunikation zu erwecken. Im Gegensatz zu hörenden Kindern aber, die Verständnislücken meist später wieder aufholen können, ist dies für hörgeschädigte aufgrund der großen Wahrnehmungsschwierigkeiten nicht möglich. Deshalb laufen derartige Interaktionsstrategien den langfristigen Erziehungszielen zuwider. BISHOP und GREGORY kommen zu dem Schluß, daß die integrative Beschulung im Fall der hochgradig hörgeschädigten Kinder Bildungsmöglichkeiten eingrenzt (vgl. BISHOP/GREGORY 1989, 83ff).

Ferner argumentieren Pädagogen gegen eine integrative Beschulung, daß sich die Sprachsituation in Regelschulen *sehr belastend* auf diese Kinder auswirkt. So ergab *eine in Schweden* mit 20 integrierten schwerhörigen Schülern unterschiedlichen Alters durchgeführte *Pilotstudie*, daß viele der hörgeschädigten Kinder an Ermüdung und Kopfschmerzen leiden. Insbesondere bringt die verstärkte Geräuschkulisse für Kinder mit Hörgeräten große Anstrengung und Unbehagen mit sich, während Sonderschulen durch ihre kleinen Klassen, ihre gute mediale Ausstattung, durch die Nutzung moderner Technologien und die hohe fachliche Kompetenz der Lehrer den Geräuschpegel verringern und den Bedürfnissen der gehörlosen Schüler optimal nachkommen können (vgl. TVINGSTEDT 1989, 69; HEßMANN 1989b, 61). Statt widerhallender geräuschvoller Klassenräume bieten Sonderschulen akustisch geeignete Lernorte an. Durch die reduzierte Schülerzahl in der Gehörlosenschule kann der Lehrer in größerem Maß individuell auf den einzelnen eingehen und eine effektive Kommunikation bewirken (vgl. LYNAS 1992, 73).

7.2.2 Eine andere Sichtweise und mögliche Bewältigungsstrategien

Die Stichhaltigkeit dieser kritischen Argumentation wird von vielen Integrationspädagogen in Frage gestellt. Der Institution *Sonderschule* wird gerade vorgeworfen, aufgrund der intensiven Förderung von Sprach- und Sprechentwicklung die Allgemeinbildung zu vernachlässigen und dadurch *kind- und lebensfremd* zu sein. Der sprachlich-kognitive Bereich wird durch gründliche Vermittlung lexikalisch-semantischer und morphologisch-syntaktischer Kenntnisse sowie artikulatorischer Fertigkeiten gefördert. Wiederholungen, Übungen sowie Einprägen von Sprachmitteln, Denkvorgängen und sozialen Verhaltensweisen bestimmen die pädagogischen Prozesse. Die ständigen Auffoderungen, genau zu artikulieren, können die Sprachfreude der Schüler erheblich hemmen. Erfahrungen zufolge übernehmen hörgeschädigte Kinder in Sonderschulen Sprach- und Artikulationsfehler ihrer Mitschüler (vgl. SCHUSTER 1989, 124). Auch aus England sind Berichte bekannt, die belegen, daß hochgradig hörgeschädigte Schulabgänger von Sonderschulen trotz intensiver Förderung über eine sehr schlechte Sprachentwicklung verfügen, einen reduzierten Wortschatz und mangelhaftes Wissen haben und ihre intellektuellen Fähigkeiten nicht voll entfalten können. LYNAS nennt als gravierenden Nachteil der Sonderschule, daß es schwierig, wenn nicht sogar unmöglich ist, lebensnahe sprachliche Ereignisse in einer Klasse zu schaffen, in der alle Schüler eine Kommunikationsstörung haben. Da für Kinder in einer solchen Umgebung lautsprachliches Kommunizieren ein Erschwernis bedeutet, werden oft Gesten, Mimik und Gebärdensprache in den Interaktionen eingesetzt (vgl. LYNAS 1992, 71f).

Für *schulische Integration* spricht deshalb, daß sich das hörgeschädigte Kind in einer *normalsprechenden* Umwelt befindet und einen natürlichen Zugang zum Spracherwerb und zur Entwicklung der Sprache erhält. In alltäglichen Situationen wird ihm Umgangssprache nahegebracht, die es aus Zusammenhängen und Interaktionen heraus verstehen kann. Diese natürliche Lautsprache ist in Sonderschulen nicht gegeben, weil die meisten hochgradig hörgeschädigten Schüler starke Kommunikationsstörungen zeigen und von der gesellschaftlichen Norm abweichende Sprechweisen entwickelt haben (vgl. LYNAS 1989, 64).

Empirische Untersuchungen haben ergeben, daß die kommunikativen Beziehungen von Gehörlosenlehrern begrenzt sind. Das wird beispielsweise daran deutlich, daß sie in vereinfachter und verzerrter Sprache ohne Spontaneität reden, im Dialog übermäßig dominieren und die geforderte Schülerantwort oft eine minimale mechanische Umkehrung der Lehrerfrage ist.[39] Demgegenüber hat eine andere vergleichende Studie gezeigt, daß Regelschullehrer ihr kommunikatives Verhalten hörgeschädigten Kindern gegenüber nicht begrenzen, sondern das normale Verständnisvermögen der Altersgruppe voraussetzen.[40] In bezug auf Quantität, Komplexität und Vielfalt des Wortschatzes benutzen Regelschullehrer eine viel umfangreichere Sprache als Gehörlosenlehrer. Auch hörende Mitschüler in einer Regelschule verwenden eine normale Sprache, die im allgemeinen frei, fließend und ungehemmt ist. Meist werden integrierte Kinder in gleicher Weise wie hörende angesprochen, und ihr Hörvermögen entwickelt sich aus dem Bestreben heraus, den Erwartungen der Mitschüler gerecht zu werden. Die Motivation für Wahrnehmung und Nachahmung ist unter Kindern viel größer als zwischen Kind und Erwachsenem. Der Lehrer wird durch die Anwesenheit der hörenden Mitschüler von seiner Rolle als Kommunikationspartner entlastet (vgl. LYNAS 1992, 75). Der Unterricht an Sonderschulen hingegen ist meist durch starke Lehrerzentriertheit gekennzeichnet, so daß Lernen in Partner- und Gruppenarbeit nahezu unmöglich, die Entstehung spontaner sozialer Kontakte erschwert wird (vgl. PÖHLE 1993, 189).

Im Gegensatz zur schulischen Segregation können hörgeschädigte Kinder aufgrund des in Regelklassen größeren lautsprachlichen Angebotes ein *höheres Sprachniveau*, eine bessere Sprechfertigkeit und -verständlichkeit entwickeln (vgl. LÖWE 1985, 18f). Durch den täglichen Kontakt mit hörenden Kindern ist ihre lautsprachliche *Motivation* sehr groß, da kommunikative Situationen nicht provoziert und künstlich erstellt sind. RAIDT fragt in diesem Zusammenhang, wie hochgradig hörgeschädigte Kinder überhaupt kommunizieren lernen sollen, wenn Lautsprache nicht in einem hörenden Umfeld erworben wird (vgl. RAIDT 1991, 201). Ebenso wird durch wohnortnahe Integration ermöglicht, daß die betreffenden Kinder *zu Hause* wohnen können und dort durch den alltäglichen Umgang mit ihrer Familie Sprachstimulationen erfahren. Dies ist nach Meinung der Integrationsbefürworter deshalb so bedeutungsvoll, weil der Erfolg des Spracherwerbs von sprachlichen Erfahrungen und Interaktionen mit anderen Sprechenden abhängt.

In einer Regelschule sind *verschiedene Sprachebenen* anzutreffen: Während die Lehrkraft im Unterricht häufig eine förmliche Sprachstruktur anwendet, wird sie im allgemeinen persönlicher sein, wenn sie das

---

[39] vgl. LYNAS 1992, 73f; vgl. auch die Untersuchung: WOOD, D./WOOD, H. u.a. (1986): Teaching and Talking with Deaf Children. Chichester.

[40] vgl. LYNAS 1992, 75; vgl. auch die Untersuchung: HUNTINGTON, A.; WATTON, F (1984): Language and Interaction in the Education of Hearing-Impaired Children. Journal of British Association of Teachers of the Deaf, 8, 4, 109-117.

Kind individuell anspricht. Ebenso passen Kinder ihre Sprechweise meist den jeweiligen Situationen in der Hinsicht an, ob sie unter sich oder mit einem Lehrer im Gespräch sind, ob es um ein Spiel oder einen Lerninhalt geht. Kinder und Erwachsene entwickeln ihre Sprachfähigkeiten in Interaktionen miteinander und verwenden die Sprache funktionell, indem sie fordern, fragen, kommentieren, widersprechen etc. In Regelklassen können hörgeschädigte Kinder den funktionalen Charakter von Sprache besser erlernen, neue Wörter und Bedeutungen aus bereits bekannten herleiten sowie sich vielfältige umgangssprachliche Redewendungen und idiomatische Ausdrücke aus konkreten Situationen heraus aneignen. Diese lebensnahen Situationen fordern hörgeschädigte Kinder heraus, werden allerdings z.T. in ihrer Differenziertheit für sie nicht zugänglich. Für die Aktivierung des Sprachvermögens ist aber gerade die normale Sprache der Umgebung notwendig (vgl. LYNAS 1992, 72f).

Mehrere *Untersuchungen zu den laut- und schriftsprachlichen Fähigkeiten* integrativ beschulter hochgradig hörgeschädigter und schwerhöriger Kinder wurden von LÖWE bzw. unter seiner Anleitung durchgeführt. Er wertete dabei Untersuchungen zum Sprachstand von sieben hörgeschädigten Kindern in Meggen (Schweiz) aus, die seit 1973 eine Sonderklasse in einer Regelschule besuchten und in den künstlerischen Fächern, in Sport und teilweise auch im Sprachunterricht zusammen mit hörenden Kindern unterrichtet wurden. Sechs der sieben Kinder waren prälingual gehörlos. In Form einer vergleichenden Untersuchung wurden sowohl sie als auch gleichaltrige hörende Schüler im dritten, vierten und beginnenden siebten Schuljahr getestet. Alle Kinder zeigten eine leicht überdurchschnittliche Intelligenz und konnten sich in der Regel bereits bei der Einschulung in einfachen, aber vollständigen Sätzen unterhalten sowie einfache Umgangssprache von den Lippen ablesen. Die Untersuchungen umfaßten sämtliche Sprach- und Sprechfähigkeiten, die unter anderem anhand freier Aufsätze und lautsprachlicher Spontanäußerungen zu Bildgeschichten überprüft wurden. Das Ergebnis zeigte, daß die Kinder bereits im vierten Schuljahr einen ungewöhnlich hohen Stand in der schriftlichen und mündlichen Sprachbeherrschung erlangt hatten. Zu Beginn des siebten Schuljahres erreichten sie bezüglich ihrer sprachlichen Leistungen das durchschnittliche Niveau hörender Hauptschüler einer sechsten Klasse (vgl. LÖWE 1982a, 89ff). Derartige positive Ergebnisse werden durch jahrelange Beobachtungen von WEISSEN für die Schweizer Region Bern bestätigt, wo die integrierten hörgeschädigten Kinder ebenfalls *sehr gute sprachliche Fähigkeiten* entwickelten (vgl. WEISSEN 1989, 138).

Hörgeschädigte Kinder stehen mit ihren Sprachschwierigkeiten meist nicht allein in einer Regelklasse. Die Heterogenität der Schülerschaft an Regelschulen erhöht sich vielmehr kontinuierlich in bezug auf *nationale Differenz und sprachliche Inkompetenz* durch Einwandererkinder. Sofern diese Tendenz nicht aufgrund von Homogenisierungsmaßnahmen zu einer Aussonderung ausländischer Kinder in Förder- und Ausländerklassen, in Sonderschulen etc. führt, muß sich gerade der Anfangsunterricht darauf einstellen, daß auch bei anderen Kindern Probleme mit der deutschen Sprache auftreten. Von einer integrativen Schule wird erwartet, daß sie durch einen fördernden Umgang mit Kulturdifferenzen und anderen Verschiedenheiten auf das Leben in einer multikulturellen pluralistischen Gesellschaft vorbereitet (vgl. RADTKE 1994, 22). Als eine für hochgradig hörbeeinträchtigte Kinder geeignete Möglichkeit sprachlicher Entwicklung sieht GÜNTHER den Erwerb der Schriftsprache an, die auch im Fall einer extremen Ausgangslage aufgrund von niedrigem Sprachniveau eine angemessene Förderung der Lautsprache im integrativen Erstlese- und Schreibunterricht bietet (vgl. GÜNTHER 1991a, 183ff).

Gegen die Kritik der Segregationsbefürworter sprechen auch die *langjährigen Erfahrungen* der Berliner Grundschullehrerin SCHINNEN, die eine schulische Integration zweier hochgradig hörgeschädigter Kinder betreut und begleitet hat. Sie berichtet aus der Praxis, daß die ständigen sprachlichen Anregungen der Mitschüler zu einer sprunghaften Entwicklung der Sprachkompetenz beider hörgeschädigter Schüler führten, so daß Verständnislücken immer kleiner wurden. Als einen weiteren Vorteil integrativer Erziehung sieht sie die Möglichkeit an, daß beide sowohl im Unterricht als auch in Pausen die Umgangsprache ihrer sozialen Gruppe erlernen konnten, ohne die sie sozial isoliert geblieben wären. Bei Gesprächen entwickelten sie eine sehr gute Hörtaktik, die nach ihrer Meinung in einer Gehörlosenschule aufgrund der oftmals überversorgenden Maßnahmen nicht in dem Umfang gefördert worden wäre (vgl. SCHINNEN 1989, 296ff).

Die Entwicklung der Hörfähigkeit kann in Regelklassen allerdings durch verschiedene Umstände, wie schlechte Raumakustik und hoher Lärmpegel, behindert sein. In vielen Fällen ist es möglich, diese durch kleine Veränderungen zu verbessern (vgl. LÖWE 1987, 44). Insgesamt hängt viel von der *Organisation und Qualität des Unterrichts* sowie von den räumlichen Gegebenheiten ab. Weil Sprachwahrnehmung eine große Konzentration verlangt, wird von Fachleuten angeraten, dem betreffenden Kind *Pausen* von fünf bis zehn Minuten einzuräumen bzw. in regelmäßigen kurzen Zeitabständen einen Methodenwechsel vorzunehmen (vgl. Video: INSTITUT 1990; LÖWE 1987, 59; SCHÖLER 1993, 171).

Eine Möglichkeit, die Entwicklung der Sprachkompetenz auch »behinderungsspezifisch« zu fördern, bietet die *präventive Integration*. Hierbei können optimale, auf die Sprachentwicklung abzielende Förderungen sowie personelle und sachliche Hilfen deshalb leicht eingesetzt werden, weil die Integration in der Schule für Hörgeschädigte selbst realisiert wird. Die Vorteile der Sonderschule hinsichtlich Klassenfrequenz, Sitzordnung und technischer Ausstattung bleiben dadurch erhalten. Zugleich findet aufgrund der hohen Anzahl hörender Schüler die Erziehung in normalsprachlicher Umgebung statt, was sich nach Erfahrungen in Frankenthal auf die hörgeschädigten Schüler sehr positiv auswirkt (vgl. BREINER 1993, 107). Die in Frankenthal gewonnenen Erkenntnisse zeigen, daß die hörenden Kinder zunächst die unvollständige Sprache der hörgeschädigten übernommen haben. Dieses änderte sich aber wieder. Im übrigen profitieren die hörenden Mitschüler von den spezifischen Bedingungen der Sonderschule, da die Klassenfrequenz meist auf zehn bis zwölf Schüler reduziert, die Anzahl der Betreuungspersonen dazu sehr hoch und der Raum für die Sprachentwicklung technisch gut ausgestattet ist. Intensive Hörerziehung und visuelle Hilfen beim Sprachaufbau in der präventiven Integration wirken sich ebenfalls für hörende Kinder mit einer Lese-Rechtschreibschwäche sehr positiv aus (vgl. BRAUNSTEINER 1993, 110ff).

7.2.3 Fallbeispiel: Stephan und Sebastian

An der Berliner Fläming-Grundschule wurden zwei hörgeschädigte Schüler zusammen integrativ unterrichtet, die anschließend auf die Sophie-Scholl-Gesamtschule gingen: Stephan, resthörig, und Sebastian, hochgradig schwerhörig. Ihr Sprachniveau war in den ersten beiden Grundschuljahren sehr gering. Lerninhalte mußten deshalb auf die wesentlichen Aspekte reduziert werden. Die beiden Jungen imitierten aber zunehmend gehörte Sprachmuster von Mitschülern und konnten sie auf neue Zusammenhänge flexibel übertragen. Bereits in der vierten Klasse hatten beide komplexe Satzstrukturen erfolgreich erlernt und ihren Wortschatz erweitert. Kleine Rollenspiele und körperliche Darstellungen halfen den hörgeschädigten Jungen, bei Lesetexten den Sinn zu verstehen. Auch grammatikalische Regeln und Präpositionen lernten sie zunächst über praktische Tätigkeiten, Selbsterfahrungen und Anschauungsmaterialien, später über abwechslungsreiche Sprech- und Schreibspiele.

Auf ihre Bedürfnisse und Fähigkeiten wurde zieldifferent eingegangen. So schrieben sie mit einigen anderen Kindern bis zur dritten Klasse sprachlich einfachere und kürzere Diktate als die übrigen. Bei Diktaten wurden ähnlich klingende Laute und Wörter mittels vorher festgelegter Handzeichen unterschieden. Stephans Erzählungen, die er in den ersten Grundschuljahren noch nicht selbständig aufschreiben konnte, wurden von anderen schriftlich fixiert. Die Niederschrift bildete die Grundlage für die nächste Schreibübung von Stephan (vgl. SCHINNEN 1988, 191ff).

Besondere Schwierigkeiten ergaben sich beim Englischunterricht, der an hörgeschädigte Kinder hohe Anforderungen richtet, da die Mundstellungen fremd und Laute ungewohnt sind. Die Lehrer lösten dieses Problem, indem sie eine sehr intensive und lange Anfangsphase durchführten, in der die Lautschrift für alle Kinder bestimmend wurde. Vokabeln wurden auch später noch zunächst gehört, verstanden und gestisch/mi-

misch imitiert, dann in Lautschrift und schließlich auch in richtiger Schrift fixiert.

Die integrative Unterrichtung hochgradig hörgeschädigter Kinder erfordert nach Aussage des Englischlehrers verschiedene Formen der Differenzierung, des spontanen Eingreifens und der individuellen Förderung, für die eine Zusatzkraft erforderlich ist. Besonders positiv haben beide Jungen Kleingruppenarbeiten empfunden, die jeweils zusammen mit einem Pädagogen und einem hörenden Mitschüler erfolgten. Rollenspiele waren für das Erlernen der englischen Sprache wichtige Bestandteile des Unterrichts – sie fanden bei den hörgeschädigten Schülern allerdings keinen großen Anklang. Das Ablesen vom Mund wurde dadurch sehr erschwert, daß die hörenden Mitschüler ständig in Bewegung waren, sich selten den Hörgeschädigten zuwandten und oft selber Artikulationsschwierigkeiten zeigten. Der Unterricht wurde ferner durch Beispiele in Form von Bildern und Gegenständen unterstützt. Der Übergang zur Oberschule, der wegen der neuen Klassengemeinschaft und eines anderen englischen Lehrwerkes hohe Anforderungen an die beiden richtete, wurde durch den gleichzeitigen Wechsel des Pädagogischen Mitarbeiters von der Grundschule an die Oberschule erleichtert. Beide Jungen haben bis zur Oberstufe erfolgreich am Englischunterricht teilgenommen (vgl. Hoenecke 1992, 14f).

7.2.4 Resümee

Die Diskussion um Vor- und Nachteile einer schulischen Integration hochgradig hörbeeinträchtigter Kinder in bezug auf die Entwicklung der Sprachkompetenz läßt sich folgendermaßen charakterisieren: Sonderschulen haben in bezug auf diese besondere Vorteile durch Erstellung eines Schutzraumes für die Entwicklung von Sprachkompetenz aufgrund einer optimalen technischen und räumlichen Ausstattung sowie durch behindertenspezifisch ausgebildete Fachleute. Regelschulen dagegen zeigen große Vorteile in der Hinsicht, daß sich der Spracherwerb in einem natürlichen lebensnahen Umfeld auf der Grundlage intrinsischer Motivation und Bejahung vollziehen kann.

Dieser Vorteil, den eine schulische Integration mit sich bringt, wurde mir von allen befragten Eltern hochgradig hörgeschädigter Kinder und von Fachleuten immer wieder an erster Stelle genannt. Ich halte ihn ebenfalls für wesentlich, weil meiner Ansicht nach überhaupt nur durch frühe intensive Begegnungen mit Hörenden eine effektive lautsprachliche Erziehung möglich ist. Die technischen und räumlichen Nachteile einer Regelschule können m.E. vor allem durch bestimmte Unterrichtsmaßnahmen sowie durch einige materielle Hilfsmittel ausgeglichen werden.

7.3 Schulische Leistungen

Beeinträchtigungen in der Leistungsentwicklung von Kindern ohne und mit Behinderungen und eine unzureichende soziale Integration sind die am häufigsten genannten Einwände gegen schulische Integration. In diesem Kapitel werden deshalb sowohl die schulischen Leistungen nichtbehinderter Kinder in Integrationsklassen als auch die hörgeschädigter in Regelschulen berücksichtigt – z.T. auch in bezug auf dieSekundarstufe I. Die integrierten hörgeschädigten Schüler befinden sich dabei in Integrationsklassen oder einzelintegriert in Regelklassen.

Aus Sicht der Integrationspädagogen wird die enge Verbindung von Integration und Leistungsorientierung als widersprüchlich und konfliktträchtig beurteilt. Es wird eine starke Beeinträchtigung sozialen Lernens durch einseitige Betonung kognitiver Leistungen befürchtet. Weil aber der Bildungsauftrag der Schule auch den nichtbehinderten Kindern gerecht werden muß, werden Leistungsvergleiche mit Regelklassen auch von ihnen nicht abgelehnt (vgl. Wocken 1987a, 277ff). Bei den empirischen Untersuchungen zu schulischen Leistungen und zur sozialen Integration werden vor allem soziometrische Verfahren gewählt. Es werden aber auch Interpretationen von Falldarstellungen und verschiedene Formen qualitativer Unterrichtsbeobachtungen verwendet (vgl. Maikowski/Podlesch 1999, 323ff.). Eltern und Lehrer haben gegenüber der soziometrischen Methode starke Bedenken, weil die positiven und negativen Gefühle der Kinder als instabil erfahren werden (vgl. Wocken 1987b, 217). Auch Maikowski und Podlesch relativieren die Verallgemeinerungsmöglichkeit der Ergebnisse, da sich Kinder im Grundschulalter von momentanen Stimmungen leicht beeinflussen lassen (vgl. Maikowski/Podlesch 1988b, 234f). Dennoch können aus den Ergebnissen Tendenzen abgeleitet werden. Untersuchungen zu den Schulleistungsvergleichen werden von Wissenschaftlern sehr vorsichtig und kritisch interpretiert, weil schulische Leistungen von zahlreichen Faktoren beeinflußt werden und es Schwierigkeiten bereitet, die vielseitigen Bedingungsvariablen statistisch zu kontrollieren und dabei voreilige Schlüsse zu vermeiden.

7.3.1 Kritische Einwände gegen schulische Integration

Befürworter der segregierten Beschulung von Kindern mit hochgradigen Hörbeeinträchtigungen äußern Vorbehalte gegen integrative Erziehung in der Befürchtung, daß diese Kinder ihre Fähigkeiten in Regelklassen nicht gut entfalten können und daß dadurch persönliche Belastungen für das Kind entstehen. Zahlreiche Untersuchungen haben ergeben, daß es einen Zusammenhang zwischen dem Grad einer Hörschädigung und den schulischen Leistungen gibt. Dieses Ergebnis wurde beispielsweise durch eine im Auftrag der Gallaudet Universität in Washington durchgeführte *Untersuchung* bestätigt, die das Leistungsverhalten von Schülern mit unterschiedlicher Hörschädigung in Sonderschulen zum Gegenstand hatte. Der Wissenschaftler JENSEMA kam dabei 1975 bei der Auswertung der Ergebnisse von 7.000 Schülern zu der Schlußfolgerung, daß leicht hörgeschädigte Schüler einen besseren Sprachschatz sowie bessere Zensuren in Lesen und Mathematik hatten als hochgradig hörgeschädigte.[41]

Zahlreiche *internationale Untersuchungen* haben gezeigt, daß Schulleistungen hörgeschädigter Kinder bedeutend schlechter als die hörender Mitschüler sind (vgl. PAUL/QUIGLEY 1989, 53). Zu diesem Ergebnis führte auch eine umfassende demographische Erhebung von ROGERS und CLARK in *Kanada* hinsichtlich der Schulleistungen in Lesen, Mathematik und anderen Lernbereichen.[42] Ebenso kommen BLAIR, PETERSON und VIEHWEG in einer 1986 durchgeführten *Untersuchung* zu dem Resultat, daß hörgeschädigte integrierte Schüler in den Grundschulklassen 1-4 in Untertests für Lesen, Wortschatz und Mathematik *schlechtere Leistungen* erbrachten *als ihre hörenden Mitschüler*. Diese unterschiedlichen Leistungsniveaus glichen sich im Laufe der Grundschuljahre aber immer mehr an (vgl. CLAUßEN 1992, 44). *Forschungen* von SERWATKA ergaben dagegen, daß hörgeschädigte Schüler am Ende ihrer Grundschulzeit in den USA eine viel geringere Lesefertigkeit aufwiesen als ihre hörenden Klassenkameraden. Dieser Abstand vergrößerte sich noch während der Sekundarzeit derartig, daß die gehörlosen Jugendlichen schließlich im Vergleich zu hörenden Mitschülern eine schulische Differenz von sechs Jahren hatten.[43] In diesem Zusammenhang ergaben empirische Erhebungen von

---

[41] vgl. PAUL, Peter V.; QUIGLEY, Stephen P. (1989): Bildung und schwerhörige Schüler. In: Bundesarbeitsgemeinschaft der Eltern und Freunde schwerhöriger Kinder e.V. (Hrsg.): Schwerhörige Schüler in der Regelschule. Internationale Konferenz Berlin, 1.12.-4.12.1988. Hamburg, S. 53. Sie nehmen Bezug auf folgende Untersuchungen: JENSEMA, C. (1975): The relationship between academic achievement and the demographic characteristics of hearing impaired children and youth. Series R, No. 2. Washington, DC: Gallaudet College, Office of Demographic Studies. Vgl. ferner: ZWIEBEL, Avraham (1989): Leitlinien für die Integration einzelner Hörbehinderter auf der Grundlage ihrer Schulleistungen. In: Bundesarbeitsgemeinschaft der Eltern und Freunde schwerhöriger Kinder e.V. (Hrsg.).: Schwerhörige Schüler in der Regelschule. Internationale Konferenz Berlin, 1.12.-4.12.1988. Hamburg, S.36. Er nimmt Bezug auf empirische Erhebungen von ALLEN, T. E.; KARCHMER, M. A. (1981): Influences on academic achievement of hearing impaired students born during the 1963-65 rubella epidemic. In: Directions, 2, p. 40-54. Ferner analysiert er die Untersuchung von TRYBUS, R. J.; KARCHMER, M. A. (1977): School achievement score of hearing impaired children. In: National Data on Achievement.

[42] vgl. ZWIEBEL 1989, 36. Er nimmt Bezug auf Untersuchungen von ROGERS, W.T.; CLARKE, B. R. (1980): Correlates of academic achievement of hearing impaired students. In: Canadian Journal of Education, 5, S. 27-39.

[43] vgl. ZWIEBEL 1989, 36. Er nimmt Bezug auf Untersuchungen von SERWATKA, T. S.; HESSON, D.u.a (1984): The effect of indirect intervention on the improvement of hearing impaired students' reading scores. In: The Volta Review, 86, p. 81-88.

DAVIS u.a. (1981), daß sich signifikante Unterschiede in den Leistungen zwischen hörgeschädigten und hörenden Schülern erst ab einem Hörschaden von 60 dB deutlich bemerkbar machten.[44]

Die Befürworter segregierter Beschulung kritisieren an einem integrativen Unterricht, daß auf das hörgeschädigte Kind nicht in dem Maße *Rücksicht* genommen wird, wie es in einer Sonderklasse möglich ist. Vielmehr muß es sich oftmals zeitgleich mit hörenden Mitschülern den Lernstoff unter Unterrichtsbedingungen aneignen, die auf Hörende ausgerichtet sind (vgl. VOGLER 1989, 131).

Die *sachbezogene Lernmotivation* hörgeschädigter Kinder in integrativen Schulklassen ist nach Meinung der Integrationsgegner gering, weil für diese Kinder einerseits bereits Lernaufgaben mit durchschnittlich mittlerem Erreichbarkeitsgrad eine große Hürde und Schwierigkeit darstellen, sie andererseits keine kontinuierlichen positiven Rückmeldungen für die Bewältigung von Aufgaben bekommen. Dadurch ist der Regelschulalltag für das Kind von Leistungsversagen und persönlichen Entmutigungen gekennzeichnet, die nach Meinung der Integrationsgegner auch nicht durch Differenzierungs- und Individualisierungsmaßnahmen abgebaut werden können, da für die Anerkennung in der Klassengemeinschaft eine Leistung ganz erbracht werden muß. Eine Anerkennung aufgrund von Mitleid dagegen wird als solche erkannt (vgl. TIEFENBACHER 1977, 221). VOIT stellt den Nutzen eines integrativen Unterrichts in Frage, da er für gehörlose Kinder mit sehr viel größerer Anstrengung, Verunsicherung und einem enormen Zeitaufwand im Vergleich zu hörenden verbunden ist (vgl. VOIT 1991, 189). Nach Auffassung von BRANDL kann eine gemeinsame Unterrichtung nur auf Lernzielidentität basieren (Begründungen fehlen). Diese ist seiner Meinung nach schon deshalb schwierig durchzuführen, weil die Sonderschulpflichtzeit unter Umständen länger als die Grundschulzeit dauert und gehörlose Schüler durch Raffung des Unterrichtsstoffs überfordert sind (vgl. BRANDL 1989, 61). *Belastungen* werden teilweise derartig groß, daß das betreffende Kind in die Sonderschule wechselt. Umschulungen in die Sonderschule erfolgen mehrheitlich während des zweiten und noch stärker gegen Ende des dritten Grundschuljahres. Dieser Zeitpunkt wird von Pädagogen darauf zurückgeführt, daß meist in dieser Zeit ein Lehrerwechsel erfolgt, sich die sprachlich-inhaltlichen Anforderungen im Bereich Sachkunde erhöhen, nicht vorbereitete Diktate und eigenständige Aufsätze für den hörgeschädigten Schüler zusätzliche Schwierigkeiten bereiten (vgl. SALZ 1992, 370).

---

[44] vgl. PAUL/QUIGLEY 1989, 53f: Sie nehmen Bezug auf Untersuchungen von DAVIS, J.; SHEPARD, N.u.a (1981): Characteristics of hearing impaired children in the public schools. Part II – psychoeducational data. In: Journal of Speech and Hearing Disorders, 46, p. 130-137.

Für *Eltern* bedeutet die Integration ihres Kindes in einer Regelschule meist eine viel höhere Belastung als es bei Sonderbeschulung der Fall wäre. Die Hausaufgabenbetreuung seitens der Eltern wird von Hörgeschädigtenpädagogen z.T. als entscheidend für den schulischen Erfolg angesehen. Oftmals muß ein Elternteil auf einen Beruf verzichten, um dem Kind die erforderliche Unterstützung geben zu können (vgl. HEßMANN 1988, 107).

7.3.2 Gegendarstellung seitens der Integrationsbefürworter

Schulleistungen integrierter hochgradig hörbeeinträchtigter Schüler

Untersuchungen von Integrationsbefürwortern zu schulischen Leistungen hörgeschädigter Kinder im Vergleich zu hörenden Mitschülern kamen teilweise zu *anderen Ergebnissen* als die der Integrationskritiker.

Eine aktuelle *umfangreiche Fragebogenerhebung* zu schulischen Leistungen wurde 1992/93 in der Schweiz von MÜLLER durchgeführt. Hierbei wurden 78 Fragebögen von Regelschullehrern, die hörgeschädigte Kinder integrativ unterrichten, und 126 Fragebögen von Eltern mittelgradig schwerhöriger Kinder ausgewertet. Die Ergebnisse wurden von einer kleinen Expertenrunde diskutiert (vgl. MÜLLER 1993a, 105f). Ferner verglich MÜLLER die Noten u.a. von 43 hörgeschädigten Schülern der Primarklassen sowie von 35 hörgeschädigten der Oberstufe mit denen von hörenden. Die schwerhörigen Kinder der Primarklassen liegen zwar nach den Ergebnissen unter dem Klassendurchschnitt, gehören aber nicht zu den schlechtesten der Klasse. Von den Zeugnisnoten her waren die hörgeschädigten Grundschüler sogar im Durchschnittsbereich. In den höheren Klassen stiegen die schulischen Leistungen an (vgl. MÜLLER 1993a, 129ff).

In einer *Untersuchung aus den USA* von 1989[45] wurden schulische Leistungen von 100 oral erzogenen Jugendlichen im Alter von 16/17 Jahren analysiert, die einen durchschnittlichen Hörverlust von 100 dB hatten und 5% aller hochgradig Hörgeschädigten ihrer Altersgruppe in den USA ausmachten. 85 von ihnen wurden in Regelschulen unterrichtet, während die restlichen entweder spezielle Sonderklassen in Regelschulen oder Sonderschulen besuchten. Eine Auswertung zeigte, daß ihr durchschnittliches Leseverständnis auf einem Niveau von 13/14 Jahren lag. 30% der Jugendlichen hatten eine bessere Lesefertigkeit, als es einem Alter von 15 Jahren entspricht, während nur bei 15% die Lesefähigkeit unter dem der

[45] Vgl. LYNAS 1992, 76f. Sie nimmt Bezug auf die Untersuchung von GEERS, A.; MOOG, J. (1989): Factors predictive of the development of literacy in profoundly hearing-impaired adolescents. In: Volta Review 91, 2, p. 69-86.

dritten Klasse (Alter: 8 Jahre) lag. Die Mehrzahl der Schüler sprach deutlich und verständlich und zeigte im Rahmen eines Sprachleistungsinterviews hohe sprachliche Leistungen.

Eine *Studie* von 1991 kam sogar zu einem noch besseren Ergebnis: Die integrierten hörgeschädigten Kinder in der *englischen Grafschaft Leicestershire* konnten in ihrer Schreibfähigkeit mit den hörenden Mitschülern verglichen werden.[46]

Diese Ergebnisse bekommen vor allem dann eine hohe Bedeutung, wenn *andere vergleichbare Studien aus der Sonderschule* herangezogen werden. Hierbei ergab eine *Erhebung* von Schildroth und Karchmer, in der alle segregiert unterrichteten hörgeschädigten Kinder in den USA hinsichtlich ihrer Lesefertigkeit untersucht wurden, daß diese im Durchschnitt im Alter von 16/17 Jahren nicht einmal das Leseniveau von Achtjährigen erreicht hatten.[47]

Ein *großes wissenschaftliches Defizit* liegt bezüglich vergleichender Untersuchungen von hörgeschädigten Schülern vor, die unterschiedliche Bildungseinrichtungen besuchen (vgl. Paul/Quigley 1989, 57). Bei solchen Vergleichen ist zu berücksichtigen, daß das Leistungsniveau von einer *Vielzahl von Faktoren* beeinflußt wird, z.B. durch das Alter bei Auftreten der Hörschädigung, die allgemeine Kommunikationsfähigkeit, durch Auswirkungen des Grades der Hörschädigung, eventuelle Hörschädigungen der Eltern, das Umfeld, die Art der Beschulung (vgl. Zwiebel 1989, 37). Die Ergebnisse der vorhandenen empirischen Erhebungen im In- und Ausland sprechen dafür, daß integrierte hörgeschädigte Schüler bessere Schulleistungen aufweisen als vergleichbare nichtintegrierte. 1977 beispielsweise erkundeten Reich, Hambleton und Houldin[48] die Schulleistungen von 195 Kindern, die einen unterschiedlichen Hörschädigungsgrad hatten und verschiedene Bildungseinrichtungen in Kanada besuchten. Unter Berücksichtigung bestimmter Faktoren, wie Grad und Beginn der Hörschädigung sowie ethnischer Status, kamen sie zu dem Ergebnis, daß *die Leistungen der integrierten hörgeschädigten Schüler durchschnittlich bis überdurchschnittlich* waren, während die der Sonderschüler einen Abstand von ein bis zwei Jahren zeigten.

Diese *Ergebnisse* werden durch *Untersuchungen in den USA und in Israel* trotz der Unterschiede zwischen den Kulturen *bestätigt*.[49] Zwiebel

---

[46] Vgl. Lynas 1992, 76. Sie nimmt Bezug auf Untersuchungen von Harrison, D.; Simpson, P. u.a. (1991): The Development of Written Language in a Population of Hearing-Impaired Children. Journal of British Association of Teachers of the Deaf, 15, 3, p. 76-85.

[47] vgl. Lynas 1992, 77. Sie nimmt Bezug auf Untersuchungen von Karchmer; M.; Schildroth, A. (1986): Deaf children in America. In: College Hill, San Diego.

[48] vgl. Paul/Quigley 1989, 58. Sie nehmen Bezug auf Untersuchungen von Reich, C.; Hambleton, D.; Houldin, B. (1977): The integration of hearing impaired children in regular classrooms. In: American Annals of the Deaf, 122, p. 534-543.

führte Ende der 70er und Anfang der 80er Jahre zwei Untersuchungen in Israel durch, die auf der Grundlage standardisierter Verfahren den Leistungsstand in Mathematik sowie die Kommunikationsfähigkeit und Intelligenz der Schüler umfaßten. Die erste betraf 60% aller hörgeschädigten Schüler in Israel, d.h. 300 gehörlose und hochgradig hörgeschädigte Schüler, die segregiert oder integrativ beschult wurden. Die zweite Erhebung bezog sich auf 150 individuell integrierte hochgradig hörgeschädigte und schwerhörige Schüler in Tel-Aviv. Schüler, die segregiert, teilintegrativ und einzelintegrativ unterrichtet wurden, zeigten signifikante Unterschiede hinsichtlich Mathematikleistungen, Kommunikationsfähigkeit und intellektueller Leistungsfähigkeit. Eine multiple Klassifikationsanalyse, bei der die Faktoren Alter, Kommunikationsfähigkeit und Intelligenz statistisch kontrolliert, d.h. konstant gehalten wurden, machte deutlich, daß vollintegrierte Schüler bessere Leistungen in Mathematik als teilintegrierte und diese wiederum bessere Schulleistungen als segregierte zeigten. Die *besseren Leistungen* sind also nicht von den bei integrierten Schülern ermittelten besseren Kommunikationsfähigkeiten und der höheren Intelligenz abhängig. Die Leistungen der segregiert beschulten Kinder betrugen zu guthörenden einen Abstand zwischen zwei und fünf Jahren, während der Abstand von integrativ unterrichteten zu hörenden erheblich geringer war. Von den integrierten Schülern erreichten zwar nur wenige das Leistungsniveau der Lehrpläne, aber auch die anderen zeigten gute Kenntnisse, z.B. in der Beherrschung der Grundrechenarten, die in Sonderschulen häufig nicht erreicht werden (vgl. ZWIEBEL 1989, 40ff). Auch Forschungsergebnisse anderer Erhebungen belegen diese Erkenntnis.[50]

Daß integrative Erziehung für die Bildung hochgradig hörbeeinträchtigter Kinder besonders förderlich zu sein scheint, ist außer durch internationale Erhebungen auch durch mehrere empirische *Untersuchungen in Deutschland* belegt worden (vgl. LÖWE 1987, 42). Eine 1987 durchgeführte Studie von SALZ hinsichtlich der schulischen Leistungen von 67 hörgeschädigten Kindern, die zu 40% den Grundschulbereich besuchten, ergab folgendes Resultat: Die Mehrzahl der Schüler erreichte befriedi-

---

[49] vgl. ZWIEBEL 1989, 38. Er nimmt Bezug auf Untersuchungen von ROGERS, W. T.; CLARKE, B. R. (1980): Correlates of academic achievement of hearing impaired students. In: Canadian Journal of Education, 5, p. 27-39. WOLK, S.; ALLEN, T. (1984): A five-year follow-up study of reading comprehension achievement in a national sample of hearing impaired students in special education programs. In: Journal of Special Education, 18, S. 161-176. ALLEN, T. E.; OSBORN, T. I. (1984): Academic integration of hearing impaired students: demographic, handicapping and achievement factors. In: American Annals of the Deaf, 129, p. 100-113.

[50] Vgl. PAUL/QUIGLEY 1989, 58. Sie nehmen Bezug auf Erhebungen von ALLAN, T. E.; OSBORN, T. I. (1984). Ferner nennen sie Untersuchungen von JENSEMA, C. (1975). Vgl. LYNAS, W. (1992): a.a.O., S. 76. LYNAS nennt in diesem Zusammenhang Untersuchungen von RISTER, A. (1975): deaf children in mainstream education. In: Volta Review 77, 5, p. 279-90. Ferner nennt sie die Studie von DALE, D. M. C (1978): Educating Deaf and Partially Hearing Children Individually in Ordinary Schools. The Lancet, 8095, 11, p. 884-887.

gende schulische Leistungen, nur zwei Kinder zeigten mangelhafte. Die meisten der Kinder waren durchschnittlich bis überdurchschnittlich intelligent (vgl. Salz 1992, 363ff). Zu ähnlichen Ergebnissen kam auch eine *Untersuchung* von Raidt aus dem Jahr 1988, die eine Befragung von saarländischen Ambulanzlehrkräften sowie Erfahrungen aus der eigenen Unterrichtspraxis enthielt. *Das Schulleistungsniveau integrierter hörgeschädigter Kinder* war bei sonderpädagogischer Unterstützung *höher* als das von entsprechenden Kindern in Sonderschulen (vgl. Raidt 1990, 284).

Die Leistungsunterschiede werden von einigen Wissenschaftlern nicht auf den Faktor der Integration an sich, sondern auf die in *Regelschulen* vorhandenen *effektiveren Unterrichtsmethoden*, die anspruchsvolleren Unterrichtsmaterialien, die bessere Fachausbildung der Regelschullehrer und das höhere Anspruchsniveau hinsichtlich des Erfolges zurückgeführt. So wird es besonders als Vorteil integrativer Beschulung angesehen, daß die Regelschule ein vielseitigeres und umfangreicheres Lehrplanangebot zur Verfügung stellt als die Sonderschule.[51] Die meisten der *500 befragten Eltern* hörgeschädigter Kinder gaben in einer von Löwe 1985 durchgeführten Untersuchung an, daß Schwierigkeiten, die ihr Kind in einem bestimmten Fach hatte, *lehrerbedingt* waren (vgl. Löwe 1985, 70). So ist es Aufgabe des Regelschullehrers, in einem zieldifferenten Unterricht die richtigen Lernziele für das hörgeschädigte Kind festzusetzen, um Über- und Unterforderungen zu vermeiden (vgl. Schöler 1993, 161). Raidt leitet die großen Lern- und Entwicklungsfortschritte von integrierten Kindern von ihrem Einbezug in die Normalität ab (vgl. Raidt 1990, 284).

In Gesprächen mit Ambulanzlehrern und Eltern wurde ich mehrfach auf die besseren *Berufsmöglichkeiten* aufmerksam gemacht, die sich aus einem Regelschulabschluß ergeben.

---

[51] Vgl. Paul/Quigley 1989, 58. Sie nehmen z.B. Bezug auf Untersuchungen von Kluwin, T.; Moores, D. (1985): The effects of integration on the mathematics achievement of hearing impaired adolescents. In: Exceptional Children, 52, p.153-160. Ferner nehmen sie Bezug auf die Studie von Allen, T.; Osborn, T. (1984): Academic integration of hearing impaired students. Demographic, handicapping and achievement factors. In: American Annals of the Deaf, 129, p. 100-113; ebenso nennen sie die Studie von Antia, S. (1982): Social integration of hearing impaired children: Fact or fiction? In: Volta Review, 87, p. 279-289 und diese von Ross, M. (1986): Aural habilitation: The Pro-Ed studies in communicative disorders. Austin, TX: Pro-Ed.

Schulleistungen der nichtbehinderten Mitschüler in Integrationsklassen

DUMKE geht in einer empirischen *Untersuchung* der Frage nach, ob die Leistungsentwicklung in Integrationsklassen der in Parallelklassen entspricht. Bezüglich bestimmter Schulleistungsbereiche wurden sowohl in Integrations- als auch in Parallelklassen standardisierte und informelle Tests sowie Lehrereinschätzungen verwendet. Ergebnis dieser Untersuchung war, daß es im allgemeinen *keine signifikanten Unterschiede* im durchschnittlichen Leistungsvermögen zwischen den beiden Schulklassen gab. Ein weiteres Ergebnis war, daß in den Integrationsklassen eine große Leistungsstreuung vorherrscht und sowohl lernschwache als auch leistungsstarke Schüler eine spezielle Förderung erhalten. DUMKE interpretiert die Ergebnisse so, daß sich der Lehrer einer Integrationsklasse bewußt auf die Heterogenität der Schüler einläßt und ihr mit einer differenzierteren Unterrichtsweise begegnet, die ein hohes Maß an Einzelbetreuung ermöglicht (vgl. DUMKE/SCHÄFER 1993, 112f).

In einer 1984/85 an der *Fläming-Schule* begonnenen *Untersuchung* zum Leistungsstand nichtbehinderter Kinder in Integrationsklassen wurden die Leistungen in Mathematik und Rechtschreibung anhand von 583 Einzelarbeiten von fünf Jahrgängen analysiert und ausgewertet. Während im Bereich der Rechtschreibung die Integrations- und Regelklassen, abgesehen von den sehr leistungsstarken Lateinklassen, einen gleichen Leistungsstand aufwiesen, zeigten Schüler der Integrationsklassen im Bereich der Mathematik *sogar bessere Leistungen*. Die Ergebnisse waren allerdings von zahlreichen anderen Faktoren abhängig, z.B. vom Sozialstatus, Klassenklima, von dem Umstand, daß mehr leistungsschwache Schüler von Anbeginn den Integrationsklassen zugeordnet wurden bzw. später in der Hoffnung auf eine Verbesserung der Leistungen in diese wechselten (vgl. HETZNER 1988, 252f).

In einer von WOCKEN geleiteten empirischen *Untersuchung* zur Lesefertigkeit, zum Leseverständnis und Zahlenrechnen wurden sieben Integrationsklassen des zweiten Schuljahres und 13 Integrationsklassen eines ersten Schuljahres sowie eine entsprechende Anzahl von Kontrollgruppen einbezogen. Jedoch meint WOCKEN selber, daß deren Untersuchungsergebnisse aufgrund der kleinen Stichprobe eine Verallgemeinerung nicht zulassen. Die Erhebungen ergaben, daß die Schulleistungen nicht primär zwischen den beiden Klassentypen der Integrations- und Regelklasse stark differierten, sondern vielmehr innerhalb der jeweiligen Klassensysteme selbst, also innerhalb der Regelklassen sowie innerhalb der Integrationsklassen, sehr unterschiedlich waren. Das Resultat der Untersuchung gipfelte in der sogenannten *Patthypothese*, die besagt, daß die Schulleistungen nichtbehinderter Kinder sowohl in den integrierten als auch in den regulären Klassen ungefähr gleichwertig sind – also ein Patt der konkurrierenden Systeme –, z.T. aber sogar in den Integrationsklassen etwas besser. Dieses Ergebnis ist zufriedenstellend, da das primäre Ziel schulischer Integration nicht in einer Steigerung der Leistung gesehen wird. Der Anspruch einer gleichwertigen Leistungsförderung ist damit eingelöst. Die unterschiedlichen Leistungen innerhalb der Integrations- und Regelklassen waren von den die Pädagogik bestimmenden situativen Bedingungen und unterschiedlichen Lernvoraussetzungen abhängig, wie z.B. Qualifikation der Lehrer, Klassenklima, Klassenraumgestaltung, Mitverantwortung der Schüler. WOCKEN kommt zu dem Resultat, daß lernstarke Schüler in heterogenen und homogenen Klassen vergleichbare Leistungen aufweisen, während lernschwache Schüler aus den heterogenen Gruppen Nutzen ziehen (vgl. WOCKEN 1987a, 298ff,1988d, 259).

7.3.3 Fallbeispiel: Ariane

Ariane gilt mit einem mittleren Hörverlust von 90 dB als prälingual gehörlos. Sie wurde oral erzogen und zeigte bereits in der integrativen Kindergartengruppe eine überdurchschnittliche Intelligenz, gute Motivierbarkeit, starke kompensatorische Fähigkeiten im optischen Bereich und die Fähigkeit zur Selbstkritik.

Ihre Sprachkompetenz war allerdings bis zur Einschulung in eine Bonner Integrationsklasse stark begrenzt. So hatte sie Schwierigkeiten, einem einfachen Gespräch zu folgen, ferner hatte sie einen geringen Wortschatz und eine reduzierte Grammatik. Ihr Sprechen war schwer verständlich. Nach der Einschulung verbesserte sich Arianes Sprachkompetenz hinsichtlich Wortschatz, Grammatik und Artikulation sehr. Sie bekam zweimal wöchentlich eine Sprachtherapie sowie eine Stunde Einzelförderung und besuchte die allgemeinen Förderstunden in Mathematik und Sprache. Im Unterricht beteiligte sie sich aktiv; leistungsmäßig traten keine Schwierigkeiten auf. Als günstig erwies es sich, den lehrerzentrierten Unterricht in Einzel-, Partner- und Gruppenarbeit zu verändern, ferner Ariane vor der Behandlung eines Themas erklärende Texte zu geben. Ariane zeigte nach dem Wechsel in eine Gesamtschule in der Sekundarstufe I eine erstaunliche Kompetenz in passivem und aktivem Wortschatz sowie im Verständnis für Grammatik; sie besaß eine gute Artikulationsfähigkeit.

Zunehmend fiel es aber Ariane schwerer, dem Unterricht ohne Hilfe zu folgen, da die Lerninhalte komplexer wurden und immer stärker über Sprache und sprachliche Diskussionen vermittelt wurden. Im siebten Schuljahr lernten Ariane und einige Klassenkameraden das Fingeralphabet, um die Kommunikation zu erleichtern. Ab der achten Klasse wurde es notwendig, daß auf Arianes Fähigkeiten durch stärkere Lerndifferenzierung individuell eingegangen wurde und sie von einer Gebärdensprachdolmetscherin Unterstützung erhielt, die den Lerninhalt möglichst synchron in Gebärdensprache übersetzte. Dadurch ging ihre direkte Beteiligung zwar zurück, blieb Ariane aber durch Bearbeitung gleicher Themen inhaltlich und leistungsmäßig auf dem Stand ihrer Klasse. Sie entschied sich, die Oberstufe der Gesamtschule zu besuchen (vgl. DUMKE/SCHÄFER 1993, 133ff).

7.3.4 Resümee

Wissenschaftler, die der Frage nachgingen, ob Integration der Förderung schulischer Leistungen zuträglich ist oder nicht, kamen zu unterschiedlichen Ergebnissen. Auffallend bei ihrem Vorgehen ist, daß zur Untersuchung derselben Problemstellung ganz unterschiedliche Bezugsgrößen zugrundegelegt wurden: Von den meisten Integrationsgegnern wurde der Leistungsvergleich zwischen integrierten hochgradig hörbeeinträchtigten Schülern und ihren hörenden Mitschülern vorgenommen mit dem häufigen Resultat, daß erstere in ihren Leistungen z.T. wesentlich schlechter abschneiden als letztere. Von den meisten Integrationsbefürwortern dagegen wird vorwiegend der Frage nachgegangen, wie sich Schulleistungen hörbeeinträchtigter Kinder in Regel- und in Sonderschulen zueinander verhalten.

Aufgrund dieser unterschiedlichen Bezugsgrößen lassen sich die Ergebnisse nicht vergleichen. Der erste Untersuchungsansatz ist m.E. für diesen Themenkomplex nur insofern relevant, als er zeigt, daß es bezüglich der Leistungen Schwierigkeiten geben kann; möglicherweise kann er auch der Analyse von Ursachen und Bewältigungsstrategien dienen. Daß hochgradig hörbeeinträchtigte Kinder aufgrund der Sprachwahrnehmungsschwierigkeiten größere Defizite in den schulischen Leistungen als hörende haben werden, ist meiner Ansicht nach evident. Um dieser Tatsache und der damit verbundenen sinkenden Lernmotivation entgegenwirken zu können, ist vor allem eine Binnendifferenzierung nach Lernzielen, Leistungs- und Vermittlungsformen notwendig. Der zweite Untersuchungsansatz erhält dadurch seine Bedeutung, daß er die Schulleistungen hörgeschädigter Kinder auf der Basis von Integration versus Segregation untersucht. Diese Ergebnisse machen zugunsten der integrativen Beschulung deutlich, daß integrative Maßnahmen zumindest keine nachteiligen Konsequenzen für die schulischen Leistungen hörgeschädigter Kinder haben. Dasselbe positive Resultat ergab sich in bezug auf die nichtbehinderten Schüler in Integrationsklassen.

7.4 Soziale und psychische Integration

Da eine erfolgreiche unterrichtliche Integration noch keine Rückschlüsse auf die soziale und psychische Integration der einzelnen Kinder zuläßt, wird letztgenannter Aspekt besonders kritisch beleuchtet (vgl. LEONHARDT 1996, 12). Die Möglichkeit sozialer Integration von Schülern mit Behinderungen in Regelschulen wird von vielen Pädagogen in Frage gestellt. Es wird vor allem eine durch den Vergleich mit nichtbehinderten Schülern resultierende Frustration der Kinder mit Behinderungen befürchtet (vgl. DUMKE 1991, 21). Um die soziale Integration in Integrationsklassen zu erforschen, wurden deshalb *mehrere soziometrische Untersuchungen* durchgeführt. WOCKEN schränkt ihre Gültigkeit in der Hinsicht ein, daß soziometrische Wahlverfahren nur wichtige Aussagen zu den emotionalen Beziehungsstrukturen machen, aber keine allgemein gültigen Aussagen zum Konstrukt »soziale Integration«, zu sozialen Verhaltensweisen und zum Ausmaß humaner Akzeptanz (vgl. WOCKEN 1987b, 261). Während sich die soziale Integration durch soziometrische Erhebungen und Unterrichtsbeobachtungen noch relativ gut ermitteln läßt, sind psychische Integration und personale Identität aufgrund ihrer komplexen Struktur nur indirekt nachprüfbar. Sie können nur in bezug auf Teilaspekte untersucht werden (vgl. MÜLLER 1993a, 243).

In diesem Kapitel werden Aspekte der sozialen und psychischen Integration von Kindern mit Behinderungen im allgemeinen und die hochgradig hörbeeinträchtigter Schüler im speziellen dargestellt.

7.4.1 Kritische Einwände gegen schulische Integration

Die *Gehörlosenpädagogik* strebt als primäres Ziel für hochgradig hörgeschädigte Kinder an, daß sie auf der Basis persönlicher Identität und Selbstbestimmung zu möglichst befriedigender selbständiger Lebensführung in Familie und Freizeit, Schule und Beruf befähigt werden. Die Kommunikationserschwernisse hochgradig hörbeeinträchtigter Kinder haben aber Folgen für soziale Interaktionen. Ihre *soziale Tüchtigkeit* ist begrenzt, weil sie sich weder ohne weiteres an Gruppengesprächen beteiligen noch Diskussionen folgen und schnelle Antworten geben können. Es ist ihnen dadurch erschwert, die sonst altersentsprechenden sozialen Erfahrungen zu machen, die meist in *Peer-Groups* stattfinden. Die potentielle Mitgliedschaft in einer Peer-Group ist von festgesetzten Regeln abhängig, die z.B. ein eigenes Sprachrepertoire, konforme Verhaltensweisen und Kleidung betreffen. Werden diese Regeln nicht eingehalten, droht Ausschluß aus der sozialen Gemeinschaft. Soziale Kontakte in der Schule sind nicht dasselbe, weil Schule eine Erziehungsinstitution ist und

Aktivitäten dort nicht auf absoluter Freiwilligkeit und Selbstbestimmung basieren (vgl. LYNAS 1992, 154).

In eine 1989 von Andreas MARKIDES (Manchester) in *Großbritannien* durchgeführte *Untersuchung zur sozialen Integration* wurden 108 hörgeschädigte und 192 hörende Kinder im Alter von 13 bis 15 Jahren einbezogen. Das Zahlenverhältnis von hörenden und hörgeschädigten Schülern in den Schulen machte durchschnittlich 35:1 aus. Es zeigte sich, daß die hörgeschädigten Kinder es innerhalb ihrer Sekundarschulen bevorzugten, unter sich zu bleiben. 40% der hörgeschädigten Schüler waren in Hofpausen allein, 24% waren mit hörgeschädigten Kindern und nur 22% mit wenigen hörenden Kindern zusammen. Während 51% einen hörgeschädigten Mitschüler zum besten Freund hatten, wählten nur 27% einen hörenden Mitschüler zum besten Freund. Ferner konnten 22% der hörgeschädigten, aber nur 12% der hörenden Kinder ihren besten Freund nicht unter ihren Mitschülern finden. Dazu mag der Umstand beigetragen haben, daß viele der Kinder nicht im Einzugsbereich der Regelschule wohnten (vgl. LÖWE 1990, 203). Auch eine 1981 *in Connecticut durchgeführte Untersuchung* von MAXON und BRACKETT, die 165 integriert beschulte hörgeschädigte Kinder betraf, bestätigt dieses Ergebnis. Ebenso machte eine *in Südschweden* 1985 durchgeführte soziometrische *Erhebung* deutlich, daß gerade viele hörgeschädigte Teenager keine Freunde haben und von Gemeinschaften ausgeschlossen sind (vgl. CLAUßEN 1992, 44ff).

Vierzehn vollintegrierte hochgradig hörgeschädigte Grundschüler und ihre hörenden Mitschüler wurden über einen längeren Zeitraum von KENNEDY, NORTHCOTT und anderen hinsichtlich ihrer *kommunikativen Fähigkeiten* verglichen. Die *Untersuchung* ergab, daß hörgeschädigte Kinder öfter mit der Lehrkraft und anderen hörgeschädigten Mitschülern als mit den restlichen hörenden Kontakt hatten. Daraus wurde abgeleitet, daß hörgeschädigte Kinder sozial stärker von Lehrern als von hörenden Mitschülern befriedigt werden. Dieses Phänomen interpretieren die Wissenschaftler als *mangelnde soziale Integration*.[52]

Das Ergebnis wurde in einer 1984-1986 im Kindergarten *Kiel-Suchsdorf* durchgeführten *Untersuchung* von CLAUßEN und SCHUCK bestätigt. In der untersuchten Kindergruppe befanden sich drei hörgeschädigte und sechs hörende Kinder, deren Kommunikation und Interaktion in 63 Beobachtungsprotokollen à 5 Minuten analysiert wurden. Es wurde ebenfalls festgestellt, daß sowohl innerhalb der Gruppe hörgeschädigter als auch innerhalb der Gruppe hörender Kinder jeweils intensivere Kontakte

[52] Vgl. LÖWE 1987, 43. Vgl. PAUL/QUIGLEY 1989, 57. Sie nehmen Bezug auf Untersuchungen von KENNEDY, P.; NORTHCOTT, W.; MCCAULEY, R.; WILLIAMS, S. (1976): Longitudinal sociometric and cross sectional data on mainstreamed hearing impaired children: Implications for preschool planning. In: Volta Review, 78, p. 71-81.

als zwischen beiden Gruppen bestanden (vgl. LIMBACH 1991, 129f). Diese selbst gewählte Segregation macht nach Auffassung von CLAUßEN das Bedürfnis der Kinder deutlich, vorwiegend in Beziehung zu Kindern mit gleichen Merkmalen zu treten. Die Kommunikation eines hörgeschädigten Kindes mit einem anderen hörgeschädigten Kind wird nach seiner Einschätzung als Entlastung empfunden. Ebenso konnten sich auch nur die hörenden Kinder untereinander problemlos über Vergangenes, Zukünftiges, Gedachtes, Fantasievolles unterhalten, während die hörgeschädigten bei ihrer Kommunikation auf konkrete Situationen angewiesen waren (vgl. CLAUßEN 1992, 47).

Eine Hörschädigung wird von der Gesellschaft meist als negative Abweichung von der Norm verstanden, so daß der hörgeschädigte Mensch als minderwertig beurteilt wird. Gerade mit Beginn der *Pubertät* fängt ein neuer Lebensabschnitt an, der dadurch geprägt ist, daß Jugendliche beginnen, die Menschen in ihrer Persönlichkeit zu erkennen und zu beurteilen, sich mit anderen Menschen zu vergleichen, herzliche Zuwendung und starke Feindseligkeit besonders deutlich wahrzunehmen. Die Tragweite ihrer Hörschädigung kommt ihnen in dieser Zeit sehr deutlich zu Bewußtsein (vgl. BREINER 1993, 107). Ihre daraus resultierenden psychischen Belastungen kann niemand vollkommen beseitigen. Die Fragen nach der eigenen Existenz, nach Lebenssinn und Zukunftsplänen nehmen in der Pubertät zu. Ferner bekommt die Kommunikation als Mittel des gedanklichen Austausches einen höheren Stellenwert, der von den hochgradig hörgeschädigten Kindern nicht in der erforderlichen Schnelligkeit mitverfolgt werden kann. In der Pubertät werden Freundschaften wichtig, die sich durch einen stark kommunikativen Charakter auszeichnen. Dies bereitet hörgeschädigten Kindern große Schwierigkeiten. Nach dem sechsten Schuljahr steigen die subjektiv als Belastung empfundenen Zustände deshalb wieder an (vgl. MÜLLER 1993a, 169ff). Daß zwar die schulischen Leistungen in vielen Fällen recht positiv waren, die soziale Integration aber im Laufe der Schulzeit manchmal sehr problematisch wurde, zeigten auch die Erfahrungen mit integrierten hochgradig hörbeeinträchtigten Kindern in Hessen. SCHNEIDER führt als eine weitere Schwierigkeit an, daß die hörenden Mitschüler in der Pubertät teilweise »integrationsmüde« werden und nicht mehr ständig Rücksicht auf andere nehmen wollen (vgl. SCHNEIDER 1996, 59).

AHRBECK kritisiert, daß die Integrationsbefürworter meist die intrapsychischen Prozesse zugunsten *sozialer Anpassung* der gehörlosen Kinder vernachlässigen und nicht die Lebensrealität Gehörloser als Leben in zwei Welten und zwei Sprachen berücksichtigen. Er geht dabei von der Frage aus, welchen inneren Gewinn und intrapsychischen Nutzen, welche Hilfen zu innerer Verarbeitung von sozialen Interaktionserfahrungen mit Hörenden gehörlose Kinder von einer schulischen Integration erhalten. Schulische Integration gehörloser Kinder darf nach seiner Auffassung nur dann gefordert werden, wenn sie die Entwicklungs- und Förderungsbedürfnisse der Kinder besser gewährleistet als die Sonderschule. Das wiederum bedeutet für ihn, daß Pädagogen nicht von den Organisationsformen, sondern vom einzelnen Kind ausgehen sollten. Schulische Integration impliziert, daß gehörlose Kinder primär auf lautsprachliche Interaktionen mit hörenden angewiesen sind, in die sie sich persönlich nur sehr begrenzt einbringen können. Sie haben in der Lautsprache keine ausreichenden *personalen Begegnungsmöglichkeiten*, was zu Beeinträchtigungen der Persönlichkeitsentwicklung, besonders der Identitätsbildung führen kann. Integrierte gehörlose Kinder sind nach seiner Meinung nicht in der Lage, vollwertige Beziehungen zu hörenden aufzubauen, differenzierte Gefühle und Selbstvertrauen zu entwickeln (vgl. AHRBECK 1992, 7ff). Dies kann pychosoziale Fehlentwicklungen und Lebenskrisen mit sich bringen, die zum einen aus dem Erleben resultieren, teilnahmslos ausgegrenzt zu werden, zum anderen in dem Versuch entstehen, ein wichtiges persönliches Merkmal vor der Umwelt geheimzuhalten. Es wird versucht, ein Leben, »als ob« man gut hören kann, zu führen. Die schweren psychischen Schäden äußern sich in Herabsetzung des Selbstvertrauens, Mißtrauen gegenüber Mitmenschen, Angst, Leistungsversagen und Motivationsunlust (vgl. ARBEITSGRUPPE INTEGRATION 1992, 31f). TIEFENBACHER prophezeite deshalb bereits 1974, daß die Kommunikationsbeeinträchtigung hörgeschädigter Kinder und der daraus resultierende Sozialisationsdruck in integrativen Regelschulklassen zum Scheitern ihrer schulischen und persönlichen Entwicklung führen würde (vgl. LÖWE 1985, 26). Es geht dabei nicht nur um Anpassung an Verhaltenserwartungen und -normen der hörenden Menschen, sondern auch um die Schwierigkeiten, in die »gedankliche Lebenswelt der Hörenden« hineinzuwachsen (JUSSEN 1984, 298).

Durch Integration in einer Regelschulklasse wird hochgradig hörgeschädigten Kindern nach Meinung von Integrationsgegnern eine normal hörende Bezugsgruppe aufgedrängt. Wissenschaftliche *Untersuchungen in Großbritannien* brachten zum Vorschein, daß integrierte gehörlose Kinder durch das ständige Bemühen, sich an hörenden zu messen, ein sehr geringes Selbstwertgefühl entwickelt hatten und unter einem *Mangel an Selbstvertrauen* litten (vgl. LYNAS 1989, 70). Auch die *Veröffentlichung einer deutschen Mutter* zeigt das *soziale Dilemma* ihres hochbegabten gehörlosen Sohnes und anderer Hörgeschädigter: Die hörgeschädigten Jugendlichen konnten durch den Vergleich mit einer hörenden Bezugsgruppe keine reale Selbsteinschätzung entwickeln. Gruppenkommunikationen hörender Mitschüler konnten von ihnen nicht verstanden werden, sofern keine Hilfen gegeben wurden. Sie waren ständig auf die Bereitschaft der hörenden Mitschüler angewiesen, die auch trotz größter Anstrengung hörgeschädigter Kinder nicht automatisch gewährleistet war. Deshalb lebten sie in ihrer Regelklasse in absoluter kommunikativer Abhängigkeit und mußten Tag für Tag Unwissenheit oder mangelndes Verständnis für ihre Lage seitens der hörenden Mitschüler ertragen (vgl. VOGLER 1989, 131f). Hinzu kommt, daß das für hochgradig hörbeeinträchtigte Kinder notwendige häufige Nachfragen oftmals auf Ungeduld der anderen trifft und zu einer Verlangsamung des Unterrichtsverlaufs führen kann. So ist der Schüler meist gezwungen, den Lernstoff sehr arbeits- und zeitaufwendig zu Hause nachzuarbeiten, so daß außerschulische Sozialkontakte nicht intensiv gepflegt werden können (vgl. JUNG/MOLARO-PHILIPPI/RAIDT 1989, 149f). Fehlendes Verständnis und Mitgefühl seitens der Lehrer und Mitschüler können zu einer *Isolierung* des Schülers in der Klassengemeinschaft führen, verbunden mit Traurigkeit und dem Gefühl des Ausgestoßenseins. Auch MÜLLER berichtet aus Gesprächen mit erwachsenen Hörgeschädigten, die eine integrative Schullaufbahn hinter sich hatten, daß hinsichtlich der Leistungen und des Lernens zwar keine Probleme auftraten, hinsichtlich der sozialen und psychischen Integration jedoch um so mehr (vgl. MÜLLER 1989, 203).

Besonders vom Bund Deutscher Taubstummenlehrer (BDT), aber auch von anderen Fachleuten, betroffenen Eltern und Jugendlichen wird die Integration gehörloser Kinder aus den genannten Gründen kategorisch abgelehnt. Der BDT stellt in seinem Positionspapier von 1990 fest, daß die schulische Integration aufgrund der beschränkten Perzeptionsfähigkeit und der niedrigen Sprachkompetenz gehörloser Kinder zur Isolation führen wird (vgl. GÜNTHER 1991b, 256). Zusätzlich befürchtet er, daß in Integrationsklassen praktiziertes zieldifferentes Lernen die Möglichkeiten sozialer und beruflicher Integration für die gehörlosen Kinder gefährdet und somit die persönlichen Entfaltungsmöglichkeiten behindert (vgl. WISCH 1990, 39). Dadurch, daß ein hörgeschädigtes Kind für sonderpädagogische Fördermaßnahmen zu oft aus dem Klassenverband herausgenommen und in einem anderen Raum getrennt unterrichtet werden muß, wird das Lernumfeld des hörgeschädigten Kindes reduziert und kann die Trennung vom Klassengeschehen zu einer *sozialen Außenseiterposition* führen (vgl. LYNAS 1989, 66). Durch den häufigen Wechsel von Lehrern und Methodik wird darüber hinaus eine starke Verunsicherung bewirkt.

Die Mehrzahl der *Untersuchungen* zum *Selbstwertgefühl* hörgeschädigter Schüler ergab, daß diese in Sonderschulen im Vergleich zu integrierten Kindern größere soziale Anpassung, ein höheres Selbstwertgefühl, ein ausgeglicheneres soziales und emotionales Verhalten zeigen.[53] Den Vorteil der Sonderschule sieht AHRBECK deshalb darin, daß sie trotz der meist laut-

---

[53] Vgl. PAUL/QUIGLEY 1989, 57. Sie nehmen Bezug auf folgende Untersuchungen: FARRUGIA, D.; AUSTIN, G. (1980).: A study of socioemotionals adjustment patterns of hearing impaired students in different educational settings. In: American Annals of the Deaf, 125, p.535-541; die Studie von ANTIA, S. (1982).: Social integration of hearing impaired children: Fact or fiction? In: Volta Review, 87, p. 279-289.

sprachlichen Methode personale Begegnungen für gehörlose Kinder vermittelt, die sie auf die spätere Integration mit Hörenden vorbereiten (vgl. AHRBECK 1992, 21). Von der Sonderschule erhoffen sich Integrationskritiker, daß der Hörgeschädigte eine soziale Reife erlangen kann, die ihm die Eingliederung in die Arbeitswelt erleichtert und ihm ohne große Schwierigkeiten soziale Anpassung ermöglicht. Die Gehörlosenschule stellt nach ihrem Verständnis dafür den geeigneten Raum dar, weil das gehörlose Kind ohne soziale Isolierung und Verunsicherung soziale Verhaltensweisen, zwischenmenschliche Beziehungen und die Denkart der Sprachgemeinschaft einüben kann. Der Übergang in die hörende Berufswelt schafft nach ihrer Meinung keine großen Probleme, da die Gehörlosenschule inhaltlich und methodisch durch Wirklichkeitsnähe ausgezeichnet ist und an Erfahrungen der Kinder anknüpft (vgl. KERN 1977, 76ff).

7.4.2 Eine andere Sichtweise und mögliche Bewältigungsstrategien

Soziale Integration von Kindern mit Behinderungen in Integrationsklassen

Im *Saarland* wurde 1988/89 bei zwölf Kindern, die bewegungs-, hör- und sehbeeinträchtigt waren, eine *Befragung zur sozialen Integration* durchgeführt. Sie zeigte, daß die Kinder an den familiären, schulischen und außerschulischen Gegebenheiten dem jeweiligen Alter entsprechend teilhatten. Da fast alle Spielpartner aus dem Umfeld der Mitschüler stammten, folgerte HILDESCHMIDT, daß Schule nicht nur eine Funktion in Wissensvermittlung und Statusvorbereitung hat, sondern auch ein »Schlüssel zu außerfamiliären ›Lebenswelten‹ von Kindern unter Kindern« ist (HILDESCHMIDT 1989, 86). Schule hat also eine *kontaktstiftende* Funktion, so daß eine wohnortnahe Integration insbesondere für Kinder mit Behinderungen die Möglichkeit sozialer Integration in die Gruppe Gleichaltriger erhöht.

WOCKEN führte eine empirische *Untersuchung zur sozialen Integration* behinderter Kinder in *Hamburg* mit der soziometrischen Methode durch, bei der jeweils am Ende des ersten Schuljahres in drei aufeinanderfolgenden Jahren soziometrische Daten mittels Befragung und Beobachtung erhoben wurden. Dreizehn Integrationsklassen mit 180 Erstklässlern ohne und 39 mit Behinderungen waren daran beteiligt (vgl. WOCKEN 1987b, 254ff). Ergebnisse seiner Untersuchung zeigen, daß *Kinder mit Behinderungen denselben Wahl- und Ablehnungsstatus* wie nichtbehinderte haben – abgesehen von einer stärkeren Ablehnung im eigenen Geschlecht. Die Rollenverteilung in den Klassen, die die Kategorien Beliebte, Lieblinge, Anerkannte, Unauffällige, Unbeliebte und Außenseiter umfaßte, macht eine Disproportionalität in der Hinsicht offenkundig, daß Schüler mit Behinderungen im Vergleich zu den nichtbehinderten seltener die positiven, dafür häufiger die neutralen und negativen Sozialrollen innehaben. Diese Disproportionalität bezog sich vor allem auf Kinder mit Lern- und Sprachbeeinträchtigungen sowie Verhaltensstörungen, während körper- und geistigbehinderte Kinder in allen sozialen Rollen anzutreffen waren. WOCKEN nimmt an, daß dies mit Auffälligkeit oder Unauffälligkeit der Behinderung zusammenhängt und jeweils zu Verständnis bzw. Unverständnis führt. Als geringfügige Form sozialer Distanz interpretiert er die *leichte Diskongruenz* in den sozioemotionalen Beziehungsmustern: Während sich die behinderten Kinder für Beziehungen mit allen Schülern öffneten und ihre Sympathie- und Antipathiebezeugungen gleichmäßig an alle verteilten, fühlten sich die nichtbehinderten Schüler stärker zu ihrer eigenen Gruppe positiv hingezogen und zeigten gegenüber den behinderten Mitschülern leicht erhöhte negative Affekte, die vor allem in Angst, Abwehr und Abgrenzung geäußert wurden (vgl. WOCKEN 1987b, 237ff).

Nach bereits vier Schuljahren des Integrationsversuchs an der Evangelischen Grundschule *Bonn-Friesdorf* (Bodelschwinghschule) begann 1985/86 eine empirische *Untersuchung zur sozialen Integration* von Kindern mit Behinderungen, bei der später die Gesamtschule Bonn-Beuel mit einbezogen wurde (vgl. DUMKE/SCHÄFER 1993, 11). Insgesamt wurden 1.899 nichtbehinderte und 149 behinderte Schüler über einen Zeitraum von sechs Jahren befragt. Sympathie und Antipathie wurden durch Fragen nach Beliebtheit der Mitschüler als mögliche Sitznachbarn sowie durch zwei in den letzten beiden Erhebungen in den Integrationsklassen gestellte Fragen nach Beliebtheit als Arbeits- und Freizeitpartner ermittelt. Anhand der gegebenen und erhaltenen Wahlen ist erkenntlich, daß eine Behinderung für Zusammensetzungen informeller Gruppen als erst- oder zweitwichtiges Kriterium nicht ausschlaggebend ist, da eine Einbindung der behinderten Schüler in die Sympathiestrukturen der Klasse mehr oder weniger vorhanden war. Ihre sozialen Rollen hatten eine große Bandbreite: Eine Differenzierung bezüglich der unterschiedlichen Behinderungsarten zeigt, daß körper- und hörgeschädigte Kinder Statuswerte im Bereich des Klassenmittels aufwiesen, geistigbehinderte Kinder uneinheitliche und sehr schwankende, während lernbehinderte und erziehungsschwierige Kinder ungünstige Statuswerte hatten. DUMKE interpretiert diese Ergebnisse in der Weise, daß die aggressiven und distanzlosen Verhaltensweisen erziehungsschwieriger Schüler seitens der Mitschüler auf Unverständnis treffen und Lernbeeinträchtigungen von ihnen vor allem in Form unsympathischer Eigenschaften (Dummheit) wahrgenommen werden. Er kommt zu dem Ergebnis, daß die Frage der sozialen Integration von Schülern mit Behinderungen *keine pauschalen Antworten* zuläßt (vgl. DUMKE/SCHÄFER 1993, 98ff).

In einer *anderen Untersuchung* in den Schulen *Bonn-Friesdorf und Bonn-Beuel* wurden 24 behinderte und 59 nichtbehinderte Schüler von fünf Integrationsklassen insgesamt 166 Stunden und 106 Schüler von Parallelklassen 118 Stunden beobachtet. Die Beobachtungen wurden mittels eines differenzierten Kategoriensystems analysiert. Von den behinderten Schülern waren drei hörgeschädigt. Die Ergebnisse zeigten, daß soziale Kontakte zwischen Schülern untereinander wie auch zwischen Schülern und Lehrern in den Integrationsklassen viel öfter als in Parallelklassen entstanden. Diese Beobachtung resultiert nach Auffassung von DUMKE vor allem aus der stärkeren Differenzierung und Individualisierung, die vermehrt Partnerarbeit und Einzelbetreuung durch den Lehrer möglich macht. Die erheblich größere Anzahl sozialer Kontakte hatte einen positiven emotionalen Charakter. Die Kinder mit Behinderungen waren *in die sozialen Kontakte voll einbezogen*. Sie erhielten auf Anfrage fast immer Hilfe von nichtbehinderten Mitschülern, die meist ohne großes Bitten als Selbstverständlichkeit erfolgte. Die verstärkte Kontaktaufnahme hatte zur Folge, daß die behinderten Kinder häufig zuschauen und zuhören konnten, wodurch die Voraussetzung für das bedeutsame Modellernen geschaffen war (vgl. DUMKE 1991, 22ff).

Eine auf der soziometrischen Methode basierende *Untersuchung* an der *Berliner Uckermarkschule*, die sechs Jahre lang von 1983-88 andauerte und 57 Einzelerhebungen umfaßte, hatte zwei Wahlkriterien – und ein Ablehnungskriterium zur Grundlage. Für jeden Schüler wurde anhand der Ergebnisse ein integrierter Sympathieindex errechnet. Die Werte zeigten, daß die allgemeinen Sympathiewerte für behinderte und nichtbehinderte Kinder im Laufe der sechs Grundschuljahre kontinuierlich anstiegen (vgl. DUMKE/SCHÄFER 1993, 69). Die Untersuchungen von 300 Schülern ergaben ferner, daß Freizeitkontakte größtenteils aus der jeweiligen Klasse resultierten und die Kinder mit Behinderungen durchschnittlich nur einen »halben« Freund weniger hatten als die nichtbehinderten (vgl. PODLESCH/PREUSS-LAUSITZ 1993, 67). Weniger Freundschaften hatten aber ebenfalls Einzelkinder, Jungen und Deutsche im Vergleich zu Geschwisterkindern, Mädchen und ausländischen Kindern. Eine Behinderung ist demnach zwar ein erschwerendes Kriterium für Freizeitbeziehungen, aber sie ist nicht der einzige Einflußfaktor im vielschichtigen Mensch-Umfeld-System (vgl. PREUSS-LAUSITZ 1989, 28).

Eine von 1984-86 durchgeführte soziometrische *Untersuchung* an der *Berliner Fläming-Grundschule*, die kontinuierlich in drei integrativen ersten Grundschulklassen stattfand, beinhaltete Fragen zu beliebten/unbeliebten *Spielpartnern*, zu *Freunden und außerschulischen Besuchen*. Es lassen sich folgende Tendenzen feststellen: Die untersuchten Integrationsklassen zeichneten sich durch ein dichtes Netz von Sozialbeziehungen aus, in die auch die Kinder mit Behinderungen eingebunden waren. Im Laufe der Jahre verbesserte sich die Statusposition der behinderten

Kinder von 40% auf 91,6% positive Wahlen. Die Mehrheit der besonders abgelehnten Kinder zeigte keine Behinderung. Die beiden abgelehnten behinderten Kinder hatten auffällige hypermotorische und aggressive Verhaltensweisen. Die besten Freunde stammten alle aus der jeweiligen Klasse. Systematische Beobachtungen ergaben, daß sowohl behinderte als auch nichtbehinderte Kinder wechselseitig eine Modellfunktion übernahmen. Während erstere primär durch das gemeinsame Tun Fähigkeiten erwarben, die sie aufgrund ihrer Behinderung noch nicht erlernt hatten, entwickelten letztere durch den täglichen Umgang mit den behinderten Mitschülern soziale Kompetenzen, die für ihre Selbständigkeit förderlich sind, wie Hilfe geben, um Hilfe bitten, Hilfe verweigern, Rücksicht nehmen (vgl. MAIKOWSKI/PODLESCH 1988b, 249f).

Soziale und psychische Integration hochgradig hörbeeinträchtigter Kinder

Nach Auffassung der Integrationsbefürworter ermöglicht eine *wohnortnahe Integration* dem hörgeschädigten Kind, im Elternhaus und seiner vertrauten Nachbarschaft bleiben sowie seine bereits bestehenden Freundschaften innerhalb und außerhalb der Schule pflegen zu können. Durch eine Sonderbeschulung ist aufgrund der geringen Anzahl gehörloser Kinder in der Stadt bzw. im Dorf häufig eine Unterbringung der Kinder ab ihrem sechsten Lebensjahr in wohnortfernen Internaten notwendig, die die Kinder von ihrem bisherigen Lebensumfeld trennt. Liegt die Sonderschule noch in erreichbarer Nähe, kann das Kind zwar meist im Familienkreis wohnen bleiben, muß aber mit Schulbus oder -taxi eventuell weite Fahrten und damit einen großen Zeitverlust in Kauf nehmen. Gerade für hochgradig hörbeeinträchtigte Kinder ist nach Meinung von Integrationsbefürwortern eine wohnortnahe Integration notwendig, da sie sich in der Regel nur auf der Grundlage von Absprachen, nicht jedoch durch Telefonieren verabreden können. Kontaktmöglichkeiten zu Schulfreunden und damit verbundene gemeinsame Erlebnisse sind sonst aufgrund der räumlichen Distanz stark eingeschränkt (vgl. LÖWE 1987, 41).

Die wohnortnahe Integration macht es möglich, daß Eltern ihr hörgeschädigtes Kind nicht vollständig Fachleuten anvertrauen müssen, sondern ihre *Elternrolle bewußt* wahrnehmen können (vgl. HINTERMAIR/VOIT 1990, 137). Eine Unterbringung hörgeschädigter Kinder in Internaten wird kritisch beurteilt, weil sie nur eingeengte Erfahrungen ermöglicht, die später zu sozialer Isolierung führt. Begegnungsmöglichkeiten, Kontakte und Erfahrungen mit Hörenden sind selten. In der Internatsgemeinschaft ist nach Meinung einiger Integrationsbefürworter ein gewisser Sozialisationsdruck vorhanden (vgl. KERN 1977, 79). Der gesamte Alltag an einer *Sonderschule* ist, wie SEIFERT ausführt, durch starke Reglementierung, durch die Einhaltung formeller institutioneller Normen und durch fortwährende Abhängigkeit von Anweisungen und Handlungsinitiativen der Pädagogen geprägt. Dadurch wird die persönliche Autonomie des Kindes erheblich eingeschränkt. Das Sonderschulsystem funktioniert nach seiner Ansicht gerade nur auf der Basis einer problemlosen Unterordnung und Anpassung der hörgeschädigten Kinder. Diese restriktiven Sozialisationsbedingungen führen zu *negativen personal-sozialen Verhaltensweisen*, wie zu konformistischem Verhalten, zu Abhängigkeit von Autoritätspersonen, die noch bis in die Berufsausbildung hineinreicht, zu Passivität und Hilflosigkeit neuen Anforderungen gegenüber. Der hörgeschädigte Schüler lebt in *Entfremdung von sozialer Realität* und großer Armut an Rollenerfahrungen. Er beherrscht die einfachsten sozialen Verhaltensmuster nicht. Beim Übertritt ins Berufsleben erfährt er deshalb nicht selten einen »Realitätsschock« (vgl. SEIFERT 1982, 645ff).

Während Freundschaften sonderbeschulter Kinder sich wahrscheinlich wegen der Isolierung vom hörenden Umfeld vor allem in der Gruppe von Kindern mit demselben Defizit bilden, bestimmt die Hörschädigung bei integrativ unterrichteten Kindern nicht unbedingt die *Freundschaftswahl*; sie können auf der Grundlage gemeinsamer Interessen und persönlicher Empfindungen soziale Kontakte und Freundschaften schließen (vgl. LÖWE 1987, 41). Dadurch lernen sie Freund- und Feindschaften als Bestandteile menschlichen Lebens kennen, die von ihrer Behinderung losgelöst sind. Hochgradig hörbeeinträchtigte Kinder werden sich nach Meinung von SCHMID-GIOVANNINI zwar in ihrer Besonderheit, aber ebenso als vollwertige Mitglieder der Klassengemeinschaft erleben. Demgegenüber sind nach Untersuchungen von TVINGSTEDT die Sonderschulklassen für hörgeschädigte Kinder zu klein und heterogen, um richtige Freundschaften schließen zu können. Da Jungen anteilmäßig mehr Behinderungen haben, kommt es oft vor, daß ein Mädchen sich allein in einer Klasse mit Jungen befindet (vgl. TVINGSTEDT 1989, 69).

Menschen orientieren ihr soziales Verhalten an den Normen der Gruppe, mit der sie ständig zu tun haben bzw. die ihnen etwas bedeutet. In einer Klassengemeinschaft unbewußt erlernte Verhaltensnormen und Lerninhalte, »the hidden curriculum«, sind für die Lebensgestaltung prägend (vgl. CLAUßEN 1991, 186). In Regelschulen werden hörgeschädigte Kinder tagtäglich mit den *Normen der hörenden Umwelt* konfrontiert und können lernen, sich auf das Leben und die Schwierigkeiten einer hörenden Gesellschaft vorzubereiten. Das Zusammenleben mit hörenden Freunden kann für hörgeschädigte Kinder zu einer Herausforderung werden und sie in schulischer sowie sozialer Hinsicht motivieren. Sie erhalten dadurch die Möglichkeit, schon früh im Umgang mit hörenden Menschen zu lernen, auf bestimmten Kommunikationsformen zu bestehen, sich an die normalen Verhaltensmuster hörender Kinder anzupassen, eine hinreichende Frustrationstoleranz aufzubauen und sich entgegen der bei einer Sonderbeschulung drohenden Gefahr der Lebensfremdheit mit den

Einflüssen der Umwelt auseinanderzusetzen. So werden sie zu Selbständigkeit und nicht zu ständiger Abhängigkeit erzogen (vgl. LÖWE 1985, 19). Untersuchungen von dem Wiener Gehörlosenpädagogen Alfred WILLER haben z.B. gezeigt, daß integrierte Hörgeschädigte sich in ihrem Verhalten stärker von den sonderbeschulten Hörgeschädigten als von den Normalhörenden unterscheiden. Normale Umweltbedingungen scheinen sich also positiv auf das Sozialverhalten auszuwirken (vgl. LÖWE 1987, 70).

Eine in *Schweden* an 20 schwerhörigen Schülern unterschiedlichen Alters durchgeführte *Pilotstudie*, die eine soziometrische Erhebung und Einzelinterviews enthielt, kam zu dem Ergebnis, daß hörgeschädigte Schüler, die in einer Grundschule integriert sind, sehr viel glücklichere soziale Erfahrungen mit Klassenkameraden machen als entsprechende Schüler, die eine Oberschule besuchen. Hieraus folgerten die Wissenschaftler, daß eine Akzeptanz Gleichaltriger in verschiedenen Altersabschnitten von unterschiedlichen Kriterien abhängt (vgl. TVINGSTEDT 1989, 68).

An der Klassengemeinschaft und an Freizeitaktivitäten sind auch hörende Kinder nicht alle in gleicher Weise beteiligt. Vielmehr sind nach Auffassung von SANDER Abstufungen der Integriertheit vom einzelnen Menschen und seinem Umfeld abhängig:

> »Manche sind wenig integriert und vermissen nichts! Die verschiedenen Persönlichkeiten weisen ein unterschiedliches Bedürfnis nach Integration auf; Integriertheit in die Gemeinschaft stellt sich auch bei nichtbehinderten Kindern in vielen Abstufungen dar. Gleiches muß für behinderte Kinder gelten: Ihre Integration darf nicht als eine einheitliche, gleichmäßige oder gar ›totale‹ angestrebt werden, sondern muß individuell angemessen erfolgen und kann sich über die ganze Skala von Möglichkeiten wie bei nichtbehinderten Kindern erstrekken. *Integration* zielt auf eine optimale, das heißt aber: individuell unterschiedliche, Teilhabe an der Gemeinschaft. Das individuell optimale Ausmaß wird von dem betreffenden Kind und seinem jeweiligen sozialen Umfeld ständig mitbestimmt. Integration ist ein variabler Prozeß mit vielen kleinen Annäherungsstufen, kein definitiver Zustand.« (SANDER 1992b, 8)

Sowohl praktische Erfahrungen als auch eigene wissenschaftliche Forschungen bezüglich sozialer Integration in *Großbritannien* führten LYNAS zu der Feststellung, daß hörbeeinträchtigte Kinder wertvolle Beziehungen zu hörenden Mitschülern inner- und außerhalb der Schule aufbauen können und eine soziale Isolierung sehr selten ist. Hörende Kinder sind ihrer Meinung nach für Kontakte mit hochgradig hörbeeinträchtigten Mitschülern aufgeschlossen und beziehen sie oftmals in Spiele mit ein (vgl. LYNAS 1989, 70). Untersuchungen von RAIDT im Saarland zufolge fühlt sich die absolute Mehrheit integrierter hörgeschädigter Kinder sehr wohl und möchte keine Sonderschule besuchen (vgl. CLAUßEN 1991, 190).

Ebenso wie der hörende Schüler muß auch der hörgeschädigte lernen, auf seine Klassenkameraden Rücksicht zu nehmen (vgl. ARBEITSGRUPPE INTEGRATION 1992, 53). Denn »nur durch gegenseitigen Kontakt kann ein Kennenlernen stattfinden« (PAUL 1998, 86). Die Wichtigkeit sozialen Lernens auch seitens des Kindes mit Behinderungen macht W. SUCHAROWSKY deutlich: Er geht davon aus, daß alle Menschen lernen müssen, daß Kommunikation ein *Erschließen der Welt des anderen* sowie einen Prozeß der Vermittlung darstellt, für den eine vorsichtige Annäherung mit unterschiedlichen Wegen und Mitteln charakteristisch ist. Dieser Lernprozeß gilt auch für ein behindertes Kind, das in der Lage sein muß, spezifische kommunikative Bedingungen zu erkennen und anzuwenden, um an der Interaktion der Gemeinschaft aktiv teilnehmen und seine sozialen Bedürfnisse befriedigen zu können (vgl. SUCHAROWSKY u.a., 1988). Durch die Konfrontation mit hörgeschädigten Klassenkameraden werden die hörenden *Mitschüler*, deren Eltern und die Regelschullehrer veranlaßt, sich mit Hörschädigungen, deren Ursachen und Folgen auseinanderzusetzen. Sie können sich an das Anderssein gewöhnen und entsprechende Verhaltensweisen im Umgang miteinander einüben (vgl. LYNAS 1992, 77).

Von vielen Integrationspädagogen wird bemängelt, daß die höhere Selbstachtungsstufe hörgeschädigter Kinder in Sonderschulen sowohl auf einem unrealistischen Bild des eigenen Selbst als auch auf einer verzerrten Einschätzung der eigenen Fähigkeiten basiert. Die Vorbereitung auf das Leben in der hörenden Welt nach der Schule wird dadurch beeinträchtigt. Für Menschen mit einer hochgradigen Hörschädigung wird es immer Schwierigkeiten geben, in der hörenden Welt zurechtzukommen; die schulische Integration kann ihnen dabei aber frühzeitig helfen. Auf der Basis einer gemeinsamen Beschulung mit hörenden Kindern gewöhnen sie sich daran, in realistischer Weise mit ihrer Behinderung umzugehen, ihre individuellen Stärken und Schwächen kennenzulernen. Sie können lernen, daß die Hörschädigung nicht alle Bereiche durchdringt und es Gebiete gibt, in denen sie gute Kompetenzen haben (vgl. LYNAS 1989, 70; 1992, 77).

Außerdem wurden die *Untersuchungsergebnisse* hinsichtlich des höheren Selbstwertgefühls an Sonderschulen in anderen Untersuchungen teilweise nicht bestätigt. So fanden CARTLEDGE, PAUL und andere keine signifikanten Unterschiede zwischen hochgradig hörgeschädigten Schülern in Sonder- bzw. Regelschulen hinsichtlich des Selbstwertgefühls.[54] Dieses Resultat wird durch eine *Untersuchung zur sozialen Kompetenz* und zum Selbstkonzept der ersten teilintegrierten Klasse in *Meggen* ge-

---

[54] Vgl. PAUL/QUIGLEY 1989, 57. Sie analysieren Untersuchungen von CARTLEDGE, G.; PAUL, P.; JACKSON, D.; DRUMS, P. (1988): Social skill assessment of deaf adolescents in public and residential school settings. New Orleans, Louisiana.

stützt, die auf der Grundlage standardisierter Verfahren ergab, daß fast alle der hörgeschädigten Kinder generell eine *positive Grundeinstellung* zu ihrer Hörschädigung hatten, daß sie lebensfroh und glücklich waren. Hinsichtlich sozialer Erwünschtheit, sozialer Reife und Soziabilität erreichten sie Werte, die denen gleichaltriger hörender Kinder entsprechen. Die Mehrzahl von ihnen hat hörende Freunde. Bemerkenswert war, daß sie sich durch große Kritikfähigkeit gegenüber ihrer eigenen Person auszeichneten (vgl. Löwe 1982a, 96).

Mögliche Bewältigungsstrategien

Auch Integrationsbefürworter gehen davon aus, daß schulische Integration noch nicht bedeutet, daß ein hörgeschädigtes Kind auch sozial in die Klassengemeinschaft integriert ist. Es kann ebenso sozial und psychisch isoliert sein. Sie schlagen deshalb vor, die soziale Integration und das Sozialverhalten des hochgradig hörgeschädigten Kindes zu beobachten. Eventuelle *Abweichungen vom Sozialverhalten* können verschiedene Ursachen haben, z.B. können Kommunikationsprobleme, Langeweile, Überforderungen sowie Minderwertigkeitsgefühle und die Unfähigkeit, Gefühle sprachlich auszudrücken, zu Angstgefühlen, Aggressionen und Isolierung führen. Nach Analyse der Ursachen sollten dem Schüler Bewältigungsstrategien und Hilfen angeboten werden, indem positive Verhaltensweisen verstärkt und negative langsam abbgebaut werden (vgl. Löwe 1987, 70ff). Resultieren z.B. negative Verhaltensweisen daraus, daß das hörgeschädigte Kind einen Sachverhalt nicht begriffen oder die Situation nicht verstanden hat, ist es notwendig, ihm Erklärungen zu geben (vgl. Zangg 1992, 61). Erfahrungen in Großbritannien haben gezeigt, daß der Pädagoge, besonders der Ambulanzlehrer, für die hörbeeinträchtigten Kinder immer mehr die Funktion eines Ratgebers bekommt. Es ist für die Entwicklung des betreffenden Kindes wichtig, die Folgen der Hörschädigung offen anzusprechen, alltägliche Schwierigkeiten sowie Befürchtungen zu analysieren und gemeinsam nach Verbesserungen zu suchen. Die eigenen Stärken und Schwächen müssen den Kindern bewußt gemacht werden.

Von Grundschullehrern können die Bedingungen sozialer Integration, unter denen Freundschaften geschlossen werden, ebenfalls aktiv beeinflußt werden. Als geeignete Maßnahmen dazu können z.B. Kooperationen zwischen hörgeschädigtem Kind und hörenden Mitschülern gefördert und bestimmte Aktivitäten angeboten werden, bei denen erstere unter gleichen Bedingungen wie hörende mitmachen und dadurch ihren Klassenstatus steigern können (vgl. Lynas 1989, 70f). Im Musik- und Sportunterricht ist es ebenfalls möglich, hörgeschädigte Kinder in *gemeinsame Aktivitäten* zu integrieren, indem sie beispielsweise den Rhythmus auf einem Schlaginstrument spielen und die Musik mit dem ganzen Körper erleben können (vgl. Schöler 1993, 173). Vor allem sollten zahlreiche soziale Interaktionen zwischen hörenden Kindern und hörgeschädigtem Mitschüler in kleinen Arbeitsgruppen angeboten werden, so daß sich die Kinder in Kooperationen näherkommen können. Um Gefühlen der Unzulänglichkeit und mangelndem Selbstvertrauen beim hörgeschädigten Kind entgegenzuwirken, ist es notwendig, das Kind moralisch zu stärken und ihm zu helfen, *eigene Fähigkeiten* zu entdecken (vgl. LYNAS 1992, 79). Zum Ausgleich behinderungsbedingter Nachteile eines hörgeschädigten Kindes bietet es sich nach Auffassung von SCHÖLER an, bei seinen *besonderen Interessen* anzusetzen. Dadurch werden Lernprozesse angeregt, und das Selbstwertgefühl wird gefördert. Mit Hilfe von Bildern, Zeichnungen und unterstützenden Lehrerfragen kann nach ihren Erfahrungen ein hörgeschädigtes Kind dazu ermuntert werden, seine außerschulischen Interessen und Erlebnisse darzustellen. Das Kind sollte immer wieder Gelegenheit dazu bekommen, seine besonderen Fähigkeiten zu zeigen (vgl. SCHÖLER 1993, 162ff). Um das Selbstwertgefühl zu stärken, sind auch Unterrichtseinheiten zu Biographien bedeutender gehörloser Menschen und zum technischen Aufbau von Hörgeräten sinnvoll (vgl. LÖWE 1987, 130).

In diesem Zusammenhang ist es von großer Wichtigkeit, daß die Klassenkameraden verstehen lernen, warum ein bestimmtes Kind zum Ausgleich seiner behinderungsbedingten Nachteile besondere Vorteile erhalten muß. Dadurch soll verhindert werden, daß das Kind von seinen Mitschülern in eine aus seiner Bevorzugung seitens der Erwachsenen resultierende Außenseiterposition gedrängt wird.

Nach Erfahrungen von Pädagogen in Integrationsklassen ist es leichter, Verschiedenheiten zu akzeptieren, wenn die Behinderungen offensichtlich sind (vgl. SCHÖLER 1993, 151ff). Da eine schwere Hörschädigung eine unsichtbare Behinderung ist, sollte der Lehrer seine Schüler mittels Demonstrationen gezielt sensibilisieren und ihnen Hilfen geben, wie sie ihre Zusprache an das hörgeschädigte Kind gestalten können, so daß sie von ihm verstanden werden. Ferner kann er das Kind durch überlegtes Eingreifen einer Gruppe zuordnen, in der es gut interagieren kann (vgl. LÖWE 1985, 167). Damit sich das hörgeschädigte Kind besser in Gruppen zurechtfindet, ist es wichtig, daß Lehrkraft und Mitschüler ihm auch idiomatische und *umgangssprachliche Redewendungen* erläutern (vgl. LÖWE 1987, 80). Gerät das Kind aufgrund seiner Befürchtung, daß die Mitschüler schlecht über es reden und es hänseln, in soziale Isolation, ist ein offenes Gespräch mit der ganzen Klasse förderlich, um diese Situation zu ändern (vgl. SCHÖLER 1993, 169). Negative Folgen für die soziale Integration können u.a. auch aus dem Einsatz *einer Mikroport-Anlage* resultieren: Die Mitschüler werden dadurch aus der Kommunikation mit dem hörgeschädigten Kind ausgeschaltet (vgl. LÖWE 1985, 77).

Um Belastungen zu vermindern, ist es generell wichtig, daß die Bedingungen für den Unterricht im Sinn einer ganzheitlichen Kind-Umfeld-Diagnose individuell, nicht plakativ gestaltet werden (vgl. JUNG u. a. 1989, 172).

SEIFERT fordert als soziale Unterstützung eines integrierten Kindes, daß es auf die Einstellungen und Verhaltenserwartungen Hörender durch Vermittlung sozialer Erfahrungen und Techniken sowie Fertigkeiten im Umgang mit Hörenden systematisch vorbereitet wird (vgl. SEIFERT 1982, 649). Unzureichende soziale Interaktionen sowie mangelnde Kommunikationsfertigkeiten beschleunigen eine Isolierung hörgeschädigter Kinder. Untersuchungen ergaben immer wieder, wie notwendig *soziale Kommunikationsfertigkeiten* sind. Um Gespräche mit hörenden Kindern aufnehmen und fortführen bzw. auf Gesprächsinitiativen hörender Kinder angemessen reagieren zu können, brauchen hörgeschädigte Kinder ganz bestimmte soziale Fertigkeiten. Diese sollten nach Ansicht von Experten bereits im Vorschulalter eingeübt werden, z.B. in der Hinsicht, wie Kinder einander begegnen, sich begrüßen, beglückwünschen und einander loben, wie Spielzeug miteinander geteilt werden kann, wie man einem anderen Kind helfen oder es auffordern kann, am eigenen Spiel teilzunehmen. Nach Auffassung von LÖWE wird ein hörgeschädigtes Kind in einer Regelschule isoliert sein, solange es nicht auf ein Grundrepertoire altersgemäßer Verhaltensweisen und bestimmter lautsprachlicher kommunikativer Äußerungen zurückgreifen kann (vgl. LÖWE 1990, 209f).

Den in der Sprechstimme fehlenden personalen Ausdruck versucht BREINER durch ein *Programm zur Kultivierung der Gemik* zu kompensieren. Die Gemik beinhaltet sprechgebundene Gestik und Mimik, d.h. motorische Ausdruckserscheinungen von Gesicht, Körper, Armen und Händen, welche seelische Erlebnisse darstellen sollen, die von allen einem Kulturkreis angehörenden Menschen unmittelbar verstanden werden. Dies soll dem Sprecher ermöglichen, personal in Erscheinung zu treten (vgl. LÖWE 1992, 121).

Für die täglichen Kommunikationssituationen ist für hochgradig Hörgeschädigte das *Lippenablesen* von großer Bedeutung. Das hörgeschädigte Kind sollte in der Lage sein bzw. erlernen, sich selber gute Ablesebedingungen zu verschaffen, den Gesprächspartner auf die Behinderung hinzuweisen und ihn eventuell auch zu bestimmten Verhaltensweisen aufzufordern. Kommt ein Kind mit seiner Hörschädigung nicht zurecht, ist es sozial isoliert und vereinsamt, gibt es weitere Möglichkeiten, ihm hinsichtlich der kommunikativen Fähigkeiten zu helfen: Verschiedene von Hörgeschädigtenpädagogen angebotene *Kommunikationstrainingsprogramme* sind darauf ausgerichtet, Hörgeschädigten bei der Bewältigung täglicher zwischenmenschlicher Gespräche durch das Erlernen adäquater Kommunikationsstrategien zu helfen, z.B. durch Rollenspiele. Weitere Möglichkeiten, ein hörgeschädigtes Kind in kommunikativen Interaktionen und Identitätsfindung zu fördern, sind psychotherapeutische Hilfen (vgl. EISENWORT/BURIAN/VIEHHAUSER 1990, 2ff). MÜLLER plädiert jedoch dafür, statt dessen stärker *Selbsthilfeinitiativen* zu unterstützen. Als primäres Ziel der Hilfestellungen nennt er, daß Hörgeschädigte lernen, sich selbst zu helfen, und ihre Situation derart aktiv beeinflussen können, daß sie eine möglichst große Teilhabe am gesellschaftlichen Leben erreichen (vgl. MÜLLER 1993a, 247).

In einer 1982 durchgeführten *Untersuchung* von KAMMERER und GÖBEL wurden 118 hochgradig hörgeschädigte Schüler mittels eines Fragebogens in bezug auf ihre kommunikativen Fähigkeiten befragt. Eine Analyse der Antworten machte deutlich, daß *Gleichaltrigenkontakte zu gehörlosen Kindern* als sehr bedeutend erlebt werden (vgl. LIMBACH 1991, 53). Während die Sonderpädagogik durch das einseitige Angebot einer Behinderten-Identität gekennzeichnet ist, ermöglicht die Integrationspädagogik oft nur eine Identität mit nichtbehinderten Kindern. Bedeutung und Nutzen von Kommunikationsräumen für Gruppen von Behinderten unter sich, z.B. für hörbeeinträchtigte Menschen, werden dabei kaum thematisiert (vgl. DEPPE-WOLFINGER/PRENGEL/REISER 1990, 298ff). Um Identität aufbauen und Lebensperspektiven entwickeln zu können, ist es für hörgeschädigte Kinder notwendig, eine In-Group von ebenfalls hörgeschädigten gleichaltrigen und erwachsenen Menschen kennenzulernen. Dadurch wird ihnen ermöglicht, Menschen zu begegnen, die ähnliche Schwierigkeiten wie sie selbst haben, und deren Lösungsansätze kennenzulernen.[55] Sie erleben dabei das Gefühl von Solidarität, von Status- und Rollensicherheit, sie müssen sich nicht mehr anpassen, fühlen sich verstanden und geborgen (vgl. BREINER 1993, 108). Um diesen lebensbedeutsamen Aspekten gerecht zu werden, raten deshalb einige Fachleute eine integrative Beschulung *mehrerer hörgeschädigter Schüler in einer Klasse* sowie ein Freizeitangebot für hörgeschädigte Kinder und Jugendliche an. So wird ihnen im Rahmen der Integration die Möglichkeit eingeräumt, ihre Hörschädigung in die eigene Identität einzubeziehen (vgl. ARBEITSGRUPPE INTEGRATION 1992, 63).

Hinsichtlich der sozialen und persönlichen Integration hat sich die *präventive Methode* sehr gut bewährt, da die hörgeschädigten Kinder einerseits Schutz und Solidarisierung von ihresgleichen erhalten und sich durch den Heimvorteil gestärkt fühlen, andererseits aufgrund der paritätischen Zusammensetzung von hörenden und gehörlosen Schülern gute sozialintegrierende Voraussetzungen gegeben sind. Die Kinder haben dadurch Rückzugs- und Erholungsphasen, in denen sie sich mit anderen hörgeschädigten Kindern erholen können (vgl. BRAUNSTEINER 1993, 110ff). Nach Aussagen der Eltern hörgeschädigter Kinder, die im Rahmen der präventiven Integration in Frankenthal beschult wurden, sind

[55] Im Rahmen einer Integration schwerhöriger Jugendlicher in das Lohmühlengymnasium in Hamburg mußte die zunächst geplante Voll-Integration auf Bemühungen der Schwerhörigen selbst in eine Teilintegration geändert werden, von der sie sich einen Kontakt zu hörgeschädigten Schülern erhofften. Vgl. ANTOR 1988, 426.

ihre Kinder im Umgang mit hörenden Menschen sehr selbstsicher und locker geworden (vgl. CLAUßEN 1992, 47).

Ferner eignen sich *teilintegrative Arbeitsgemeinschaften*, wie am Pfalzinstitut, Schullandheimaufenthalte, Feste und Veranstaltungen, an denen hörende und hörgeschädigte Kinder teilnehmen, die Identität letzterer zu stärken.[56]

7.4.3 Zwei Fallbeispiele

Fallbeispiel: Stephan und Sebastian

In eine Integrationsklasse an der Berliner Fläming-Grundschule wurden 1984 zwei hörgeschädigte Jungen integriert: Stephan ist resthörig, und Sebastian hochgradig schwerhörig. Nach Schilderung der Grundschullehrerin, SCHINNEN, befreundeten sich beide schon in der Vorklasse und zogen sich zunächst sehr deutlich von ihren Klassenkameraden zurück. Nach einer langen Phase, die von Mißverständnissen, Verständnislosigkeit, Aggression, Unterrichtsverweigerung und Mißtrauen bestimmt war, nahmen beide aufgrund ihrer verbesserten Verständigungsfähigkeit kontinuierlich Kontakt zu den anderen Schülern auf. Sie lernten, Sprache einzusetzen, um sich in Konflikten emotional zu entlasten.

In dem Wunsch, möglichst unauffällig zu sein, lehnten die hörgeschädigten Kinder zu Anfang ihre FM-Höranlage ab. Sie änderten ihre Meinung erst durch die Erfahrung, daß einige technikinteressierte Mitschüler von der Anlage begeistert waren und die Möglichkeit entdeckten, ihre Disko-Musik dadurch verstärken zu können (vgl. SCHINNEN 1988, 186ff). Trotz der Unvoreingenommenheit und Zuwendung der Mitschüler gerieten beide während der zweiten Klasse durch die Auseinandersetzung mit ihrer Behinderung in eine tiefe seelische Krise. In dieser Zeit wurden zusätzliche Belastungen von ihnen ferngehalten und die Unterrichtsanforderungen reduziert. Ferner wurde in einer wöchentlichen Förderstunde, in der beide viel persönliche Zuwendung erhielten, gezielt auf ihre Interessen und Leistungsstärken eingegangen. Primäres Unterrichts- und Erziehungsziel war es, das Selbstwertgefühl über Interessenfindung, Leistungserfolg und Ich-Stärkung aufzubauen und dauerhaft zu festigen.

Als sich Sebastian und Stephan durch diese Maßnahmen persönlich stabilisiert hatten, wurde begonnen, bei bestimmten Gelegenheiten in der

---

[56] Ein gutes Vorbild für identitätsfördernde Maßnahmen stellt der Bund Schweizerischer Schwerhörigen-Vereine (BSSV) dar, der einmal im Jahr ein zweiwöchiges Sommerlager für integrierte hörgeschädigte Kinder zwischen acht und 16 Jahren im Kanton Graubünden anbietet. Vgl. MÜLLER 1989, 203. Ferner hat in Tel Aviv der Audiologe Jerome REICHSTEIN ein Clubheim für lautsprachlich kommunizierende Hörgeschädigte gegründet, das zum Treffpunkt für in Regelschulen integrierte hörgeschädigte Kinder wurde. Vgl. LÖWE 1990, 202f.

Klasse offen über die Behinderung zu sprechen. In der Sachkundeeinheit »Der Körper und seine Sinne« wurde das Thema der Hörschädigung aufgegriffen, und die hörgeschädigten Kinder konnten als Fachleute ihren Mitschülern Hörgeräte erklären und aus Erfahrungen berichten. Ihre Mitschüler zeigten großes Interesse und konnten dadurch die aus der Hörschädigung resultierenden Schwierigkeiten besser einschätzen sowie leichter Geduld, Toleranz und Verständnis aufbauen. Die hörgeschädigten Schüler wurden durch die sachlichen Gespräche über ihre Behinderung psychisch entlastet. Die nichtbehinderten Mitschüler lernten, sich in Gesprächen auf Hörgeschädigte einzustellen, indem sie antlitzgerichtet sprachen und ihre undeutliche Ausdruckweise verbesserten (vgl. SCHINNEN 1989, 298f). Die hörgeschädigten Kinder lernten auch viele umgangssprachliche Ausdrucksweisen, die für den Zugang zu sozialen Gruppen notwendig sind. So konnten sie selbständig auf der Grundlage gemeinsamer Interessen und Neigungen soziale Kontakte aufbauen (vgl. SCHINNEN 1988, 201).

Teilweise standen soziale Konflikte im Vordergrund, deren Ursachen aufgrund einseitiger Schuldzuweisungen nicht mit Hilfe von Gesprächen ausgeräumt werden konnten. Als einzig wirksames Mittel entpuppte sich die Darstellung des Streits in Rollenspielen, in denen die aus der Hörschädigung resultierenden Mißverständnisse deutlich wurden. Die hörenden Kinder konnten dabei erfahren, daß derartige Mißverständnisse sehr schnell entstehen können, aber auch die hörgeschädigten Mitschüler lernten, daß es sie gab und vorschnelle Reaktionen ihrerseits vermieden werden mußten. In Sprachtherapiestunden wurde mit beiden hörgeschädigten Kindern das Nachfragen geübt, um die Ursachen von Mißverständnissen zu analysieren. Bei Streitereien in der Klasse mußten die Mitschüler ihre Schwierigkeiten zunächst in einem Rollenspiel darstellen, um sie auch für die Hörgeschädigten verständlich zu machen. Die Schüler lernten, Strategien zu entwickeln, um Mißverständnisse aufzuspüren, sowie ohne Mitleid, Unsicherheit und ohne übergroße Fürsorglichkeit mit den beiden normal umzugehen.

> »Die Gratwanderung zwischen dem verständnisvollen, einfühlenden Umgang mit beiden einerseits und den normalen Erwartungen an sie als Arbeits- und Spielpartner andererseits haben unsere Kinder nicht allein über Unterrichtseinheiten entwickelt. Sie lernten es, indem sie jeden Tag miteinander zu tun hatten, miteinander sprachen, sich in Konfliktsituationen erlebten und ihre Probleme miteinander situationsadäquat lösen mußten.« (SCHINNEN 1989, 300)

Sebastian und Stephan lernten, sich mit Hilfe von Lehrern, Eltern und einer festen Klassengemeinschaft mit ihrer Behinderung frühzeitig auseinanderzusetzen, ihre Verständigungsprobleme offen anzusprechen und andere Menschen gezielt über ihre Hörbeeinträchtigung aufzuklären.

Fallbeispiel: Ariane

In der Grundschule war Ariane in die Klassengemeinschaft, auch in Hofpausen, voll integriert, und ihre Sozialkontakte waren gut. Sie wurde vor allem von den Mädchen ihrer Klasse angenommen und erhielt in soziometrischen Untersuchungen als Banknachbarin mehr positive als negative Wahlen. Die Freundschaft zu einer hörenden Mitschülerin ermöglichte ihr Kontakte zu anderen Mitschülerinnen. Die soziale Integration von Ariane wurde in der Sekundarstufe I aber zunehmend schwieriger. Als die Freundschaft in der siebten Klasse zerbrach, zeigte Ariane ein ambivalentes Verhalten, das zwischen Rückzug und intensiver Kontaktsuche hin- und herschwankte. Da sie aufgrund ihrer Hörschädigung Kontakte zu einzelnen, nicht aber zu Gruppen bevorzugte, ihre Mitschüler aber zu altersgemäßer Cliquenbildung tendierten, waren ihre Bemühungen nicht erfolgreich. Es begann eine Phase der sozialen Isolierung von Ariane, die noch dadurch verstärkt wurde, daß Arianes Unterstützung durch Lehrer nun von Mitschülern bezüglich möglicher Bevorzugung kritisch betrachtet wurde. Ariane war ferner als Sitznachbarin nicht mehr besonders beliebt, da von der jeweiligen Sitznachbarin besondere Einsatzbereitschaft und zusätzliche Arbeit für Ariane erwartet wurden. Dadurch, daß Ariane sich den Gruppennormen anpaßte und weiterhin um Kontakte bemüht war, wurde das soziale Verhältnis in der 8. Klasse wieder besser. Aber auch eine neue Freundschaft zu einer Mitschülerin zerbrach ein Jahr später, weil Ariane eine sehr enge Bindung zu dieser anstrebte, die von der Mitschülerin nicht in gleicher Weise beantwortet wurde. In der 10. Klasse war Ariane deshalb wieder stärker isoliert. Allerdings lernte sie nun, mehrere lockere Beziehungen zu Mitschülern aufzubauen und nicht mehr zu starke Bindungen zu verlangen. Trotz ihrer schwierig erscheinenden sozialen Integration äußerte Ariane in standardisierten Tests immer wieder eine mittlere, z.T. auch bessere Zufriedenheit mit ihrer sozialen und unterrichtlichen Situation. Sie hat ihre Behinderung akzeptiert und setzt sich mit Schwierigkeiten, die daraus resultieren, aktiv und bewußt auseinander, wobei sie große Unterstützung seitens ihrer Familie erfährt. Ihre soziale Integration, die überwiegend einen durchschnittlichen sozialen Status zeigte und von DUMKE als gelungen bezeichnet wird, wurde durch ihre offene und freundliche Persönlichkeit gefördert.

Ihre Schwierigkeiten, soziale Kontakte herzustellen, werden von DUMKE und SCHÄFER auf folgende Ursachen zurückgeführt: Aufgrund der Hörschädigung ist die Herstellung von Gruppenkontakten sehr erschwert, weshalb von ihr Zweier-Beziehungen bevorzugt werden. Des weiteren erfordern soziale Kontakte auch seitens der Hörenden ein erhöhtes Maß an Anstrengung und Bereitschaft (vgl. DUMKE/SCHÄFER 1993, 131ff).

7.4.4 Resümee

Intrapsychisches Wohlbefinden verbunden mit dem Gefühl, zu einer Gemeinschaft zu gehören, ist für das Leben jedes Menschen existentiell wichtig. Deshalb ist es von großer Bedeutung zu klären, auf welche Weise dieses Ziel am besten erreicht werden kann. Einige Pädagogen kritisieren, daß schulische Integration sowohl durch den direkten Vergleich eines hochgradig hörbeeinträchtigten Kindes mit seinen hörenden Mitschülern als auch durch fehlende personale Begegnungsmöglichkeiten Gefühle der Unzulänglichkeit, geringes Selbstwertgefühl und seelisches Leiden erzeugt. Gegen diesen Vorwurf argumentieren Integrationspädagogen, daß das seelische Wohl des Kindes in einer integrativen Praxis dadurch gestärkt wird, daß es in seinem vertrauten Lebensumfeld wohnen bleiben und mit Hilfe menschlicher und fachlicher Begleitung auf realistische Weise lernen kann, sich selbst mit seiner Hörschädigung anzunehmen.

Beide Standpunkte sind für mich nachvollziehbar. Sowohl integrative als auch segregierte Unterrichtung zeigen gerade in bezug auf die soziale und psychische Identität gravierende Vor- und Nachteile. Aus diesem Grund halte ich es für notwendig, flexible Lösungen für eine Beschulung zu finden, die dem speziellen Kind und seinen spezifischen Lebensbedingungen am besten gerecht werden – unter Gewährung und Bereitstellung aller für das jeweilige Kind notwendigen personellen und sachlichen Bedingungen. Durch verschiedene Maßnahmen seitens der Lehrer kann soziale und psychische Identität wesentlich unterstützt werden; pädagogische Hilfen sollten meiner Einschätzung nach Vorrang vor psychotherapeutischen haben, weil sie im Lebensumfeld des Kindes selber stattfinden und nicht psychische Störungen in den Vordergrund stellen.

7.5 Kulturelle Identität

7.5.1 Kritische Einwände gegen schulische Integration

Große Skepsis und eine starke Abwehrhaltung gegenüber der schulischen Integration spitzen sich vor allem in der Frage nach kultureller Identität gehörloser Kinder zu. Innerhalb der *Gehörlosengemeinschaft* ist die Integrationsfrage auf starke Widerstände gestoßen. Mit ihrer Forderung, daß gehörlose Menschen nicht länger dazu gezwungen werden wollen, wie Hörende zu werden, sondern in ihrer Kultur, ihrer Sprache und Seinsform akzeptiert sein möchten, kritisieren sie die gegenwärtige Erziehungswirklichkeit an Sonder- und Integrationsschulen.

Ihre Kritik richtet sich dagegen, daß »die gemeinsame Unterrichtung normalsinniger und gehörloser Schüler eine konsequente Fortsetzung *oralistischer Prinzipien* darstellt. Die schulische Integration Gehörloser kann als eine ›Vervollkommnung des Lautsprachprinzips‹ angesehen und entsprechend gefördert werden« (HEßMANN 1988, 105). Das Primat der rein lautsprachlichen Erziehung, das von vielen für die integrative Beschulung gefordert wird, führt nach ihrer Meinung zu einer einseitigen Anpassung der Gehörlosen an die Hörenden. So kommt PRILLWITZ zu dem Ergebnis, daß es zwar

> »als besonderer Ausdruck der Humanität unserer Gesellschaft und als Zeichen ihres menschlichen Fortschritts (erg. durch d. Verf.: gilt), daß sie Wert darauf legt, soziale Minoritäten zu integrieren. Paradoxerweise trägt die Integrationsforderung im Fall der gehörlosen Behinderten inhumane Züge. Die Integration der Hörgeschädigten setzt voraus, daß sie die Lautsprache erlernen. Dieser Aussage wird jeder vernünftige Mensch zustimmen. Die Unvernunft setzt dort ein, wo aus diesem Satz der folgende gemacht wird: Um integriert werden zu können, müssen die Hörgeschädigten *ausschließlich* die Lautsprache erlernen, und, zumindest in den frühen Jahren, muß dem Gebrauch der Gebärdensprache vorgebeugt werden.« (PRILLWITZ 1982, 285)

Da die Erfolge einer rein lautsprachlichen Erziehung auch unter integrativen Bedingungen unzureichend sind, »kann eine lautsprachliche Zielsetzung nicht per se als integrationsnotwendig legitimiert angesehen werden« (GÜNTHER 1991b, 258).

Eine rein orale Unterhaltung, wie sie in einer Regelklasse gegeben ist, bedeutet für gehörlose Kinder eine zusätzliche Belastung und erfordert stark erhöhte Aufmerksamkeit, um dem Gespräch überhaupt folgen und sich daran beteiligen zu können. Auch wenn optimale Förderbedingungen vorherrschen und der hörende Gesprächspartner die Schädigung des gehörlosen Kindes in seinem Sprachverhalten berücksichtigt, stellt das Gespräch für den Gehörlosen eine sehr viel höhere Anforderung dar als für den Hörenden. Unter derart schwierigen Voraussetzungen Beziehungen aufzubauen, führt nur für wenige gehörlose Kinder zum Erfolg. Der gehörlose Mensch wird sich vielmehr als eine Person erfahren, die von kommunikativen Prozessen ausgeschlossen und nicht genügend informiert ist, die ihre Gedanken und Einstellungen nicht in ihrem Sinn ausreichend ausdrücken kann und die den anderen eine Last und Belästigung ist (vgl. VOIT 1991, 187f). GÜNTHER hält es für nicht gerechtfertigt, daß gehörlose Kinder in integrativen Klassen durch lautsprachliche Kommunikation ständig an ihren behinderungsbedingten Schwachstellen getroffen werden, sondern fordert, daß sie ebenso wie hörende die Möglichkeit erhalten, ihre kommunikative Interaktion in vergleichbar selbstverständlichen Sprachsystemen und -modalitäten durchzuführen (vgl. GÜNTHER 1991a, 184). Denn Integration resultiert aus Beziehungen, die wiederum von Kommunikation abhängen. Ferner wird nach Meinung der Gebärdensprachbefürworter ein Leidensdruck durch die erst später erlebte Diskrepanz zwischen der im integrativen Unterricht vermittelten Wertewelt der Hörenden sowie vorgelebten Lebenserwartungen und ihren tatsächlichen eigenen Lebensmöglichkeiten ausgelöst (vgl. VOIT 1991, 189).

Eine entspannte problemlose Verständigung und ein unkompliziertes Miteinander ist nach Auffassung der Gebärdensprachbewegung nur in der Gehörlosengemeinschaft möglich, deren Sprachsystem die Hörbeeinträchtigung gehörloser Menschen kompensiert. Sie ist deshalb

> »... für einen großen Teil der Gehörlosen geistige und emotionale Heimat, lebensnotwendige Entlastung von dem harten Existenzkampf in der übermächtigen hörenden Umwelt. Eine Regelbeschulung, die, wie bislang bei uns üblich, diesen Tatbestand als außerhalb ihres Aufgabenbereiches liegend ignoriert, muß mit kritischen Fragen bezüglich ihrer Integrationsvorstellungen rechnen.« (GÜNTHER 1991a, 182)

Für die Mehrheit gehörloser Menschen erlangt die Gehörlosengemeinschaft spätestens im Erwachsenenalter psycho-soziale Bedeutung (vgl. GÜNTHER 1991b, 262). Durch die andersartige *Wahrnehmungsweise* bedingt, entwickeln Gehörlose eine andere Mentalität als Hörende. Daß Barrieren zwischen Hörenden und Gehörlosen größer als zwischen anderen ethnischen und sprachlichen Gemeinschaften sind, belegt die BETRIEBSGRUPPE DER GEW BREMEN u.a. damit, daß Gehörlose meist ihren Lebenspartner innerhalb der Gehörlosengemeinschaft suchen. Auch unter optimalen Bedingungen integrativer Maßnahmen können nach ihrer Auffassung Gehörlose nur in Teilbereichen der hörenden Kultur integriert werden (vgl. BETRIEBSGRUPPE 1989, 68ff). In der Familie, Nachbarschaft und am Arbeitsplatz sind Gehörlose fortwährend dazu gezwungen, sich in die Welt der Hörenden einzugliedern, zu denen aber wegen der Kommunikationsschwierigkeiten selten ein dauerhafter Kontakt bleibt. Auch in bezug auf Ehe und Freundschaft ist die Möglichkeit einer *vollen Integration* nicht gegeben, was durch internationale Untersuchungen bestätigt wird. Im Beruf findet zwar meist eine Integration bezüglich Leistungen statt, aber in sozialer Hinsicht sind sie aufgrund der fehlenden kommunikativen Kompetenz trotz aller Bemühungen nicht eingegliedert (vgl. WISCH 1990b, 41). Gehörlose können auch an zahlreichen gesellschaftlichen Bereichen, wie z.B. an öffentlichen kulturellen und politischen Veranstaltungen, Kino und Theater, nicht teilhaben, sind weder im Parlament vertreten noch als sachkundige Bürger gefragt (vgl. PUFHAN 1992, 2). Nach Auffassung der Gebärdensprachbewegung sollten Gehörlose deshalb die Illusion einer totalen Integration in die hörende Welt aufgeben und *ihre Rechte* auf Andersartigkeit und Eigenständigkeit, auf eigene Mentalität, Kultur, Sprache und Gemeinschaft durchsetzen (vgl. HEß MANN 1988, 105; BETRIEBSGRUPPE 1989, 70). Sie fordert die Akzeptanz der *Existenz zweier Welten* für die Gehörlosen – der Welt der Hörenden sowie der Welt der Gehörlosen. Damit wird deutlich, daß es bei Gehörlosen um zwei Integrationsmöglichkeiten geht: *Integration in die Gehörlosengemeinschaft und Integration in die Gemeinschaft der Hörenden.*

Gehörlose Menschen haben immer wieder die Tendenz zu einem »*Gehörlosen-Zionismus*« gehabt. Die Möglichkeit einer totalen Integration der Gehörlosen in die Gehörlosengemeinschaft wurde zunächst um 1831 von Edmund BOOTH, dann um 1850 von dem gehörlosen John James FLOURNOY vorgeschlagen, der im amerikanischen Westen einen Gehörlosenstaat gründen wollte (vgl. SACKS 1992, 59; HUMPHRIES/PADDEN 1991, 102f). Seine Überlegungen diskutierte später u.a. Ludwig GRAßHOFF zu Beginn des 20.Jahrhunderts für den deutschen Raum weiter. Die Realisierung seines Projektes sollte in der Weise erfolgen, daß sich auf einem Grundstück nahe Berlin die ca. 2000 gehörlosen Menschen ansiedeln und durch die Verwendung derselben Sprache glücklich leben sollten. Dieses Vorhaben ist nie realisiert worden. Die Idee GRAßHOFFS wird von Pädagogen als »Leben in einem Ghetto« (KRÖHNERT 1989, 22) bezeichnet. Seitens der Gebärdensprachbewegung wird heutzutage eine Kombination aus beiden Integrationsmöglichkeiten anerkannt, da Gehörlose auf der einen Seite in der Lage sein müssen, zur Wahrnehmung ihrer Rechte mit Hörenden kommunizieren zu können, auf der anderen Seite aber nur in der Gruppe der Gehörlosen Selbstverwirklichung und -bestätigung erfahren können.

Gegen eine integrative Regelbeschulung spricht für die gebärdenorientierten Pädagogen, daß sich diese bisher weder bemühte, den besonderen Sozialisations- und Lebensbedingungen Gehörloser gerecht zu werden, noch eine für die *Identitätsfindung* notwendige Erfahrung mit der Gebärdensprache und Gehörlosengemeinschaft ermöglichte (vgl. GÜNTHER 1991a, 180f). Die Gebärdensprachbewegung argumentiert aus derselben Perspektive wie die Integrationspädagogen, indem sie *gesellschaftliche Differenzierung*, nicht Homogenisierung als Voraussetzung humanen Miteinanders ansieht und unterschiedliche Interessen innerhalb der Gemeinschaft für legitim hält (vgl. KAMMERBAUER 1993, 75). Deshalb fordert der Weltverband der Gehörlosen von einer sozial und kulturell pluralistischen Gesellschaft, Variationen der menschlichen Natur zu akzeptieren (vgl. ANDERSSON 1991, 184). An diesen Gedanken knüpft auch PUFHAN an, indem er an eine integrative Pädagogik die Anforderung stellt, jeden Menschen als vollwertig und gleichberechtigt anzunehmen, und als Frage formuliert:

> »Wer gibt uns Hörenden das Recht, verbindliche Kriterien zu formulieren, nach denen sich das Leben einer Minderheitengruppe zu gestalten hat?« (PUFHAN 1992, 1)

Da ca. neunzig Prozent der gehörlosen Kinder hörende Eltern haben, gehören sie meist der Gehörlosenkultur nicht von Geburt an, sondern müssen sie außerhalb ihrer Familie kennenlernen (vgl. HUMPHRIES/PADDEN 1991, 12ff). Widerstände Gehörloser gegen integrative Beschulung sind vor allem darauf zurückzuführen, daß gerade die seit dem Ende des 18. Jahrhunderts gegründeten Gehörlosenschulen mit ihren *Internaten* die Quelle für die Entstehung ihrer sozio-kulturellen Gesellschaftsformen und der Gebärdensprache waren. Denn gerade die Institution der Internate machte es möglich, die sonst weit verstreut lebenden Gehörlosen zu einer eigenständigen Sprach- und Sozialgruppe zusammenzuschließen. Die Internate waren und sind somit der »Kristallisationspunkt für die Herausbildung der Gebärdensprache(n)«, und nur sie allein ermöglichen eine kontinuierliche Tradierung sprachlicher und kultureller Werte (GÜNTHER 1991b, 256). Das Ziel der sozialen Integration sowie der Identitätsfindung wird nach Meinung von GÜNTHER nur erreicht, wenn gehörlose Kinder zusammen leben und lernen können. Wenn Gehörlose den Kontakt zu ihrer Sprache und Kultur verlieren, befürchtet er, daß Integration für die gehörlosen Kinder leicht in soziale Isolation und Einsamkeit führen kann. Die kommunikative Problematik gehörloser Kinder muß auch nach Auffassung der Gebärdensprachbewegung den Vorzug vor einer integrativen Erziehung haben.

In ihrer Kritik an gegenwärtigen Integrationskonzepten, welche die Gehörlosenkultur nicht in den Unterricht mit einbeziehen, befürworten einige gebärdensprachorientierte Pädagogen und Wissenschaftler weder eine vorbehaltlose Weiterexistenz der Gehörlosenschule noch eine uneingeschränkte Überwindung derselben (vgl. HEßMANN 1989b, 62). Andere Gebärdensprachvertreter, vor allem der Elternverband deutscher Gehörlosenschulen, fordern dagegen vehement den nach ihrer Auffassung für die Entwicklung und Förderung ihrer Kinder notwendigen Erhalt der Gehörlosenschulen.[57]

Die Situation Gehörloser erinnert an andere ethnische Gemeinschaften, von denen eine sprachliche Integration verlangt wird. Im Vergleich zu anderen *sprachlichen Minderheiten* unterscheiden sich Gehörlose jedoch gerade dadurch, daß sie bei einer zweisprachigen Erziehung die eine Sprache – die Lautsprache – niemals vollständig wahrnehmen können, während hörende Menschen die ihnen angebotenen Sprachen in ihrer Ganzheit erlernen können (vgl. VOIT 1991, 191). Von Kritikern der oralen Methode wird deshalb die Anerkennung der Gebärdensprache als gleichberechtigtes Kommunikationsmedium neben der Lautsprache gefordert. Das hat zur Konsequenz, daß eine gebärdensprachliche Erzie-

[57] Mitte der 80er Jahre hat der »Elternverband deutscher Gehörlosenschulen« in seinen »Zielvorstellungen zur Beschulung gehörloser Kinder« deutlich für Gehörlosenschulen als Erziehungsinstitution ihrer Kinder Partei genommen. Vgl. WISCH 1990b, 40; GÜNTHER 1991b, 257.

hung nur im Rahmen einer *segregierten Beschulung* möglich zu sein scheint, weil die unter Hörenden in Regelschulen verwendete Sprache die Lautsprache ist und Hörende nur in seltenen Fällen Gebärdensprache können. Aus diesem Grund wird notwendiger Weise nach Auffassung LIMBACHS bei schulischer Integration Lautsprache vorherrschen müssen. Neben dem gehörlosenpädagogischen Ziel einer gesellschaftlichen Eingliederung durch eine möglichst gute lautsprachliche Kompetenz stellt LIMBACH die Bedeutung einer *bilingualen Erziehung* gehörloser Kinder für deren Integration in die Gehörlosengemeinschaft in den Vordergrund. Daraus leitet sie die Existenzberechtigung der Gehörlosenschulen ab, weil eine bilinguale Erziehung ihrer Meinung nach im Rahmen integrativer Maßnahmen zumindest nicht vollständig erfolgen kann (vgl. LIMBACH 1991, 2, 138). In diesem Sinn verstehen einige Hörgeschädigtenpädagogen ihre Gehörlosenschule für Hörgeschädigte nicht als Sonderschule für behinderte Menschen, sondern als Spezialschule einer sprachlichen Minorität (vgl. BETRIEBSGRUPPE 1989, 69).

7.5.2 Möglichkeiten für den Einbezug kultureller Aspekte in den integrativen Unterricht

> »Eine Institution.., die in ihrer Struktur die beiden ›Welten‹ und die unterschiedlichen Brücken zwischen ihnen repräsentiert, wäre ein Ort, um miteinander leben zu lernen.« (VOIT 1991, 194)

Gebärdensprachorientierte Pädagogen erwarten von einer schulischen Integration gehörloser Kinder, daß vor allem die Perspektive der *Integration einer Sprachgemeinschaft* beachtet werden muß, damit nicht durch lautsprachliche Verständigung in einer hörenden Mehrheit das Defizit der gehörlosen Menschen, sondern durch die Akzeptanz ihrer anderen Sprache das Anderssein im Vordergrund steht. Gerade in dieser Forderung sieht LIMBACH den Schnittpunkt von Gehörlosen- und Integrationspädagogik, weil die Integrationspädagogen sich ebenfalls an einem Integrationsbegriff orientieren, der Anerkennung und Respektierung des spezifischen Andersseins impliziert, nicht aber Anpassung behinderter Menschen an die Normen nichtbehinderter (vgl. LIMBACH 1991, 137). Auf die schulische Integration gehörloser Schüler übertragen, bedeutet diese Einstellung, daß die gebärdensprachliche Verständigung als ihre Besonderheit von den Integrationspädagogen akzeptiert wird, da nur durch sie der Zwang zu einer bedingungslosen Anpassung an die Kommunikations- und Lebensverhältnisse Hörender vermieden werden kann (vgl. KAMMERBAUER 1993, 74).

So vertreten auch HEßMANN als Befürworter der Gebärdensprachbewegung und EBERWEIN/MICHAELIS als Verfechter der Integrationspädagogik gemeinsam den Standpunkt, daß Integration *keine einseitige Anpassung* von Menschen mit Behinderungen an die nichtbehinderten bedeuten darf, sondern daß jedes Kind individuell an seinen Fähigkeiten gemessen werden muß und sich seinen Möglichkeiten und Bedürfnissen gemäß entwikkeln kann. Aus diesen Prämissen folgern sie, daß das Ziel gemeinsamen Lernens hörender und gehörloser Kinder nicht in einer an den Normen hörender ausgerichteten Optimierung lautsprachlicher Fähigkeiten liegen kann, sondern daß vielmehr eine Gleichstellung der Gebärden- mit der Lautsprache zu verlangen ist (vgl. EBERWEIN/MICHAELIS 1989, 62). Denn auch hörende Mitschüler sollen durch Integration bereichert werden. Eine nach dem alleinigen Kriterium der Lautsprachbeherrschung und -förderung ausgerichtete Integration würde ihrer Meinung nach konsequent einen Ausschluß bestimmter hörgeschädigter nicht-integrierbarer Schüler zur Folge haben. So kommt RAMSEGER zu dem Schluß:

> »In der Entscheidung,...ob man einer ganzen Schulklasse und einem ganzen Kollegium zumuten darf, die Gebärdensprache zu erlernen, nur um ein hörgeschädigtes Kind aus der Nachbarschaft in die zuständige Bezirksgrundschule aufnehmen zu können, in solchen praktischen Entscheidungen wird der vielzitierte Anspruch der Grundschule, die eine gemeinsame Schule für alle Kinder des Volkes zu sein, konsequent auf die Probe gestellt, wird Parteinahme für oder gegen Schwache und Benachteiligte, d.h. für oder gegen das menschliche Humanum an sich unvermeidlich.« (RAMSEGER 1994, 11)

HEßMANN bringt die Problematik auf den Punkt mit seiner Frage: »Wie integriert man eine Sprachgemeinschaft?« (HEßMANN 1989b, 62). Die Integration einer Sprachgemeinschaft erfordert eine enge Kooperation zwischen Regel- und Sonderschule, die nur durch eine vielfältige Organisationsstruktur, ein differenziertes Erziehungs- und Bildungswesen, das den Bedürfnissen gehörloser Kinder individuell gerecht wird, realisiert werden kann (vgl. HEßMANN 1989b, 63). Flexibilität ist schon deshalb wichtig, weil eine pluralistische Gesellschaft zahlreiche Integrationsmöglichkeiten in verschiedene Gruppierungen anbietet, die gleichzeitig realisiert werden können. Eine Integration, die sich nach Grad und Gruppen unterscheidet, ist demnach Lebensrealität und besonders für Gehörlose lebensbedeutsam.

Auch EBERWEIN und MICHAELIS stimmen den Vorschlägen von HEßMANN zu und begründen die Notwendigkeit einer schulischen Integration behinderter, somit auch gehörloser Kinder mit folgendem Argument:

> »Aus humanistischer Sicht ist für uns die von HEßMANN vertretene, zumindest teilweise Integration der Gehörlosen in Regelschulen notwendig, um so die gegenseitige Akzeptanz Behinderter und Nichtbe-

hinderter zu verbessern. Nur so lernen Kinder, den Andersartigen in seinem Sosein zu akzeptieren und damit der zentralen Aussage der italienischen Integrationspädagogik ›tutti uguali – tutti diversi‹[58] gerecht zu werden.« (EBERWEIN/MICHAELIS 1989, 44)

SCHÖLER unterstützt diese Position, indem sie einen wesentlichen Vorzug einer integrativen Beschulung gegenüber einer Sonderbeschulung nennt: Während die Entscheidung für den Besuch der Sonderschule im allgemeinen bedeutet, daß nur *eine* der primären Sprachmethoden gewählt werden kann, braucht der Sprachmodus bei einer Integration nicht gleich zu Anfang festgelegt werden. Vielmehr kann konkret und flexibel in der jeweiligen Situation entschieden werden, welche Kommunikationsformen dem Kind gerade gut tun. Dies entspricht ökosystemischem Denken. Auch der Umstand, daß integrative Erziehung dazu führen kann, daß mehr hörende Menschen Gebärdensprache erlernen, wäre ein wichtiger Beitrag zu einem demokratischen Zusammenleben in der Gesellschaft (vgl. SCHÖLER 1995, 31f).

HEẞMANN fordert besonders für eine Einzelintegration hochgradig hörbeeinträchtigter Kinder, daß *Gebärdensprachdolmetscher* den betreffenden Kindern die Unterrichtsinhalte dolmetschen und ihnen bei Nach- und Vorbereitungen des Unterrichtes behilflich sind. Sie bilden dabei die Brücke zwischen den Welten der hörenden Umwelt und der Gehörlosen (vgl. HEẞMANN 1989b, 63). Die Notwendigkeit des Einsatzes von Gebärdensprachdolmetschern bei einer gemeinsamen Unterrichtung wird vor allem von der GEW-BETRIEBSGRUPPE Hamburg vertreten. WISCH empfielt die Begleitung gehörloser Schüler durch *gehörlose Erwachsene*, da nur sie das Leben in der Gehörlosengemeinschaft kennen, die Identitätsfindung der Kinder unterstützen und dem angestrebten Ideal des hörenden Menschen etwas entgegensetzen können (vgl. WISCH 1990, 40ff). Um den integrierten gehörlosen Kindern zwecks identitätsstiftender Bedeutung Interaktionen mit Kindern derselben Hörbeeintächtigung zu ermöglichen, schlägt GÜNTHER – in Abhängigkeit von den örtlichen und regionalen Gegebenheiten – von Eltern selbstorganisierte Spielgruppen, Spiel- und Beschäftigungsnachmittage und Ferienfreizeiten in Freizeiteinrichtungen, Schulen oder Gehörlosenvereinen vor, so daß frühzeitige Erfahrungen mit Gehörlosen den Kindern eine bewußte und gezielte Alternative für oder gegen ein späteres Leben in der Gehörlosengemeinschaft ermöglichen (vgl. GÜNTHER 1991a, 183). Um eine Integration in Form eines gegenseitigen Austausches zu erreichen, ist es nach Meinung von EBERWEIN/MICHAELIS sowie HEẞMANN notwendig, daß auch Hörende sich über die Lebenssituation gehörloser Menschen informieren (vgl. EBERWEIN/

[58] Anm. der Verfasserin: alle sind gleich – alle sind verschieden.

Michaelis 1989, 45; Heßmann 1988, 101). Auch den Einsatz von hörenden *Schülern als Tutoren* halten Gebärdensprachbefürworter für sinnvoll.

Voit plädiert in Beachtung der wahrnehmungsbedingten Grenzen im Lautspracherwerb für *ein* Bildungs- und Erziehungssystem, das gehörlose und hörende Lehrer, Gebärdensprache und Gehörlosengemeinschaft wie auch die Lautsprache umfaßt (vgl. Voit 1991, 192). Günther kann sich im Rahmen der schulischen Integration eine Umsetzung gebärdensprachlicher Aktivitäten derart vorstellen, daß die leicht zu lernenden *lautsprachunterstützenden Gebärden* von allen beteiligten Pädagogen in den Regelunterricht einbezogen werden (vgl. Günther 1991a, 183). Auch Kammerbauer hält es für erforderlich, daß hörgeschädigten Kindern an Regelschulen LBG/LUG angeboten wird. Ferner sieht er einen fakultativen Unterricht in Gebärdensprache für alle Schüler der betreffenden Klasse als wünschenswert an, dessen Durchführung bereits in den ersten Grundschuljahren durch Gebärdendolmetscher oder Gehörlose beginnen sollte (vgl. Kammerbauer 1993, 51). Die Vorteile einer derartigen Umsetzung sieht Günther in der Erfahrung begründet, daß es den vollsinnigen Mitschülern sehr viel leichter als Erwachsenen fällt, sich Gebärden von ihren gehörlosen Mitschülern in einem selbstverständlichen Lernprozeß anzueignen und andere für die Kommunikation benötigte Gebärden zu erfinden. Die hörenden Klassenkameraden werden dabei ganz natürlich indirekt oder direkt dazu veranlaßt, ihre eigene Lautsprache im Kontrast mit der vollkommen anders strukturierten Gebärdensprache zu erfahren, zu analysieren, zu reflektieren. Im Gegensatz zu den aus der lautsprachlichen Dominanz und seiner Hörbeeinträchtigung resultierenden Benachteiligungen kann das gehörlose Kind im Gebärdensprachunterricht seinen Klassenkameraden seine eigenen Stärken und Fähigkeiten zeigen und bewußt machen (vgl. Günther 1991a, 183ff).

Der Leiter der Westfälischen Schule für Gehörlose in Dortmund, Siebeck, geht in seinen Überlegungen noch ein Stück weiter, indem er einen *bilingualen Unterricht* in der Regelschule vorschlägt, dessen konkrete Umsetzungsmöglichkeiten er jedoch nicht näher ausführt. Die hörenden Mitschüler und Pädagogen sollen durch den bilingualen Unterricht die Scheu vor der ihnen fremden Gebärdensprache verlieren, und Gehörlose sollen Gebärdensprachkompetenz aufbauen, um als Gebärdensprachkundige in die Gehörlosengemeinschaft integriert werden zu können (vgl. Siebeck 1989, 43f).

Mehrere bilinguale Integrationskonzepte werden für die Schule inzwischen zaghaft diskutiert. Als Möglichkeit für eine integrative Beschulung gehörloser Kinder wird das *Modell einer additiven Gesamtschule* erörtert, bei dem die Gehörlosenschule einer Regelschule räumlich angegliedert wird und eine gemeinsame Unterrichtung von Gehörlosen und Hörenden in bestimmten Fächern stattfindet (vgl. GEW-Betriebsgruppe Hamburg 1989, 66). Dieser Vorschlag resultiert aus der Erkenntnis der

Gebärdensprachbewegung, daß das Lernen im Schonraum der Sonderschule zwar zu einer besseren Berücksichtigung von Wahrnehmungsbedingungen, individueller Entfaltungsmöglichkeiten, der Vermittlung von Informationen und Entwicklungsimpulsen sowie des Aufbaus von Selbstwertgefühl führt, aber durch das Fehlen alltäglicher Hörerfahrungen von der Lebenswirklichkeit entfremdet. Dieses wiederum kann die Lernmotivation, das Anspruchsniveau und den Lerneffekt bremsen. Die Kinder sollen durch dieses Schulmodell Gelegenheit bekommen, den Lernstoff auch außerhalb der Sonderschule zu erfahren und den Schonraum als Rückzugsmöglichkeit für die Auswertung der wirklichkeitsnahen Erfahrungen nutzen zu können. Im Rahmen dieser Ziele ist ein kooperatives Modell geeignet (vgl. Voit 1991, 193).

Ein ähnliches Konzept schlägt Günther vor, der das *bilinguale Konzept mit dem englischen Integrationsmodell* der kooperativen Units (s.Kap.9) verknüpfen möchte. Die Hälfte des Unterrichts findet gemeinsam mit hörenden Schülern statt, die andere Hälfte in sogenannten Hörgeschädigten-Stamm-Schulen, so daß emotionale Annäherung der hörenden und hörbeeinträchtigten Schüler und das gegenseitige Kennenlernen ihrer Kulturen möglich ist, die hörbeeinträchtigten Kinder aber auch Geborgenheit und besonderes Verständnis in ihren Stammschulen erfahren können (vgl. Günther 1998, 70).

Eine teilweise durchgeführte integrative Förderung gehörloser Kinder in einem *kooperativen Unterricht* kann nach Auffassung von Heßmann dergestalt aussehen, daß gehörlose und hörende Kinder in bestimmten Fächern, wie Musik, Kunst, Werken und Sport, gemeinsam lernen, in sprachintensiven Fächern dagegen getrennt unterrichtet werden, so daß für die Gehörlosen gebärdensprachliche und gezielte lautsprachliche Übungen ermöglicht werden. Sie trägt auch der Bedeutung von Kontakten zu gleichgeschädigten Kindern für die Identitätsentwicklung Rechnung und hebt die bei einer Einzelintegration befürchteten negativen Auswirkungen auf.

Eine andere Möglichkeit, diese Aspekte zu berücksichtigen, besteht darin, *mehrere gehörlose Kinder gemeinsam* in eine Regelklasse zu integrieren, so daß sie die Lebensbewältigung in einer hörenden Umgebung im Schutz der anderen hörgeschädigten Kinder üben und gleichzeitig durch das Zusammensein mit anderen gehörlosen eine persönliche Identität entwickeln können (vgl. Müller 1993a, 60; siehe Kap. 7.4.2).

Ein *bilinguales Integrationsmodell* kann nur dann von Nutzen sein, wenn es sowohl den Spracherwerb als auch die vollständige Inhaltsvermittlung sicherstellen kann. Das bedeutet, daß die Unterrichtsinhalte von den gehörlosen Kindern nicht am Nachmittag nachgearbeitet werden müssen, sondern während des Schulvormittags erworben werden können. Bortsch und Tischmann, die in einer bilingualen Gehörlosenschule in Graz arbeiten, konkretisieren ihre Vorstellungen zu einem Integrationsmodell: Zum einen müßte der Deutschunterricht die Besonderheiten beider Sprachen berücksichtigen, zum anderen sollte die personelle Besetzung eines solchen Modells aus einem hörenden Regel- und einem hörenden Hörgeschädigtenlehrer (mit Gebärdensprachkompetenz) sowie einem gehörlosen Lehrer bestehen (vgl. BORTSCH/TISCHMANN 1997, 72f).

Ein interessantes Konzept einer bilingualen Doppelintegration von gehörlosen und hörenden Kindern war für die »*Freie Schule Potsdam*« ab 1995 geplant, das auf Lautsprache und der Deutschen Gebärdensprache basieren soll.[59] Ganzheitliches Lernen soll hierbei in jahrgangsübergreifenden Kerngruppen in offenen Situationen stattfinden. Eine Integration in die Welt der Hörenden und der Gehörlosen soll bereits durch schulisches und vorschulisches Lernen verwirklicht werden. Die Kinder können hierbei Grenzen und Möglichkeiten in der Kommunikation mit Hörenden erfahren, aber sich immer wieder auf *ihre* Sprache besinnen und stützen. Die unterschiedlichen Sprachmodalitäten und Sprachstrukturen der Deutschen Gebärdensprache sollen bei den hörenden Kindern zu einer Reflexion über die eigene Lautsprache führen.

Ein bereits erfolgreich laufendes *bilinguales Integrationsmodell* ist *auf anderer Bildungsebene* das seit 1996 an der Fachhochschule Potsdam durchgeführte *Projekt PotsMods*, das den Diplomstudiengang Sozialarbeit/Sozialpädagogik für hörende und gehörlose Studenten unter Einbezug kultureller Besonderheiten anbietet (vgl. HEßMANN 1998, 170f). Während dieses Projekt positive Signale für eine bilinguale Integration in der Fachhochschule setzt und Gebärdensprache sinnvoll einbezieht, sieht HEßMANN große Probleme hinsichtlich der Umsetzung in der Schule.

> »Im gelingenden Fall ist Gebärdensprache eine Ressource für die beteiligten Gehörlosen und eine Bereicherung für die Hörenden. Von solchen gelingenden Fällen einer sozial sensiblen bilingualen und bikulturellen Integration Gehörloser und Hörender sind wir im schulischen Bereich allerdings bislang noch weit entfernt.« (HEßMANN 1998, 191)

Auch wenn eine direkte Übertragung des PotsMods-Projektes auf den schulischen Bereich sicherlich schwierig ist, kann es als praktiziertes Modell doch wegweisend für die Entwicklung bilingualer Integrationsmodelle auch in der Schule sein. Dies wäre wegen des großen Mangels an derartigen Konzepten für den Schulbereich in Deutschland dringend notwendig.

[59] Der Verfasserin ist nicht bekannt, ob dieses Modell umgesetzt wurde. Weitere Ausführungen zum Schulkonzept in: HENNINGS 1994, 38-40.

7.5.3 Gegenargumente seitens lautsprachorientierter Pädagogen

Der von Integrationspädagogen und Gebärdensprachbefürwortern geforderte Einsatz von Gebärdensprachdolmetschern im Regelunterricht wird von verschiedenen Seiten kritisiert, weil die Integration dabei nur über Dolmetscher verläuft und spontane Kommunikation und Spiele zwischen Gehörlosen und Hörenden nicht mehr stattfinden können (vgl. GEW-BETRIEBSGRUPPE 1989, 66). Für LÖWE stellt sie eine Segregation in schlimmster Form dar, die er sogar mit einer Art »pädagogischer ›Apartheid‹« (LÖWE 1992, 111) von integrierten hörgeschädigten Kindern vergleicht. Seiner Einstellung nach ist eine gebärdensprachliche Begleitung allenfalls für eine Unterrichtung in Sonderschulen möglich, muß jedoch für eine erfolgreiche Integration in Regelklassen ausgeschlossen werden:

> »Eine schulische Integration erfordert den Primat der rein lautsprachlichen Unterrichtung hochgradig hörgeschädigter Kinder.« (LÖWE 1992, 111)

Auch KLINGL bezeichnet das Vorhaben der Gebärdensprachbewegung, kulturelle Aspekte der Gehörlosen im integrativen Unterricht zu verwirklichen, als »Segregationsbestrebungen« (HEßMANN 1988, 105). Der Einsatz von Gebärdensprachdolmetschern zum Zweck der Zusammenführung beider Welten wird u.a. auch von der Bundesdirektorenkonferenz mit dem Argument kritisiert, daß er Abhängigkeit und Entmündigung zur Folge hat und für die Gesamtgesellschaft eine finanzielle Belastung in überdimensionalem Ausmaß darstellt (vgl. PUFHAN 1993, 482). MÜLLER dagegen sieht für einzelne Kinder den Vorteil eines gebärdensprachlichen Einsatzes im integrativen Unterricht gerade darin, daß die Priorität der Lautsprache erhalten bleibt und die Lautsprachentwicklung deshalb nicht beeinträchtigt wird. Dadurch kann die Abhängigkeit zwischen dem gehörlosen Kind und dem Gebärdensprachdolmetscher gelockert werden.

Als Nachteil der Verwendung der Gebärdensprache im integrativen Unterricht wird auch von Gebärdensprachbefürwortern gesehen, daß bisher noch keine praktizierbare Schriftform der Gebärdensprache entwickelt worden ist, obwohl bereits mehrere Versuche in dieser Hinsicht unternommen worden sind. So kann Gebärdensprache bisher nur im direkten Gespräch eingesetzt werden (vgl. MÜLLER 1993a, 58f).

7.5.4 Drei Fallbeispiele

Es gibt im deutschsprachigen Raum nur sehr wenige wissenschaftlich bekannte Integrationsprojekte, in denen die Gebärdensprache oder LBG/LUG mit in den Unterricht einbezogen wird. Aufgrund dieser Seltenheit und des großen Defizits an konkreten pädagogischen Vorschlägen für eine Umsetzung in die Erziehung mit hörenden Kindern werde ich im folgenden auf drei Projekte näher eingehen, von denen ich zwei selber besucht habe. Sie sind Beispiele dafür, wie auch schwierige und vielleicht sogar aussichtslos erscheinende Ausgangslagen doch flexibel gemeistert werden können, wenn der Mut, Neuland zu betreten, Engagement und das Interesse am einzelnen Kind vorherrschen.

Bimodale Integration eines gehörlosen Mädchens – der Integrationsversuch in Reutte[60]

Im österreichischen Dorf Reutte wurde das gehörlose Mädchen Anja wohnortnah in die Grundschule eingeschult, dessen schulische Integration primär von Prof. SCHÖLER (Berlin) und Prof. GÜNTHER (Hamburg) pädagogisch beraten und wissenschaftlich betreut wurde. Die integrative Beschulung von Anja hätte nach den Maßstäben des Kriterienkatalogs von LÖWE zum völligen Scheitern führen müssen. Aufgrund zahlreicher Umstände kam es dazu, daß Anja keine angemessene systematische Frühförderung erhalten hat und deshalb bei Schuleintritt weder sprechen noch von den Lippen ablesen, erst recht nicht lesen und schreiben konnte. Anja lehnt seit ihrer Einschulung das Tragen von Hörgeräten ab. Ihre Mutter ist alleinerziehend und halbtags berufstätig (GÜNTHER 1991b, 257). Die Regelschullehrer hatten bis zu diesem Zeitpunkt keine Erfahrungen in der integrativen Erziehung sammeln können.

Die Entscheidung für eine integrative Beschulung fiel hauptsächlich aus dem Grund, daß Anja dadurch nicht in das weit entfernt liegende Sonderschulinternat ziehen mußte, sondern mit ihrer Mutter zusammen leben sowie die Menschen in ihrem Dorf intensiver kennenlernen konnte.

[60] Unter »bimodal« verstehen Pädagogen eine Sprachmethode, bei der mit LBG oder LUG gearbeitet wird. Vgl. MÜLLER 1993a, 61.

Die Grundschulzeit (4 Jahre)[61]
Anja besuchte seit ihrem ersten Schuljahr im Rahmen eines Schulversuchs eine allgemeine im Zwei-Lehrer-System geführte Volksschulklasse. Der Grundschullehrer berichtete, daß Anja sehr schnell die Klassenregeln verstanden hatte, mittels Gesten und Lautmalerei kommunizierte und zu den aktiven Kindern der Klasse zählte. Am besten wußten immer die Mitschüler über Anja Bescheid, da sie mit ihr auch außerhalb der Schule gemeinsame Erfahrungen, z.B. im Schwimmbad, sammelten. Im Morgenkreis geschilderte Erlebnisse, die aus der Mimik und Gestik Anjas nicht deutlich wurden, konnten von den anderen Kindern aufgrund der gemeinsamen Erfahrungen ergänzt und verbessert werden. Anja verfolgte in dieser Zeit sehr aufmerksam die nonverbalen Seiten der Kommunikation und griff ein, wenn sie sich mißverstanden fühlte. Die Kinder waren in der Lage, Anja Informationen und Hinweise zukommen zu lassen, die Anja mittels Beobachten nicht erhalten konnte.

In lautsprachlicher Hinsicht zeigte Anja bei ihrer Einschulung nur minimale Fähigkeiten. Bereits nach dem ersten Schuljahr war sie aber schon in der Lage, alle Laute zu artikulieren, und besaß einen aktiven Wortschatz von ungefähr 200 Wörtern. Eine weitere Sprachanbahnung und Erweiterung der kommunikativen Fähigkeiten erfolgte über die Schriftsprache. Sowohl die Funktion der Laut- als auch der Schriftsprache hat Anja bereits nach dem zweiten Schuljahr als Kommunikationsmittel verstanden. Bis zur vierten Klasse vergrößerte sich ihr Wortschatz sehr. Anja konnte zu der Zeit lautsprachlich in Ein- und Zweiwortsätzen interagieren, die durch nonverbale Kommunikation und natürliche Zeichen ergänzt wurden. Auf der schriftsprachlichen Ebene war erkennbar, daß sie Satzstrukturen verstehen und anwenden konnte. Der für eine Kommunikation wichtige Beziehungsaspekt der Sprache war ihr beinahe gänzlich vorenthalten; sie mußte ihn in erster Linie mit mimischen und gestischen Mitteln herstellen.

Die Mitschüler waren in der Lage, sich auf Anjas sprachliches Niveau einzustellen. Sie stießen in der Kommunikation mit Anja zwar oftmals schnell an eine Barriere der Verständigung, bemühten sich aber, die kommunikative Situation mit Anja zu verbessern.

Da die lautsprachliche Entwicklung sowie die kommunikativen Fähigkeiten von Anja während des beginnenden dritten Schuljahres keine Fortschritte zeigten, wurden ab Februar 1991 zur Verbesserung der kommunikativen Situation lautsprachunterstützende Gebärden für Anja, ihre Mutter und die Lehrer 14tägig angeboten. In der Absicht, auch die Schüler in das LUG-System zu involvieren, kam im Februar/März 1992 eine Hamburger Studentin, KINTRUP, nach Reutte. Nach ihrer Erfahrung waren die Mitschüler sehr interessiert, Gebärden zu erlernen, vor allem, weil sie

[61] Die Informationen über Anjas Grundschulzeit sind zurückzuführen auf: SCHÖLER 1990, 9ff; KINTRUP 1992, 52ff, 89ff.

das Kommunizieren mit Gebärden einer Geheimsprache gleichsetzten. Sie verwendeten Gebärden auch in der Kommunikation mit Anja. Für den Einsatz von LUG sprach, daß Anja, die Lehrer und Mitschüler in der Kommunikation schon vorher nonverbale natürliche Zeichen einsetzten. Ferner wurden Vorteile darin gesehen, daß die inhaltliche Wissensvermittlung nun schneller und einfacher verlaufen konnte und beim Lesen die Inhalte nach Verständlichkeit überprüft werden konnten.

Mehrere Intelligenztests haben ergeben, daß Anja überdurchschnittlich intelligent, vom sozialen Verhalten her aufgeschlossen und sehr motiviert ist. In den ersten Grundschuljahren wurde Anja nach dem Rahmenplan der Volksschule unterrichtet, was danach nicht mehr möglich war. Vor allem aus den reduzierten Alltagserfahrungen und der fehlenden Frühförderung resultierte eine zunehmende Wissensdifferenz zwischen Anja und ihren Mitschülern, die eine im Rahmen der Binnendifferenzierung durchgeführte spezielle Lehrstoffverteilung notwendig machte. In Mathematik brauchte sie zahlreiche Anschauungsmaterialien, was für alle Kinder förderlich war. An Malen, Musik und Sport war sie seit Schuleintritt sehr interessiert. Am konzentriertesten konnte Anja in Kleingruppen oder Partnerarbeit lernen, wobei andere Kinder sie oftmals mehr motivieren konnten als die Pädagogen. Anja verhielt sich konfliktfähig und selbstbewußt. Sie zeigte ihre Zu- oder Abneigungen durch stürmische Umarmungen und starke Raufereien.

In Orientierung an den Mitschülern richtete sie ihr eigenes Verhalten normentsprechend aus. Sie beobachtete genau und kombinierte aus dem Zusammenhang und den ihr bekannten Hintergründen, worum es gerade ging. Ritualisierte Verhaltensweisen und Alltagsroutine in der Klasse halfen ihr dabei, sich angemessen zu verhalten. In einem 1989 in der Klasse durchgeführten Soziogramm, das die Frage nach Spielkontakten beinhaltete, wurde deutlich, daß Anja sehr beliebt und gut in die Klasse eingebunden war. Zusammen mit einem anderen Kind nahm sie den dritten Platz der positiven Wahlen ein, während sie keine Ablehnungen erhielt. Diese Ergebnisse sind erstaunlich, wenn man bedenkt, daß Anja in einer Nachbargemeinde etwas entfernt von der Schule wohnte. Ihre außerschulischen Kontakte betrafen nur geregelte Freizeitaktivitäten, wie Ballett, Turnen und Reittherapie, während spontanes Spielen meist nicht vorkam. KINTRUP kam nach ihren praktischen Erfahrungen zu der Schlußfolgerung: »Anja ist sozial und formal voll integriert« (KINTRUP 1992, 89). Sie konnte durch die schulische Integration ein positives Verhältnis zu den hörenden Mitschülern aufbauen, so daß ihre Hörbeeinträchtigung für sie im alltäglichen Zusammensein sekundär war. KINTRUP problematisierte ihr Ergebnis allerdings in folgender Hinsicht: In der Grundschulzeit war eine soziale Integration durch den kommunikativen Austausch des Spiels möglich. Für die Zukunft, vor allem die Phase der Pubertät, sah sie Schwierigkeiten, da sprachliche Kommunikation dann einen immer größeren Stellenwert, besonders für die Identitätsentwicklung, bekommt. So prophezeite sie eine drohende Isolation Anjas, sofern keine Verbesserung der kommunikativen Lage eintreten würde.

Die Hauptschulzeit[62]
Nach Abschluß der Grundschule besuchte Anja die Integrationsklasse einer Hauptschule in Reutte, die in einem Zwei- bis Dreipädagogensystem geführt wurde. Von der ursprünglichen Integrationsklasse der Volksschule wechselten nur sechs Kinder geschlossen in die Hauptschulklasse. Von den 20 Schülern der Hauptschulklasse hatten drei einen sonderpädagogischen Förderbedarf. Die Jungen traten im Vergleich zu den Mädchen in dieser Klasse gehäuft auf (13:5) und zeigten große Schwierigkeiten im Verhalten und in schulischen Leistungen. Die problematische Zusammensetzung der Klasse wirkte sich stark auf das Klassenklima aus.

Seitens der für Anja zuständigen Sonderschule in Mils wurden fast nur Widerstände gegen Anjas Integration laut, weil ihre Stützlehrer jeweils Volksschullehrer waren und das Fehlen eines Gehörlosenlehrers als unverantwortlich beurteilt wurde. Eine Unterstützung durch sonderpädagogische Fachkräfte unterblieb fast völlig. So mußten die Regelschullehrer sich das notwendige Wissen in autodidaktischer Arbeit aneignen, was sie sehr engagiert machten.

Seit ihrem fünften Schuljahr lernte Anja von einer jungen gehörlosen Frau, Waltraud, Gebärdensprache, die auch Anjas Stütz- und ihren Klassenlehrer privat in LUG unterrichtete. Um die kommunikativen Fähigkeiten von Anja, ihren Mitschülern und Lehrern zu verbessern, Anjas psychische und intellektuelle Entwicklung zu fördern, ihr Selbstwertgefühl zu stärken sowie ihre Lautsprachentwicklung durch den Einsatz von LUG zu unterstützen, wurde ein freiwilliger Gebärdensprachkurs an der Hauptschule eingerichtet. Waltraud unterrichtete dort LUG und orientierte den Lerninhalt an Anjas alltäglichen Bedürfnissen, ihrem praktischen Leben. An dem Gebärdensprachkurs nahmen sechs Mitschüler, zwei Cousinen und die Mutter von Anja, der Hauptschul- und Stützlehrer sowie zwei andere erwachsene Personen teil. Manchmal übernahm Anja dabei sehr erfolgreich und mit großer Motivation die Anweisung bei Gebärdendiktaten. Anja konnte mittels Gebärden in ganzen Sätzen sprechen. Der Kontakt zur Gehörlosengemeinschaft in Innsbruck wurde in dieser Zeit über Waltraud angebahnt. Der Gebärdensprachkurs förderte nicht nur die Integration von Anja, sondern trug außerdem zur sozialen Integration der gehörlosen Waltraud in die hörende Dorfgemeinschaft bei, in deren Umgebung sie vollkommen isoliert lebte. Ihre neue Betäti-

[62] Die Informationen über die Hauptschulzeit basieren auf eigenen Beobachtungen während meiner Hospitationen 1994 und folgenden Literaturangaben: Hug 1993; Hug 1994a und b; Hug/Werth 1993; Hug/Werth 1995; Schöler 1993.

gung als Lehrperson, die sie sehr engagiert ausführte, ermöglichte ihr zunehmend intensive freundschaftliche Kontakte zu Hörenden.

Anjas Sprachverständnis war zu dieser Zeit noch immer minimal, ihr Wortschatz sehr reduziert. Da ihr Begriffe fehlten, war sinnentnehmendes Lesen mit großen Schwierigkeiten verbunden. In kommunikativen Prozessen setzte sie kaum Lautsprache ein und konnte nach Aussage der Lehrer nur sehr wenig von den Lippen ablesen. Sie machte jedoch große Fortschritte. Seit sie intensiv Gebärden lernte, verbesserten sich ihre lautsprachlichen Fähigkeiten immens. So wollte sie beispielsweise Begriffe wissen, die sie vorher in Gebärden gelernt hatte.

Nach viel Überzeugungsarbeit seitens der Regelschullehrer kam Waltraud regelmäßig in die Integrationsklasse und unterstützte Anja im Unterricht. So wurden Anja z.B. Inhalte von Diavorträgen mit Hilfe eines Arbeitsblattes und LUG erläutert. Ihre kommunikative Situation änderte sich ferner durch die Anschaffung eines Computers, an dem sie selbständig oder mit Hilfe von Mitschülern oder Pädagogen arbeitete.

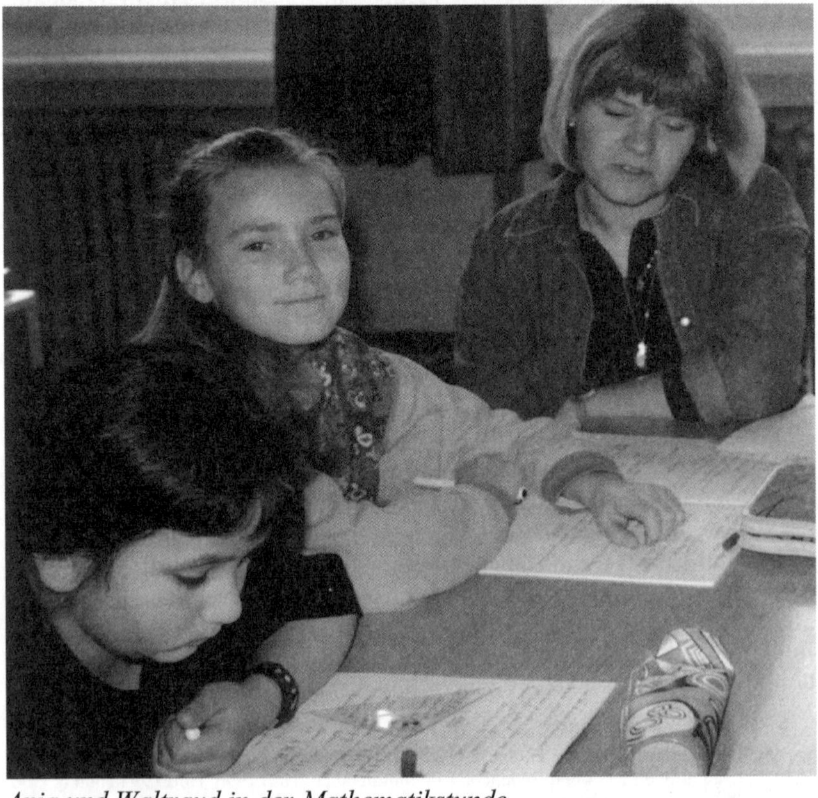

Anja und Waltraud in der Mathematikstunde.

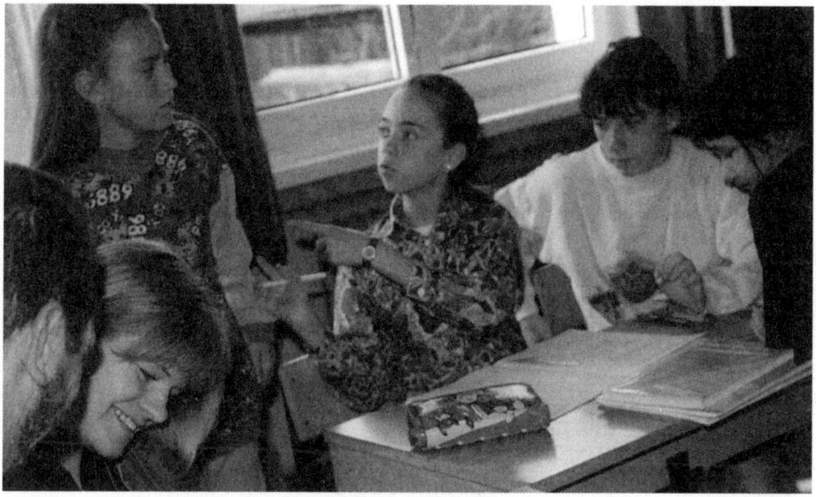

LUG in der Praxis: Anja und Mitschülerin.

Um dem sprachlichen Lernstand von Anja gerecht zu werden, reduzierten die Lehrer die Sachverhalte auf einfache Themeninhalte, die veranschaulicht werden konnten. Anja bearbeitete dabei den gleichen Themengegenstand wie die Mitschüler nur auf vereinfachter Ebene. Aber nur in den Phasen, in denen Unterricht rein verbal ablief, war sie bereit, etwas anderes als ihre Mitschüler zu erarbeiten. Neue Inhalte und Begriffe wurden Anja zunächst in LUG erläutert. Danach wurden einzelne Begriffe herausgenommen, in Lautsprache geübt, auf dem Computer getippt und ausgesprochen. Anja war im Umgang mit dem Computer, in Zeichnen und Sport besonders begabt. In Mathematik hielt sie auf einem etwas niedrigeren Niveau sehr gut mit. Sie schrieb alles gemeinsam mit den Mitschülern auf, orientierte sich an den anderen und bearbeitete dann einfachere Aufgaben. In Englisch konnte sie einfache Wörter verstehen und kannte die Übersetzungen. In Deutsch arbeitete sie z.T. auf vereinfachtem Niveau mit und lernte Begriffe auf dem Computer. Da der Unterricht in Biologie, Erdkunde und Geschichte fast rein verbal ablief und wenig auf ihre Bedürnisse abgestimmt war, arbeitete sie meist die Themengebiete in stark vereinfachter Form mit einem der Lehrer separat auf. Bei Klassengesprächen reagierte sie nur, wenn sie gezielt gefragt wurde. Durch eine Differenzierung in den Lernzielen wurde einer Überforderung Anjas vorgebeugt.

Die sozialen Kontakte zu den Mädchen und zu einigen Jungen waren sehr gut. In Pausen war sie nie allein. Da einige der hörenden Mitschüler LUG lernten, war Anja in Kommunikationen ständig mit einbezogen. Mit den Kindern verständigte sie sich vor allem in LUG, mit Gestik, Mimik und Visualisierungen, wenig mit Lautsprache. Spielen und kleine Späße waren nach Aussagen der Lehrer die dominierende Tätigkeit.

Kommunikationsmöglichkeiten von Anja

	Klassenkameraden	einige Mitschüler	Klassenlehrer	Stützlehrer	andere Lehrer	Gebärdendolmetscher
Lautsprache	X	X	X	X	X	wenig
LUG		X	X	X		X
Fingeralphabet		X	X	X		X

Eigene Darstellung.

Anjas soziale Integration wurde durch das stark aggressive Verhalten von mehreren Jungen in der Klasse erschwert. Nach Beobachtungen des Klassenlehrers wurde Anja von einigen Jungen zwar grob behandelt, wußte sich aber besser als viele der anderen Kinder zu wehren. Die meisten Jungen zeigten wenig Interesse an LUG, einer bezeichnete sie sogar als »Mongosprache«. Um die schwierige Klassensituation zu verbessern, hatte der Klassenlehrer mehrfach – jedoch erfolglos – eine Verkleinerung des Lehrerinnenteams sowie eine gemeinsame Planungsstunde am Vormittag vorgeschlagen. Zur Empathieförderung ließ er seine Schüler mit Hilfe von Gehörschutzpfropfen Gehörlosigkeit nachempfinden. Langsam traten auch bei den Jungen Verbesserungen hinsichtlich der Akzeptanz von LUG ein. Anja wirkte nach Beobachtungen der Verfasserin sehr selbstbewußt, suchte Kontakte, fragte nach und wurde kontaktiert. Auf eine im Dezember 1993 mittels eines Fragebogens erfolgte Befragung berichtete Anja, daß sie mit den Mitschülern keine größeren Probleme hatte und ihr einige Schulfächer viel Spaß bereiteten. Manchmal bekam Anja selbst von den problematischen Jungen spontan großen Applaus, wenn sie beim Vorlesen gut artikulierte. 1992/93 durchgeführte wissenschaftliche Unterrichtsbeobachtungen ergaben ebenfalls, daß Anja sozial gut integriert war und auch hinsichtlich ihrer kommunikativen Fähigkeiten Fortschritte gemacht hatte. In einem im März 1993 vom Klassenlehrer erstellten Soziogramm, das Fragen zu den beliebtesten bzw. unbeliebtesten Banknachbarn und dem beliebtesten Spielkameraden am Nachmittag beinhaltete, ergab sich folgendes Resultat: Die meisten positiven Wahlen erhielt Anja, nämlich fünf Wahlen, als nächstes folgten zwei Jungen mit drei positiven Wahlen, dann drei Kinder mit zwei positiven Wahlen und schließlich acht Kinder mit einer positiven Wahl. Anja und drei weitere Mädchen hatten keine Ablehnungen erhalten, während die anderen Kinder zwischen zwei bis sechs Ablehnungen erhielten. Hinsichtlich der Frage nach den besten Spielkameraden am Nachmittag nahm Anja den zweiten Platz nach einem Jungen ein. Insgesamt ist diese positive soziale Stellung von Anja in der Klasse wohl auf ihre eigene starke Persönlichkeit und den großen Einsatz der Lehrer zurückzuführen.

Daß geringes Engagement und fehlendes Verständnis der Lehrer eine Integration scheitern lassen können, wurde dann zunächst am weiteren Ausbildungsweg von Anja deutlich. Nach Beendigung der Hauptschule wollte sie eigentlich eine Fachschule für wirtschaftliche Berufe mit Hilfe von Waltraud und ihrem Stützlehrer besuchen. Der Schulbesuch wurde ihr zunächst seitens des Staates verwehrt, dann aber doch kurzfristig zugestanden. Dadurch, daß die Lehrer dieser Schule aber zum Teil kein Bemühen zeigten, auf Anja und ihre Besonderheit angemessen einzugehen, wurde es für sie sinnvoller, nach einem Jahr auf eine polytechnische Schule zu wechseln. Diese hat sie inzwischen mit Erfolg abgeschlossen.

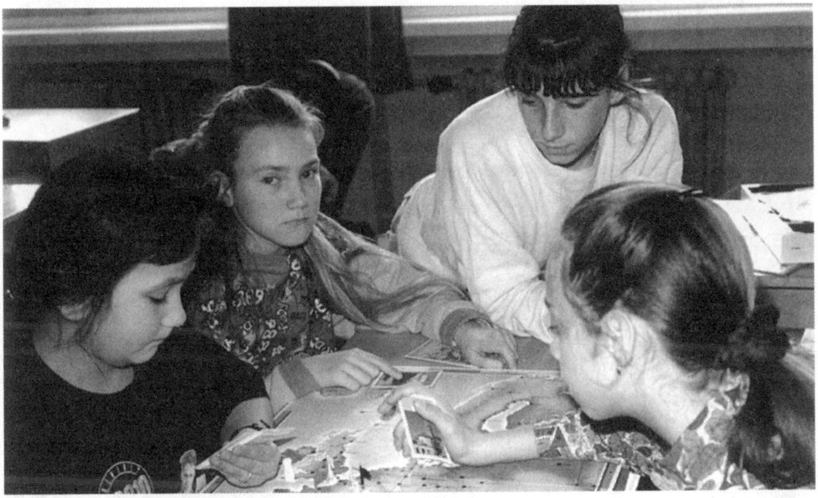

Anja mit Freundinnen in der Freiarbeit.

Bilinguale Integration gehörloser Kinder – ein Integrationsprojekt in Basel[63]

Im Herbst 1993 wurden zwei gehörlose Mädchen, die achtjährige Janine und die neunjährige Chantal, in eine Schweizer Kleinklasse in Basel, damit in eine reguläre Grundschule, integriert. Die altersübergreifende Kleinklasse IV für schulbildungsfähige Kinder wurde von acht Kindern mit einer leichten geistigen Behinderung besucht.

Die Gehörlosenschule der Region, die nicht für Kinder mit zusätzlichen Behinderungen eingerichtet war, zeigte sich für die beiden Mädchen als nicht geeignet. Janine ist mehrfachbehindert, während Chantal zusätzlich Wahrnehmungsstörungen hatte. So wechelten beide Kinder in die Kleinklasse, in der eine Heilpädagogin und ein Gehörlosenlehrer miteinander kooperierten. Ihr Unterricht basierte auf starker Binnendifferenzierung mit gemeinsamen Phasen, die die Kinder fordern, aber nicht überfordern sollten. Seit die gehörlosen Kinder die Klasse besuchten, wurde vermehrt handlungsorientiert gearbeitet. Weitere Differenzierungen innerhalb der Klasse wurden diskutiert, um für Janine Lernmöglichkeiten in lebenspraktischen Bereichen zu geben bzw. zu intensivieren, wie z.B. weben und kochen. Von den Lehrern wurde durch positive Verstärkung

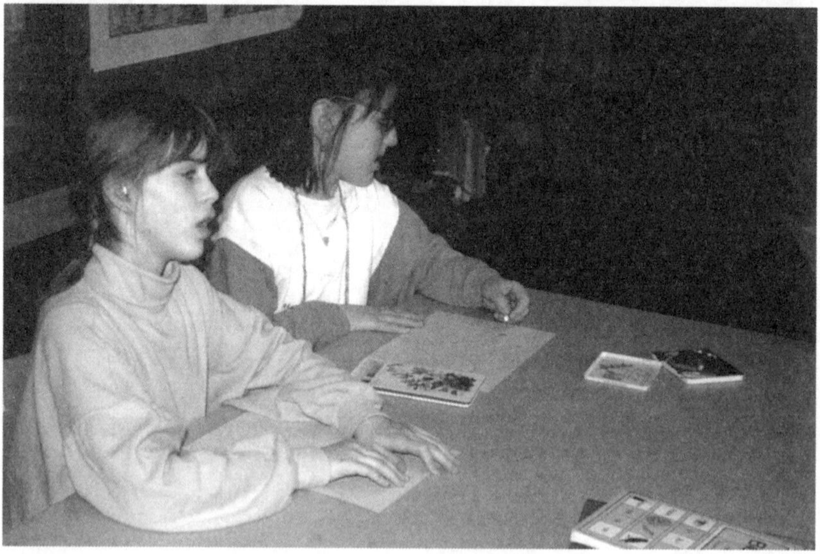

Chantal im Unterricht.

[63] Diese Ausführungen sind zum einen aus Gesprächen mit den Lehrern zusammengestellt, zum anderen beruhen sie auf folgender Literatur: MÜLLER 1995, 10-14; MÜLLER 1994b, 12-16.

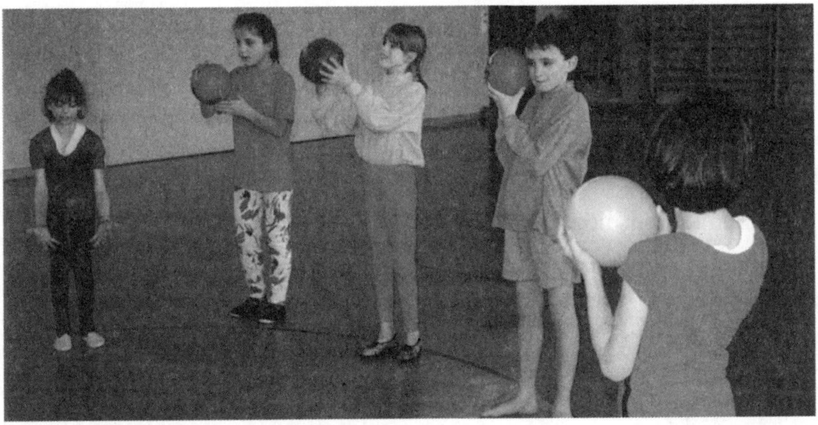

Chantal und Janine im Sportunterricht.

und Vermeiden von Überforderungen versucht, Selbstwertgefühl bei allen Kindern aufzubauen.

Die beiden gehörlosen Mädchen trugen Hörgeräte und akzeptierten sie auch. Chantal, die eine orale Früherziehung hatte, konnte gut mit ihren Hörgeräten hören, hatte zu Schulbeginn bereits eine ausgeprägte Lautsprachentwicklung und las mäßig von den Lippen ab. Ihr Sprechen war aber recht unverständlich. Sie konnte zwar gut lesen, den Wörtern aber keine Bedeutungen zuordnen. Chantal kommunizierte mit ihren Mitschülern und Lehrern in Lautsprache, mit LBG, mit natürlichen Gesten und Mimik. Immer mehr unterhielt sie sich auch in der Lautsprache, sogar in Schweizerdeutsch. An Klassengesprächen beteiligte sie sich aber vor allem durch Nachahmung. Sie wirkte in der Klasse sehr glücklich und anhänglich, suchte intensiv Kontakte und nahm begeistert an Schüleraktivitäten teil.

Währenddessen konnte Janine anfangs nur wenige Wörter sprechen und ließ zunächst keine Motivation zum Kommunizieren erkennen. Sie hatte in der Kindergartenzeit überhaupt nicht auf Kontaktangebote reagiert, sondern fast immer weggeschaut. Ihre Situation änderte sich aber grundlegend, als sie selbst, ihre hörende Mutter und ihr Gehörlosenlehrer Gebärdensprache lernten. Die Gebärdenkommunikation, in der sie sich im Laufe der Zeit sehr geschickt verständigen konnte, schien ihr viel Motivation und Freude zu bereiten. Gebärdete der Lehrer oder auch ein Mitschüler, trat sie sofort voller Begeisterung in eine meist längere Kommunikation mit ihm ein, ließ sich Gruppeninteraktionen und Arbeitsschritte erklären – diese neue Kommunikationsmöglichkeit machte sich gerade bei Verständnisschwierigkeiten positiv bemerkbar, z.B. bei Erzählungen im Morgenkreis. Mit den Mitschülern kommunizierte sie besonders viel über Körperkontakt, teilweise auch in Gebärden, wozu sie aber große Unterstützung von den Lehrern brauchte. Janine machte auch in der Lautsprache große Fortschritte und begann begeistert zu lesen und zu schreiben. Dies führten die Eltern auf das anregende hörende Umfeld zurück.

Kommunikationsmöglichkeiten von Chantal und Janine

	Gehörlosenlehrer	Regelschullehrer	Mitschüler	andere Schüler
DGS	X			wenig
LBG	X			wenig
Laut-sprache	X	X	X	X

Eigene Darstellung.

Der Kontakt zwischen den hörenden Mitschülern und den beiden gehörlosen Kindern war durch einen liebevollen Umgang gekennzeichnet und verlief vor allem über Umarmen, Streicheln, Helfen und Kooperieren. Die Mitschüler nahmen auf die Hörschädigung Rücksicht. Auch die anderen Schüler der Grundschule waren an beiden Mädchen sehr interessiert, hilfsbereit und kommunizierten mit ihnen mit einigen wenigen Gebärden, mit Mimik und Gestik.
Diese positive Beziehung war wohl darauf zurückzuführen, daß der Gehörlosenlehrer alle Klassen in der Regelschule aufsuchte und mit ihnen Unterrichtseinheiten zu »Gehörlosigkeit« durchführte. Da Wohnortnähe nicht gegeben war, konnten beide Kinder in ihrer Freizeit nur wenig Kontakt zu ihren Klassenkameraden halten. Dafür waren sie aber in das Leben ihres Dorfes bzw. ihrer Vorstadt sehr gut integriert.

Bilinguale Integration gehörloser Kinder – ein Berliner Kita-Projekt[64]

Ein erfolgreiches bilinguales Integrationsprojekt in einer evangelischen Berliner Kindertagesstätte hat seinen Vorlauf in der 1991 begonnenen Integration einer gehörlosen Praktikantin in diesen Regelkindergarten genommen. Weil der Praktikumsverlauf durch ein wachsendes Verständnis und eine zunehmende Kommunikationsbereitschaft und -fähigkeit

[64] Die Informationen über dieses Projekt sind folgender Literatur entnommen: Kailer 1994; Salzsäuler 1992; Meyer 1995a und b.

seitens der hörenden Betreuerin und der Kinder gekennzeichnet war, begann man ein Jahr später bereits damit, ebenfalls gehörlose Kinder in die Regelkita aufzunehmen.

Die altersgemischte Kindergruppe bestand 1994 aus 12 Kindern, von denen zwei gehörlos waren – Janosch[65] (4,5 Jahre) und Sheila (5 Jahre) – und ein Kind mittelgradig schwerhörig war – Sara (2,5 Jahre). Das Pädagoginnenteam bestand aus der gehörlosen ehemaligen Praktikantin und zwei hörenden Erzieherinnen. Das Modell der Integration spiegelte sich damit sowohl auf der Ebene des pädagogischen Teams als auch auf Ebene der Kinder wider.

Die Förderung jedes Kindes in seiner Gesamtpersönlichkeit und die soziale Sensibilisierung aller Kinder war primäres Ziel der Integration. Die gehörlosen Kinder sollten ihr »Anders-Sein« erkennen, damit umzugehen lernen und ihr Selbstwertgefühl aufbauen. Sie sollten auf ein Leben in zwei Welten – der gehörlosen und der hörenden – vorbereitet werden, während die hörenden Kinder vor allem Kenntnis und Verständnis für die Situation gehörloser gewinnen sollten. Diese Ziele wollten die Erzieherinnen dadurch erreichen, daß die Integration auf dem Konzept des Bilingualismus, d.h. auf den beiden Sprachen DGS und Lautsprache, basierte. Jeweils eine der beiden Sprachen wurde von einer bestimmten Erzieherin angeboten. Alle Kinder hatten dadurch jeweils eine Basissprache, in der sie entspannt kommunizieren konnten. Es wurde hierbei intendiert, daß alle Kinder zum einen durch die Verwendung ihrer Muttersprache Inhalte gut verstehen, zum anderen Freude an der Anwendung der jeweiligen Fremdsprache bekommen sollten. Dies sollte dadurch ermöglicht werden, daß Lernen mit allen Sinnen im Vordergrund stand und die Gruppenkommunikation mit Lautsprache und Gebärden vollzogen wurde. So wurden z.B. Lieder mit Gebärden und Bewegungen »gesungen«, Geschichten vorgelesen, gebärdet und nachgespielt und erfreuten sich Rollenspiele, Theater, Pantomime und Malen großer Beliebtheit. Lernen als ein ganzheitlicher lebendiger Prozeß machte es möglich, daß Worte, die oftmals für gehörlose Kinder inhaltsleer sind, mit Inhalt gefüllt werden konnten. Es war den Erziehern dabei wichtig, daß die Worte nicht nur richtig verwendet, sondern auch richtig verstanden wurden. Beispielsweise wurden in einem Indianerprojekt mittels Wahrnehmen, Fühlen und Riechen die Inhalte von Worten und Gebärden gelernt.

Das bilinguale Integrationskonzept bot den Kindern die Möglichkeit, auf allen Ebenen Kommunikationspartner finden zu können, wie es folgende Abbildung zeigt:

[65] Die Namen der Kinder wurden teilweise geändert.

Mögliche Kommunikationspartner in der Kita

	Gehörloses Kind	Hörendes Kind
Gehörloser Erwachsener	DGS	LS + DGS
Hörender Erwachsener	LS + DGS	LS

LS = Lautsprache, DGS = Deutsche Gebärdensprache

Eigene Darstellung.

Bei den gehörlosen Kindern ging der Spracherwerbsprozeß von Gebärdensprache als Muttersprache über LBG zur Lautsprache als Fremdsprache, bei den hörenden verlief er umgekehrt von Lautsprache als Muttersprache über LBG zur DGS als Fremdsprache. Das Geschwisterpaar Janosch und Sara stammte aus einer gehörlosen Familie und wuchs mit DGS als Muttersprache auf. Die Gebärdensprache hatte sich aber bei Janosch nur sehr undifferenziert entwickelt; Lautsprache beherrschte er in Ansätzen. So setzte er seine Stimme ein, um Namen, Zahlen und Dinge, die ihm viel bedeuteten, zu benennen. Sein Gebärdenwortschatz vergrößerte sich kontinuierlich; die DGS-Grammatik benutzte er immer besser. Er war in Kommunikation mit hörenden Kindern relativ gut involviert. Sara, die gute Hörreste besaß, konnte auch ohne Gebärden mittels Lautsprache sehr gut kommunizieren und hatte großen Spaß am Sprechen. Sheila, die erst später dazu kam, konnte aufgrund fehlender Frühförderung zunächst weder Laut- noch Gebärdensprache. Sie lernte im Kindergarten sehr schnell Gebärdensprache. Ebenso wie die hörbeeinträchtigten Kinder profitierten auch die hörenden von der Zweisprachigkeit: Sie kommunizierten begeistert in Gebärden und lernten, sich auf den jeweiligen Gesprächspartner einzustellen. In kommunikativen Handlungen mit ihren hörbeeinträchtigten Spielkameraden bemühten sie sich verstärkt, sich immer präziser auszudrücken, sprachen langsamer oder gebärdeten.

Durch die offene Atmosphäre in der Integrationsgruppe führte die Hörbeeinträchtigung der Kinder hierbei nicht zu einem Kommunikationserschwernis, da den Kindern auf ihre Besonderheiten zugeschnittene Sprach-Alternativen angeboten wurden.

Die soziale Integration der Kinder mit hochgradigen Hörbeeinträchtigungen kam meist nur durch Mithilfe der Erzieherinnen zustande. Die Kinder bevorzugten nämlich diejenige Kindergruppe, die jeweils ihrem Hörstatus – nach hörgeschädigt und hörend – entsprach. So kam es nur durch eine aktive Trennung der Kinder durch die Erzieherinnen zu einer Kooperation von den hörbeeinträchtigten und hörenden Kindern. Die Integration von Janosch war zu Anfang zusätzlich dadurch erschwert, daß die anderen ihn aus Angst vor seinem aggressiven Verhalten mieden. Kontakte zwischen ihm und den anderen Kindern wurden deshalb durch

Spielsituationen erfolgreich gefördert, in denen nicht viel gesprochen werden mußte, wie Fußball.

Die bilinguale Integration in dieser Kindergartengruppe als Pionierprojekt war nicht auf eine schulische Fortsetzung hin angelegt. Die erfolgversprechenden Entwicklungen hinsichtlich der integrativen Erziehung in der Vorschulzeit konnten in der Schule nicht fortgesetzt werden, da sich die Eltern von Janosch und seiner Schwester für die Sonderschule entschieden. Hierbei stellt sich dann die Frage, welche Auswirkungen dieses Integrationsprojekt auf die zukünftige Entwicklung aller beteiligten Kinder hatte, wenn es mit der Schullaufbahn bereits beendet ist.

7.5.5 Resümee

Die Kontroverse um eine schulische Integration hochgradig hörbeeinträchtigter Kinder spitzt sich in der Frage zu, ob und wie eine integrative Erziehung mit der Entwicklung kultureller Identität vereinbar ist. Von der Mehrzahl gehörloser Menschen wird eine zufriedenstellende Lösung angezweifelt, weil kulturelle Identität gerade in den Internatsgemeinschaften der Sonderschulen wurzelt und dort tradiert wird, während integrative Maßnahmen bisher ganz im Zeichen oraler Erziehung standen. Auf dem Hintergrund der großen Bedeutung, welche die Gehörlosenkultur für den einzelnen Gehörlosen hat, sind diese Zweifel, vor allem angesichts der lautsprachlichen Orientierung integrativen Unterrichts, einerseits berechtigt. Andererseits haben bereits einige wenige Beispiele gezeigt, daß unterschiedliche Möglichkeiten vorhanden sind, Gehörlose auch unter kulturellem Aspekt als sprachliche Minderheit in der integrativen Praxis zu berücksichtigen.

Integrationspädagogik erhebt den Anspruch, Kinder gerade in ihrer Besonderheit und Eigenart wahrzunehmen und zu akzeptieren. In diesem Sinn schließe ich mich der Meinung von Eberwein, Michaelis und Heßmann an, daß die kulturellen Leistungen Gehörloser, abhängig vom jeweiligen Kind, ihren Platz in integrativen Maßnahmen haben müssen. Von Kindern ethnischer Minderheiten wird seitens der Gesellschaft erwartet, daß sie sich die deutsche Sprache aneignen. Daß diese Forderung für Gehörlose nicht in derselben Weise gelten kann und darf, sehe ich darin begründet, daß der Aneignungsprozeß der Lautsprache bei gehörlosen Kindern anders verläuft als bei ausländischen hörenden, nämlich sehr viel langsamer und mühseliger und nicht immer zu Erfolgen führt.

8 Spezifische Anforderungen an einen integrativen Grundschulunterricht mit hochgradig hörbeeinträchtigten Schülern

Die Situation eines hochgradig hörgeschädigten Kindes ist vor allem durch Beeinträchtigungen der Sprachwahrnehmung und des Sprechvorgangs geprägt. Aus diesen resultieren große Erschwernisse, sich an Kommunikationen in einer Regelklasse zu beteiligen. Deshalb ist die Frage zu klären, welche Maßnahmen getroffen werden können, um die Belastungen der als kommunikationsbehindert geltenden gehörlosen Kinder zu vermindern.

Schulische Integration gehörloser Kinder hat in der Praxis gezeigt, daß Regelschullehrer über bestimmte Kompetenzen verfügen sollten, um den Bedürfnissen eines hörgeschädigten Kindes entgegenkommen zu können (vgl. HEßMANN 1989b, 61). Einer speziellen Didaktik und Methodik bedarf es jedoch nach Einschätzungen und Erfahrungen von Pädagogen nicht, um gehörlose Kinder integrativ zu unterrichten. Es gibt aber viele Möglichkeiten, den Bedürfnissen des hörgeschädigten Kindes besser gerecht zu werden; wesentliche Aspekte derselben, allerdings nur in bezug auf die lautsprachliche Kommunikation, werden im folgenden erläutert.[66]

8.1 Klassenraumausstattung

Die Qualität der Sprachwahrnehmung eines hörgeschädigten Kindes ist von den jeweiligen akustischen Bedingungen im Klassenzimmer abhängig, weil gesprochene Sprache erst die Entfernung zwischen Sprechquelle und Hörgerät zurücklegen muß (vgl. LÖWE 1985, 156). Lärm und Nachhall[67] können die Sprachwahrnehmung sehr nachteilig beeinflussen. Nebengeräusche werden durch die Hörgeräte verstärkt, so daß für das

[66] Wie bereits in Abschnitt 7.5 beschrieben, fehlen hinsichtlich des Einbezugs von LBG oder Gebärdensprache in einen integrativen Unterricht konkrete wissenschaftliche Darstellungen bzw. methodisch-didaktische Vorgehensweisen.

[67] Nachhall entsteht, wenn nicht mehr zwischen dem ursprünglichen Schall und den in einem geschlossenen Raum zurückgeworfenen Schallwellen zu unterscheiden ist.

betreffende Kind eine zusätzliche Belastung entsteht, weil es aus der Geräuschkulisse erst Sprache herausfiltern muß. Eine lange Nachhallzeit wirkt sich aus diesen Gründen bei hörgeschädigten Kindern sehr viel negativer für die Sprachwahrnehmung aus als bei hörenden (vgl. SCHÖLER 1993, 175).

Um derartige Beeinträchtigungen der Sprachwahrnehmung zu verhindern, muß Nutzschall (Stimme des Lehrers) und Störschall (Geräusche) in ein ausgewogenes angemessenes Verhältnis zueinander gebracht werden. Das kann mit einer die Störgeräusche verhindernden Mikroport-Anlage erreicht werden, die aus einem FM-Sender und Richtmikrofon für den Lehrer sowie einem FM-Empfänger für den Schüler besteht (vgl. LÖWE 1987, 94ff). Praktische Erfahrungen mit der Mikroport-Anlage haben allerdings ergeben, daß sie besser erst eingesetzt wird, wenn eindeutige Lehrer-Schüler-Gesprächsphasen gegenüber dem überwiegend binnendifferenzierten selbsttätigen Unterricht der ersten Grundschuljahre dominieren. Ferner können Nebengeräusche und Echo durch die Wahl eines niedrigen Klassenraumes, der nicht zur Straße liegt, durch Teppichböden und Vorhänge, durch Behängen von kahlen Wänden, Anbringen von Filzgleitern an Stuhlbeinen, welche laute Geräusche beim Stühlerükken verhindern, sowie durch schallschluckende Deckenplatten bzw. Tücher an der Zimmerdecke vermindert werden.

Für die Verbesserung der Sprachwahrnehmung ist es außerdem wichtig, daß der Raum, vor allem die Wandtafel, gut ausgeleuchtet ist, da ein gehörloses Kind gerade auf schriftliche Informationen angewiesen ist (vgl. Video: INSTITUT 1991; SCHÖLER 1993, 175ff).

8.2 Unterrichtsmethoden

Die allgemeinen Veränderungen des integrativen Grundschulunterrichts[68] ermöglichen nach Auffassung von Integrationspädagogen eine immer gezieltere Förderung der hörgeschädigten Schüler in der wohnortnahen sozialen Klassengemeinschaft (vgl. RAIDT 1991, 200; PODLESCH/SCHINNEN 1988, 95). Im Gegensatz zum Frontalunterricht wird der offene Unterricht aus dem Grund als besonders günstig für gehörlose Schüler erfahren, weil Akzeptanz von Verschiedenheit alltäglich bewußt gelebt wird und die Kinder sich dadurch in ihrer Normalität angenommen fühlen können. Ist offener Unterricht nicht Realität, muß das behinderte Kind allein sehen, wie gut es sich an die normalen Anforderungen anpassen kann (vgl. SCHÖLER 1993, 39).

---

[68] Die Grundlagen eines integrativen Unterrichts sind bereits in Kapitel 2 beschrieben worden und werden deshalb hier nicht noch einmal ausgeführt.

Spielpädagogische Methoden, die Rollenspiele und musische Ansätze enthalten, werden für die Integration hörgeschädigter Kinder als sehr positiv erlebt. Es ist von großer Wichtigkeit, häufig Kooperationen innerhalb der Gruppen sowie kommunikative Anlässe zu organisieren.[69] Handlungsorientierter Unterricht und Lernen in konkreten Zusammenhängen sind gerade für gehörlose Kinder von großem Vorteil, weil sie im Vergleich zu den hörenden Mitschülern über einen wesentlich kleineren Wortschatz verfügen, ihnen Satz- und Denkmuster fehlen und sie vor allem bei abstrakten Begriffen Verständnisschwierigkeiten haben. Handlungs- und projektorientierter Unterricht kann Möglichkeiten schaffen, gezielt auf konkrete und sinnlich-wahrnehmbare Tätigkeiten zurückgreifen zu können, die den Hörsinn kompensieren helfen (vgl. PODLESCH/SCHINNEN 1988, 95). Berichten aus der Praxis zufolge bietet es sich deshalb in einem integrativen Grundschulunterricht mit hörgeschädigten Kindern an, ein neues Thema mit einer handlungsorientierten Phase zu beginnen, an die sich verbale Beschreibungen der Beobachtungen und gemachten Erfahrungen anschließen. Auf der Grundlage bereits durchgeführter praktischer Tätigkeiten ist es gehörlosen Kindern trotz ihrer Sprachdefizite möglich, die verbalen Mitteilungen zu verstehen und einzuordnen. Kleine Arbeitsgruppen sind vorteilhaft, weil hörgeschädigte Kinder Informationen durch Nachahmung ihrer Mitschüler bzw. Nachfragen leichter erhalten können. Die auf Handlung ausgerichtete Unterrichtsmethode kann auch in höheren Klassenstufen beibehalten werden, indem z.B. komplizierte Spielregeln handlungsbegleitend erklärt, Lesetexte in szenischen Darstellungen und erdachten Rollenspielen gegenseitig vorgespielt werden (vgl. SCHINNEN 1989, 296).

8.2.1 Fördern von Empathie bei den hörenden Mitschülern

Sowohl Lehrer als auch Mitschüler müssen auf das hörgeschädigte Kind ausreichend vorbereitet werden, indem das Erlebnis von Gehörlosigkeit si-

[69] Eine geeignete Möglichkeit, Gesprächsführung und andere soziale Kompetenzen von integrierten gehörlosen Grundschülern und ihren Mitschülern aufzubauen, bietet z.B. das spiel- und handlungsorientierte Konzept, das seit 1985 an 32 Kölner Grund- und Sonderschulen praktiziert wird. Dieses Konzept wird in einer Doppelstunde pro Woche in den ersten beiden Klassenstufen realisiert. Neben der Entwicklung von Planungsfähigkeit wird der Aufbau sozialer Kompetenz angestrebt, um entwicklungsverzögerte Kinder nicht von vornherein in Außenseiterrollen zu drängen und gleichwertige Beziehungen aufbauen zu können. Diese Kompetenz soll dadurch erreicht werden, daß Kinder lernen, sich sprachlich auszutauschen, die Perspektive anderer zu verstehen, selber Bedürfnisse zu äußern und Bedürfnisse anderer zu akzeptieren. Ferner steht das Erlernen von Konfliktfähigkeit im Vordergrund, indem Konflikte in Rollenspielen ausgetragen und ausgehalten werden. Dabei gewinnt das Rollen- und Phantasiespiel eine große Bedeutung, da diese Spielform einen Perspektivwechsel sowie ein Ausprobieren verschiedener realer und fiktiver Rollen erlaubt. Vgl. FRITZ/KELLER 1993, 34f.

muliert wird. Demonstrationen in Form von Ton- und Videokassetten mit gefilterter Sprache sowie Dia-Serien zum Mundablesen unterstützen die Fähigkeit der Schüler, sich in die Situation eines Hörgeschädigten hineinzuversetzen und Sensibilität und Einfühlungsvermögen zu entwickeln. Eine weitere Übungsmöglichkeit bietet sich an, wenn bei einem Film der Ton abgestellt wird (vgl. LÖWE 1987, 49f).In Grundschulen kann dieses Vorhaben durchgeführt werden, indem sich die Kinder ihre Ohren zuhalten und Mundabsehen von Wort- und Zahlenreihen oder kurzen Erzählungen üben. Insbesondere bei älteren Schülern ist es wichtig, daß sie lernen, eine möglichst gut funktionierende Kommunikation untereinander aufzubauen. Die Klasse kann dem hörgeschädigten Mitschüler durch Nachfragemöglichkeiten, Sprach- und Sprechdisziplin die Kommunikation erleichtern.

8.2.2 Notwendige Hilfen für das Lippenablesen[70]

- Es ist für das hörgeschädigte Kind zwecks Lippenablesen förderlich, alle Gesichter der Lehrer und Klassenkameraden, die mit natürlichem oder künstlichem Licht gut beleuchtet sein sollten, sehen zu können.
- Ein dem Kind gehörender Drehstuhl kann die Ablesesituation aus dem Grund erleichtern, weil es schnell Richtungsänderungen vornehmen kann.
- Ebenfalls werden zum optimalen Sehen der Gebärden gute auf den hörgeschädigten Schüler abgestimmte Lichtverhältnisse benötigt.
- Beeinträchtigungen des Lippenablesens können daraus resultieren, daß das betreffende Kind von Sonnenstrahlen geblendet wird. Dieser Zustand ist zu vermeiden.
- Um eine gut funktionierende Kommunikation zu gewährleisten, müssen die Gesprächspartner lernen, zu den hörgeschädigten Kindern antlitzgerichtet zu sprechen sowie Blickkontakt zu ihnen zu halten. Derartige Maßnahmen können die Klassenkameraden bspw. im Erstleseunterricht anhand von Spielen zur Hörerziehung trainieren, die Übungen zum Mundablesen, stumme Worträtsel und Lesespiele vor dem Spiegel beinhalten.
- Für den gehörlosen Schüler ist es notwendig, daß der Lehrer beim Sprechen immer zur Klasse schaut und sein Sprechen beim Tafelanschrieb unterbricht. Der Einsatz eines OH-Projektors anstelle der Tafel ist hilfreich, da einerseits der Lehrer seinen Schülern nicht den Rücken zukehren muß und andererseits Störlärm beim Schreiben auf die Folie im Gegensatz zum Tafelanschrieb vermieden wird.

[70] Die Informationen stammen vor allem aus den Videofilmen. Vgl. INSTITUT 1990 und LÖWE 1987, 54ff; SCHÖLER 1993, 169ff; SCHINNEN 1988, 194; MORDT 1994, 3.

- Die Lehrkraft sollte darauf achten, daß weder Haare bzw. Bart noch Bücher ihre Lippen verdecken, weil die Sprachwahrnehmung auch die Beobachtung von Mund, Wangen, Augen, Stirn, Hals und Kehlkopf einschließt.
- Als beste Entfernung zum optimalen Lippenablesen hat sich ein Abstand von 3 m zwischen Sprechendem und hörgeschädigtem Schüler herauskristallisiert. Der Lehrer sollte, um dem hörgeschädigten Kind nicht zusätzliche Probleme beim Lippenablesen zu bereiten, nicht im Klassenzimmer umherlaufen, sondern möglichst auf Gesichtshöhe des Kindes sein.
- Um dem gehörlosen Kind sowohl Ablesen als auch inhaltliches Verständnis zu erleichtern, ist es günstig, wenn die Lehrkraft in einfachen, leicht verständlichen, klar strukturierten Sätzen redet. Ferner ist es wichtig, nicht zu langsam zu sprechen, weil in diesem Fall oftmals jedes Wort einzeln gespeichert werden muß und zu einer Überforderung der Merkfähigkeit führen kann. Übermäßiges Schreien seitens Lehrperson und Mitschülern ist zu vermeiden, da der starke Lärm für das mit Hörgeräten ausgestattete Kind ansonsten sehr unangenehm werden kann.
- Sowohl Lehrkraft als auch Mitschüler sollten beim Sprechen weder einzelne Wörter noch unvollständige Sätze verwenden. Einzelne Wörter sind ohne den dazugehörigen Kontext besonders dadurch schwer verständlich, daß unterschiedliche Wörter identische Mundbilder aufweisen können. Auch vom Klang her unterschiedliche Vokale werden manchmal – abhängig vom Konsonantenumfeld – sehr ähnlich ausgesprochen. Dadurch kann das Kind bestimmte Wörter weder durch Hören noch durch Sehen unterscheiden – die Wortbedeutung kann nur aus dem Textzusammenhang erschlossen werden.
- Es ist notwendig, darauf zu achten, daß nicht zu viele überflüssige Gesten das Sprechen begleiten.

8.2.3 Maßnahmen zur Erleichterung des Lernens[71]

- Der offene Unterricht muß besonders für hörgeschädigte Kinder, aber auch für die übrigen Mitschüler eine klare Gliederung und Strukturierung aufweisen. Dies läßt sich auf der einen Seite mit im Klassenraum aufgehängten Symbolen in Form von Bild- und Schriftkarten für Stuhlkreis, Gruppen- und Einzelarbeit, Pause, für immer wiederkehrende Übungen und Aktivitäten, Freiarbeit, Drucken etc. als auch

[71] Die Informationen stammen vor allem aus: SCHÖLER 1993, 166; LÖWE 1987, 56ff; Video: »Institut« 1990; ZANGG 1992, 12ff; MORDT 1994, 4ff; SCHINNEN 1989, 295f.

durch ritualisierte Formen realisieren. Dieses Informationssystem eignet sich besonders für Kinder, die bisher keine Lautsprachanbahnung hatten. Auf der anderen Seite kann eine Gliederungsübersicht über das jeweilige Unterrichtsthema, den jeweiligen Unterrichtsstoff sowie –verlauf eine Orientierung gewährleisten.

- Ferner ist es wichtig, alle Hausaufgaben und die Schlüsselbegriffe einer Unterrichtsstunde auf dem OH-Projektor zu vermerken. Zum Darstellen von Zusammenhängen eignen sich besonders farbige Pfeile und Kurzerklärungen. Nach Beendigung eines Themas sollten die wichtigsten Aspekte zusammengefaßt werden. Wird das Thema zwischendurch gewechselt, ist es notwendig, deutlich darauf hinzuweisen.
- Bei Filmpräsentationen ist es vorteilhaft, wenn sich das gehörlose Kind die jeweiligen Begleittexte zum Film vorher ansehen kann und der Lehrer ihm zum Schluß ein Filmprotokoll aushändigt. Praktische Anschauungen und sprachliche Erklärungen dürfen nicht gleichzeitig erfolgen, weil sie Ablesen unmöglich machen.
- Hörgeschädigte Kinder haben einen geringeren Wortschatz und meist weniger Aufnahmekapazität als hörende. Die Einführung von neuen Begriffen bedarf deshalb besonders großer Sorgfalt. Dazu ist es hilfreich, Begriffe mehrfach zu umschreiben, in Rollenspielen, Gegenständen und in Anwendungsbeispielen zu verdeutlichen – vor allem gilt dies für ähnlich klingende bzw. aussehende Wörter (Bein – Pein, Boot – Brot, Spott – Sport). Auch die unterschiedlichen Bedeutungen eines Wortes müssen gut erklärt werden. Es ist sinnvoll, die neuen Begriffe in vielen Zusammenhängen zu verwenden, ohne ständig Synonyme zu benutzen.
- Ein wichtiges Lernziel sowohl für das hörgeschädigte Kind als auch für seine Mitschüler ist der Umgang mit Wörterbüchern, um unbekannte Begriffe schnell klären zu können.
- Wörter, die das hörgeschädigte Kind noch nicht gut beherrscht, können mit Hilfe der jeweiligen Betonungszeichen und phonetischer Umschrift geübt werden. Vom betreffenden Schüler falsch ausgesprochene Wörter sollten keine negative Bewertung nach sich ziehen, um das Kind nicht zu entmutigen und zum Verstummen zu bringen, während Korrekturen des Inhalts wünschenswert sind.
- Resthörige Kinder verstehen im allgemeinen keinen Dialekt, sondern nur Schriftdeutsch.
- Um das hörgeschädigte Kind besser verstehen zu können, ist es wichtig, daß die Lehrkraft viel mit dem Kind spricht. Im Fall, daß sie das Kind nicht verstanden hat, sollte sie nachfragen und um Wiederholung bitten. Der Schüler wird sich nicht ernstgenommen fühlen, wenn die Lehrperson ständig so tut, als hätte sie ihn verstanden, obwohl es nicht zutrifft.
- Da Hörgeschädigte oftmals Schwierigkeiten mit Gleichgewicht und Raumlageorientierung sowie mit Gestaltwahrnehmung haben, ist es

günstig, in Geometrie begreifbares Anschauungsmaterial anzubieten, das zur Erinnerung an Begriffe wie Kreis, Pyramide, Würfel immer bereit steht. Mündliche und schriftliche Versprachlichungen sind auch im Bereich der Mathematik sehr wichtig.

- Lernbereiche, die geistig besonders anspruchsvoll sind, sollten in den ersten Schulstunden liegen, da das hörgeschädigte Kind durch das anstrengende Lippenablesen schnell ermüden kann.
- Es ist nötig, den Wissensstand gelegentlich mit Kontrollfragen zu testen. Fragen, die der Verständnisüberprüfung dienen, sollten nicht ständig vor den anderen Schülern an das hörgeschädigte Kind gerichtet werden, um es nicht in eine Klassenrolle als »Versager« zu drängen. Die Lehrkraft kann vielmehr dem hörgeschädigten Kind die Sprachwahrnehmung erleichtern, indem sie Aussagen von Mitschülern und eigene Aussagen mehrfach wiederholt und kurz zusammenfassen läßt.
- Die Aufgabenstellung bei Leistungskontrollen muß bezüglich ihrer Verständlichkeit und Wortwahl für das hörgeschädigte Kind überprüft werden. Als sinnvoll hat es sich erwiesen, daß das gehörlose Kind die Aufgabenstellung im Anschluß an die Erklärungen für die ganze Klasse noch einmal mitgeteilt bekommt.
- Da es gehörlosen Kindern nahezu unmöglich ist, gleichzeitig zu schreiben und vom Mund abzulesen, ist es notwendig, daß Mitschüler ihnen vor allem in höheren Klassen eine Durchschrift anfertigen und Lehrer während der Hefteintragungen des Kindes mit dem Sprechen aufhören.
- Dem hörbeeinträchtigten Kind sollte ausdrücklich gestattet werden, Informationen beim Tischnachbarn zu erfragen.
- Erläuterungen der Arbeitsaufträge können auch durch Gesten und Teilhandlungen verdeutlicht werden. Erfahrungen einer Lehrerin zufolge ist es im Fall, daß ein hörgeschädigtes Kind die Arbeitsanweisungen nicht versteht, hilfreich, wenn es sich für die betreffende Arbeit hörenden Mitschülern anschließen, sich an ihren Handlungen orientieren und sie nachahmen darf.

8.2.4 Gesprächsführung[72]

Hinsichtlich der Teilnahme an Klassendiskussionen ist es für das hörgeschädigte Kind notwendig, daß in der Klasse bestimmte Gesprächsregeln gelten. Gespräche in einer Großrunde sind für gehörlose Schüler aus dem Grund schwierig zu verfolgen, weil die akustischen Bedingungen sehr

[72] Die Informationen stammen vor allem aus LÖWE 1985, 164; SCHINNEN 1988, 188ff; SCHINNEN 1989, 297.

schlecht sind, die FM-Mikroport-Anlage bei spontanen Schüler-Äußerungen oftmals nicht wahrgenommen wird, der Sprecherwechsel so schnell erfolgt, daß das Ablesen z.T. unmöglich gemacht wird. Das Einhalten einer Gesprächsdisziplin ist deshalb sehr wichtig. Günstiger ist es, Gespräche in kleinen Gruppen durchführen zu lassen, so daß das Mundablesen aufgrund der geringen räumlichen Distanz möglich ist.

Dem gehörlosen Schüler sollte erlaubt werden, sich den für ihn geeignetsten Sitzplatz auszusuchen. Optische Medien, Arbeitsmittel, Bilder zur Veranschaulichung und problemverdeutlichende Rollenspiele können zur Unterstützung eines abstrakten Diskussionsthemas für den hörgeschädigten Schüler sehr hilfreich sein. Ferner sollte er Zeit bekommen, jeweils den neuen Sprecher ausfindig zu machen, um die Gespräche mit Hilfe des Lippenablesens von Anfang an mitzubekommen. Als unterstützende Maßnahme dazu können entweder die jeweils neuen Sprecher in der Diskussionsrunde mit Namen angeredet werden, oder das Mikrophon der Mikroportanlage kann den Sprechenden bezeichnen. Wichtig ist es zu vermeiden, daß Schüler dazwischenreden und mehrere gleichzeitig sprechen, da Lippenablesen in einem solchen Fall nicht funktionieren kann. Den hörgeschädigten Kindern kann die Aufgabe übertragen werden, ihre Klassenkameraden, wenn nötig, daran zu erinnern, deutlich und langsam zu sprechen. Diskussionen sind meist geprägt von nicht vermeidbaren Gedankensprüngen, Abschweifungen, Assoziationen, Ausschmückungen und langen Monologen, die die Konzentrationsleistung der hörgeschädigten Schüler auf eine harte Probe stellen und den inhaltlichen Zusammenhang unterbrechen. Nach längeren Beiträgen ist es deshalb sinnvoll, daß die Lehrperson die Aussagen in verständlicher Form prägnant wiederholt, damit einerseits die hörgeschädigten Schüler den Gesprächsfaden nicht verlieren, andererseits die Mitschüler nicht ständig in ihren Gesprächen unterbrochen werden. Als Alternative zu dieser Maßnahme bietet es sich an, den Kern der Aussagen stichwortartig an der Tafel festzuhalten. Das Diskussionsergebnis sollte in möglichst klarer mündlicher oder schriftlicher Form fixiert werden.

8.2.5 Mit den Augen hören: Wer schlecht hört, muß mehr sehen

Um die Schwierigkeiten in der Sprachwahrnehmung zu kompensieren, ist für Schüler mit Hörbeeinträchtigungen eine verstärkte Visualisierung der Unterrichtsinhalte notwendig, die z.B. durch folgende Maßnahmen realisiert werden kann:

- Ermöglichung zahlreicher Primärerfahrungen mit Gegenständen und Lebewesen; vielfacher Gebrauch von abwechslungsreichen kreativen

Arbeitsmaterialien;
- vermehrter Einsatz eines OH-Projektors bzw. einer Wandtafel;
- Arbeitsblätter zur Vor- und Nachbereitung des Unterrichtsstoffs;
- schriftliche Lernzielkontrollen und viele Wiederholungen;
- Verwendung zahlreicher Lernspiele[73].

8.3 Zusätzliche Belastungen durch integrative Beschulung hochgradig hörbeeinträchtigter Kinder – Herausforderung oder Überforderung?

8.3.1 Kritische Einwände gegen schulische Integration

Gegen integrative Beschulung gehörloser Kinder wird außer den bereits genannten Gründen vielfach eingewandt, daß sie sowohl für Mitschüler als auch Regelschullehrer eine zu große Belastung darstellen (vgl. WICHERT 1989, 106).

TIEFENBACHER hält die in methodisch-didaktischer Hinsicht gestellten *Anforderungen* sowohl an den *Regelschullehrer* als auch an die *Mitschüler* für zu hoch, weil der ganze Unterricht auf die Bedürfnisse des hörgeschädigten Kindes abgestimmt werden muß: z.B. hinsichtlich der Vereinfachung der gesamten Unterrichtssprache, der Verlangsamung des Kommunikationsflusses und der Erarbeitung von Sprachinhalten, die den hörenden Kindern bereits bekannt sind. Die Lehrkraft benötigt im Durchschnitt trotz der gleichen Anzahl von sachbezogenen Dialogen sehr viel mehr Zeit für das betreffende hörgeschädigte Kind, um es in Klasseninteraktionen miteinzubeziehen und sich verständlich zu machen. Dieser Umstand führt nach Meinung von TIEFENBACHER zu einer Benachteiligung der hörenden Mitschüler, die in ihrer sprachlichen Entwicklung nicht ausreichend gefördert werden. Auch VOIT schließt sich seinen Argumenten an und zählt ferner als Nachteile auf, daß die Lern- und Lehrmotivation beeinträchtigt wird und die Qualität der Lernprozesse sinkt (vgl. VOIT 1991, 189).

Regelschullehrer haben im allgemeinen in der Unterrichtung Gehörloser keine speziellen Kenntnisse. Befragungen in Großbritannien machten deutlich, daß der durchschnittliche Lehrer mit der Integration eines gehörlosen Kindes z.T. sehr überfordert ist (vgl. HEßMANN 1988, 107).

---

[73] wie z.B. Bilderdomino, Memorie, Kartenspiele, die speziell für die Sprachentwicklung hörgeschädigter Kinder entwickelt wurden. Vgl. SCHÖLER 1993, 125; vgl. ARBEITSGRUPPE INTEGRATION 1992, 51.

8.3.2 Eine andere Sichtweise und mögliche Bewältigungsstrategien

Auch Befürworter einer integrativen Unterrichtung gehörloser Schüler erkennen die zusätzlichen Belastungen für Mitschüler und Lehrer an. Sie sehen daneben aber auch die positiven Auswirkungen und fragen z.B. nach den persönlichen Bereicherungen durch schulische Integration.

In einer von Löwe 1985 ermittelten Fragebogen-Erhebung in der Bundesrepublik und der Schweiz gaben drei Viertel der Klassenlehrer (81 von 112 Lehrern) an, daß sie das hörgeschädigte Kind als eine *Bereicherung* für ihre Klasse bezüglich des Lern- und Leistungs- sowie Sozialverhaltens erlebten. Als Gründe nannten sie vor allem, daß sich durch das Bemühen um Integration und Akzeptanz des hörgeschädigten Kindes eine feste Klassengemeinschaft entwickelt hatte. Die Mitschüler bekamen durch die miterlebten offensichtlichen Schwächen eines Kindes Verständnis für Schwächen anderer. Ferner erkannten sie, daß sie dem gehörlosen Klassenkameraden nicht mit Mitleid, sondern mit Hilfsmaßnahmen beistehen können. Das Überdenken der Unterrichtsmethoden verstanden die befragten Lehrkräfte als pädagogische Herausforderung (vgl. Löwe 1985, 87).

Die durch die Integration eines hörgeschädigten Kindes ausgelöste Auseinandersetzung mit Sprache und Sprechen fordert zum Reflektieren der eigenen Sprache heraus, was *positive* Rückwirkungen auf die ganze Klasse hat (vgl. Löwe 1987, 83). Die Sprachkompetenz auch der Mitschüler wird dadurch gefördert, daß auf Verständnisfragen der hörgeschädigten Kinder *Begriffsbedeutungen* durch Erklärungen, Umschreibungen, Beispiele und Synonyme erläutert werden müssen, so daß ihr aktiver Wortschatz sich sehr erweitern kann. Auch der Einsatz spezieller Hörgeschädigtenmethoden wirkt sich auf Schwierigkeiten von lese-rechtschreib-schwachen Grundschülern förderlich aus (vgl. Schinnen 1989, 296ff).

Neben der positiven Sichtweise suchen Integrationspädagogen nach Möglichkeiten, die Belastungen, so weit es geht, zu reduzieren oder sogar zu beseitigen. Dabei gehen sie davon aus, daß körperliche und seelische Belastungen sowie Streß subjektiv erst dann als gefährlich erlebt werden, wenn sie zu Krisen der ganzen Persönlichkeit führen. Die Krisen beinhalten dabei eine Art innerseelische Dynamik, die anzeigt, daß etwas nicht mehr läuft wie zuvor und bewältigt sowie verändert werden muß.

Um Belastungen zu vermindern und Krisen zu überwinden, müssen Bewältigungsversuche initiiert werden. Dabei ist jedoch zu beachten, daß Belastungen kein eindimensionales und monokausales Phänomen, sondern ein multidimensionales Geschehen sind, dessen Einflußfaktoren schwierig zu analysieren sind. Die Komplexität wird schon dadurch deutlich, daß sowohl die Anzahl der Krisen als auch die Kompetenzen und Möglichkeiten ihrer Bewältigung von den einzelnen Persönlichkeiten abhängen (vgl. Müller 1993a, 152ff).

Belastungen des Regelschullehrers können am besten in enger Kooperation mit dem Ambulanzlehrer und durch Mitarbeit der Eltern gemildert werden. Entlastungen können meist bereits schon durch eine umfangreiche Information in Form von Einführungskursen und Informationsmaterialien erreicht werden, wodurch Unsicherheiten reduziert werden.[74] Aus seinen langjährigen Erfahrungen als Leiter der Pädaudiologischen Beratungsstelle in Zürich schließt MÜLLER, daß die Lehrer den zusätzlichen Mehraufwand akzeptieren, sofern sie wissen, daß sie jederzeit Beratung und Hilfe von Fachleuten bekommen können.[75]

Die Belastungen bei Integration eines hörgeschädigten Kindes werden von Regelschullehrern meist dann sehr stark empfunden, wenn Arbeitsbedingungen ungünstig sind, die Schülerschaft groß und schwierig ist, so daß ein gehörloses Kind als Zusatzproblem erscheint (vgl. LYNAS 1989, 67). So sind es Erfahrungen von SCHÖLER zufolge die aggressiven verhaltensgestörten Kinder in der Klasse, die dem Lehrer mehr Zeit und Kraft abverlangen. Deshalb würde es nach ihrer Ansicht für den Regelschullehrer eine zusätzliche Erleichterung bedeuten, wenn bei der Zusammensetzung der Klasse sowie bei den Rahmenbedingungen (z.B. Klassenraum) auch von seiten der Schulleitung auf seine Bedürfnisse besonders Rücksicht genommen wird (vgl. SCHÖLER 1992, 81). Nur wenn auf gesellschaftlicher Ebene keine Grundlagen für integrative Prozesse und die entsprechende Bewußtseinsbildung geschaffen werden, ist die Gefahr einer Selbstüberforderung der beteiligten Pädagogen sehr groß.

---

[74] So erhält jeder betroffene Regelschullehrer von seinem integrierten hörgeschädigten Kind in der Schweiz die Informationsbroschüre: ZANGG, Paul (1992): »Ich höre die Glocke nicht« und in Hessen die Informationsbroschüre: HESSISCHES KULTUSMINISTERIUM; HESSISCHES MINISTERIUM FÜR WISSENSCHAFT UND KUNST (Hrsg.) (1992): »Handreichungen zur ambulanten Förderung hörgeschädigter und sehgeschädigter Schülerinnen und Schüler in allgemeinen Schulen«. Nachdruck aus dem Amtsblatt Nr.11/92 .

[75] Vgl. MÜLLER 1993a, 148f. In der Schweizer Region Bern werden Regelschullehrer vom regionalen Audiopädagogischen Dienst zunächst schriftlich informiert, bevor sie ein hörgeschädigtes Kind unterrichten, und werden dann zum Zweck der Beratung von Hörgeschädigtenpädagogen in einer Unterrichtsstunde besucht. Alle betroffenen Lehrkräfte werden ferner einmal jährlich zu einer Zusammenkunft eingeladen, wo sie informiert werden, sich austauschen und beraten können. Vgl. ZANGG 1992, 75.

9 Spannungsfeld von kultureller Identität und Assimilation in die Gesellschaft am Beispiel von fünf Ländern

Die Schulbildungsmöglichkeiten von Kindern mit hochgradigen Hörbeeinträchtigungen sind weltweit sehr umstritten, z.T. werden sie auch gar nicht in Betracht gezogen, wie z.B. in Brasilien. Ansonsten variieren sie zwischen den Extremen einer völligen segregierten Beschulung auf der einen und einer Teil- bzw. Vollintegration auf der anderen Seite. Es ist dabei eine große Vielfalt von Organisationsformen und Methoden vorhanden. JUSSEN kommt bei einem internationalen Vergleich zu dem Ergebnis, daß »der generelle Trend in der Gegenwart weltweit durch das Konzept der Integration bestimmt wird...Die Beschulung hörgeschädigter Kinder und Jugendlicher gemeinsam mit hörenden Mitschülern ist im Ausland der Regelfall« (JUSSEN 1984, 288).[76]

Ich werde unterschiedliche Vorgehensweisen und Entwicklungen in bezug auf die Integration hochgradig hörbeeinträchtigter Kinder exemplarisch an vier europäischen Ländern und einem afrikanischen Land verdeutlichen, ohne dabei besonders auf die kulturellen und gesellschaftlichen Unterschiede einzugehen. Die schulische Integration gehörloser Kinder stellt zwar in Deutschland eine Erziehungswirklichkeit dar, wird aber nur in geringem Umfang praktiziert.

> »Deutschland ist bei Fragen der schulischen Integration schwerhöriger und gehörloser Kinder eher ein Entwicklungsland ...« (LEONHARDT 1996, 18)

In Großbritannien dagegen ist sie sehr weit fortgeschritten, im italienischen Südtirol wird sie im Grundschulbereich in Form von Teil- oder Vollintegration durchgeführt, und in der deutschsprachigen Schweiz ist sie im Vergleich zu der umfassenden Integration schwerhöriger Kinder zwar geringer, aber tendenziell zunehmend vorhanden. Im Gegensatz dazu hat sich in Schweden eine Entwicklung eingestellt, die von der schulischen Integration gehörloser Kinder zugunsten einer segregierten

[76] Eine erfolgversprechende integrative Beschulung führen zum Beispiel Australien, Israel, die USA und Frankreich durch (LEONHARDT 1996, 18).

Beschulung wieder Abstand nimmt. Die HPS in Uganda ist ein Beispiel dafür, wie Integration auch ohne die für uns selbstverständlichen Rahmenbedingungen möglich ist.

9.1 Großbritannien

In Großbritannien wird die Schulbildung auf der Grundlage von Erziehungsgesetzen autonom von der örtlichen Schulaufsicht jeweils für den eigenen Bezirk geregelt (vgl. Bishop/Gregory 1989, 74).

In dem 1944 in Großbritannien erlassenen »Education Act«, in dem gehörlose und schwerhörige Kinder deutlich unterschieden wurden, wurde für schwerhörige Kinder ein Regelschulbesuch mit sonderpädagogischer Unterstützung als Möglichkeit angeboten. Schon um 1947 wurden »units for partially hearing children« eingerichtet – das waren Sonderklassen für hörgeschädigte Kinder an Regelschulen (vgl. Löwe 1992, 165ff). In den »units« werden Schüler unterschiedlichen Alters und unterschiedlicher Leistungsniveaus unterrichtet, die in bestimmten Fächern Regelklassen besuchen. Mitte der 70er Jahre folgte dann die Integration hochgradig Hörgeschädigter bzw. Gehörloser in den »units« (vgl. Lynas 1989, 63). Inzwischen werden gehörlose Kinder oftmals nicht mehr in »units«, sondern in Einzelintegration unterrichtet (vgl. Bishop/Gregory 1989, 72). Kinder, die kein Restgehör haben, sind auch in Regelschulen integriert und werden im Unterricht mit Gebärden unterstützt. So werden in bestimmten englischen Regionen Gebärdensprachdolmetscher für die gesamte Schulzeit angeboten (vgl. Lynas 1992, 169). Eine solche Möglichkeit für gehörlose Kinder wurde beispielsweise 1987 in Leeds geschaffen. Neben wohnortnaher Integration gehörloser Kinder in Regelschulen, die auf lautsprachlicher Grundlage basiert, gibt es integrative Maßnahmen in Form bilingualer Erziehung. Diese finden an zahlreichen speziell ausgesuchten Regelschulen, sogenannten »Resource Schools« statt, an denen meist auch gehörlose Lehrer angestellt sind (vgl. Pickersgill 1992, 293ff).

1981 wurde in einem erneuten »Education Act« verabschiedet, daß möglichst alle Kinder mit behinderungen in Regelschulen unterrichtet werden sollen. Dieses Gesetz trat 1983 in kraft. Die Eltern haben danach das Wahlrecht für die Schulart ihrer Kinder, das notfalls mit Unterstützung der Gehörlosenverbände durchgefochten wird (vgl. Frerichs 1992, 321). Nach Angaben von Lynas waren 1988 in Großbritannien ungefähr 20.000 hörgeschädigte Kinder individuell wohnortnah integriert, von denen die meisten hochgradig schwerhörig oder gehörlos waren, während weitere 5.000 meist hochgradig schwerhörige und gehörlose Kinder in Sonderklassen oder -gruppen an Regelschulen und 3.000 hörgeschädigte

Kinder, meist mit Zusatzbehinderungen, in Sonderschulen unterrichtet wurden (vgl. Lynas 1989, 63f). Dagegen waren Untersuchungen von Andreas Markides zufolge 1989 sogar 80% der 35.000 hörgeschädigten Kindern in Regelschulklassen und etwa 12% in Sonderklassen an Regelschulen integriert, während ca. 8% Gehörlosenschulen besuchten. Das bedeutet, daß 1989 32.200 hörgeschädigte Kinder integriert und 2.800 segregiert unterrichtet wurden (vgl. Löwe 1990, 203). 1990 informierte Ivan Tucker die Öffentlichkeit darüber, daß in Großbritannien nur noch 2% aller hörgeschädigten Kinder Sonderschulen besuchen (vgl. Löwe 1992, 165ff).

In Großbritannien konnten in den 70er und 80er Jahren 60% der Sonderschulen für hörgeschädigte Kinder geschlossen werden. Viele der Gehörlosenschulen haben sich auf die Beschulung hörgeschädigter Kinder mit Mehrfachbehinderungen spezialisiert, bieten z.T. manuelle Kommunikationsmittel als Alternative zur Lautsprache an oder wandelten sich in Dienstzentren für Hörgeschädigte um (vgl. Löwe 1992, 143ff). In Leicestershire gibt es seit 1975 ein sonderpädagogisches Förderzentrum mit derzeit 33 Ambulanzlehrern, die hörgeschädigte Kinder in Regelschulen betreuen. Von den dort integrierten 500 hörgeschädigten Kindern hat ungefähr die Hälfte eine hochgradige Hörschädigung. Nur neun Kinder besuchen die Gehörlosenschule (vgl. Müller 1993a, 288).

9.2 Italien: Südtirol

Durch die Teilung Tirols bedingt, hat es nur im österreichischen Tirol eine deutschsprachige Gehörlosenschule gegeben, während im italienischen Südtirol niemals eine eigene Gehörlosenschule existierte. Die Südtiroler Familien waren zunächst gezwungen, ihre gehörlosen Kinder nach Österreich zu schicken. 1977 wurde mit dem Gesetz 517 in Italien gesetzlich festgelegt, daß alle Kinder mit Behinderungen, also auch die gehörlosen, zusammen mit nichtbehinderten eine gemeinsame Schule besuchen sollen.

Viele Gehörlosenschulen in Italien sind inzwischen geschlossen worden, und die gehörlosen Kinder besuchen wohnortnahe Regelschulen. Jeweils vier integrierten Kindern mit Behinderungen steht ein Stützlehrer zu, so daß in einzelnen Provinzen Italiens zusätzliches Hilfspersonal eingestellt werden mußte, um an den Schulen hinsichtlich der Personalsituation alle Voraussetzungen für eine Integration zu schaffen. Seit 1986 gibt es in Italien keine spezielle Ausbildung zum Gehörlosenlehrer mehr, sondern nur noch eine polivalente Spezialausbildung zum Stützlehrer für alle Behinderungsarten, die besonders die Richtungen Lern- und Geistigbehindertenpädagogik umfaßt (vgl. Verdoes-Spinell/Verdoes 1989, 85ff).

Methodisch-didaktische und organisatorisch-strukturelle Vorstellungen, wie ein gemeinsamer Unterricht von hörenden und hörgeschädigten Kindern durchgeführt werden kann, fehlen (vgl. Claußen 1992, 104). Die schulischen Rahmenbedingungen sind keineswegs zufriedenstellend, da man sich gegenüber den hörbeeinträchtigten Kindern »so verhält, als würden sie nicht existieren« (VERDOES-SPINELL 1995, 4). Die Qualität der Schulbildung vor allem von gehörlosen Kindern hat darunter stark gelitten, besonders in den wichtigen Bereichen des Hörtrainings, Mundablesens, der Artikulation und des Sprachverständnisses. Ferner hat man im deutschsprachigen Südtirol keine Erfahrungen mit der Unterrichtung gehörloser Kinder sammeln können, weil niemals eine Gehörlosenschule existierte. Die gegenwärtige Situation wird deshalb von vielen Gehörlosenverbänden, Lehrer- und Elternvereinigungen öffentlich kritisiert. Die schulische Integration gehörloser Kinder verzeichnet inzwischen wieder einen rückläufigen Trend, und die Gehörlosenschulen müssen vermehrt gehörlose Kinder nach gescheiterter Intergration wieder aufnehmen. Der Artikel 10 des Gesetzes Nr.517/77, der hörgeschädigten Kindern die Alternative einer Beschulung sowohl in Regel- als auch in Sonderschulen ermöglicht, bekommt wieder stärkeres Gewicht.

Aufgrund der oftmals schlechten Bedingungen für die integrierten Schüler mit Hörbeeinträchtigungen wurde in der Provinz Bozen durch Elterninitiative einer folgreicheres Modell gemeinsamen Lernens entwikkelt (VERDOES-SPINELL 1995, 5). Die Anwendung des Gesetzes Nr.517/77 erfolgte im Gegensatz zu den italienischen Schulen bei den deutschen in Südtirol vorsichtiger, indem neben Einzelintegrationen kooperative Klassen als Zwischenform zwischen Sonder- und Integrationsklassen eingeführt wurden, die sehr erfolgreich sind. Der Unterricht findet dabei in den musischen Fächern, z.T. auch im Rechnen, gemeinsam und in den Leistungsfächern getrennt statt. Der Erfolg dieser Klassen zeigt sich darin, daß von den hochgradig hörgeschädigten Grundschülern 1988 zwei Drittel in kooperativen und nur ein Drittel in integrativen Grundschulklassen Unterricht erhielten (vgl. HEßMANN 1988, 108).

Die kognitive, soziale und psychische Situation der einzelintegrierten gehörlosen Kinder wird nach 10-jähriger Erfahrung sehr kritisch beurteilt, während sie bei Kindern in den kooperativen Klassen als äußerst erfolgreich beschrieben wird. Dazu zeigen gehörlose Kinder in kooperativen Schulformen ein besseres Sprachniveau, Leseverständnis und Allgemeinwissen (vgl. VERDOES-SPINELL/VERDOES 1989, 88ff). Von den einzelintegrierten Kindern, die eine schlechte sonderpädagogische Förderung erhalten, berichtet VERDOES, daß sie eine mangelhafte Sprachkompetenz haben und Leseverständnis sowie rechnerisches Denken verkümmert sind. Persönliche Unsicherheit und Versagensängste, ein geringes Selbstwertgefühl und soziale Isolierung kennzeichnen ferner ihre Situation.

9.3 Die deutschsprachige Schweiz: Kanton Zürich

Seit Ende der 50er Jahre hat die integrative Beschulung hörgeschädigter Kinder in der deutschsprachigen Schweiz im Kanton Bern begonnen. Ein großes Problem für die Integration hörgeschädigter Kinder ergibt sich in der Schweiz daher, daß zahlreiche regionale Dialekte die zwischenmenschlichen Beziehungen bestimmen. Hochdeutsch wird normalerweise nur in schriftlicher Form oder in einigen wenigen Fächern gebraucht. Für ein integriertes hörgeschädigtes Kind bedeutet diese Tatsache, daß es entweder zwei Sprachen unter erschwerten Bedingungen lernen muß oder Mitschüler und Lehrer Hochdeutsch sprechen müssen.

Innerhalb der deutschsprachigen Schweiz sind nach Informationen der Schweizerischen Vereinigung der Eltern hörgeschädigter Kinder durchschnittlich 75% der schwerhörigen und 10% der gehörlosen Kinder in Regelschulen integriert (vgl. Löwe 1990, 202). In einigen Regionen besuchen sogar ungefähr 90% aller schwerhörigen und mehr als 10% aller audiometrisch als gehörlos diagnostizierten Kinder Regelschulen. (vgl. Löwe 1992, 213) In der Region Innerschweiz (Luzern, Nidwalden, Obwalden, Schwyz, Uri) sind ungefähr 80% und in der Region Zürich ca. 87% der hörgeschädigten Kinder integriert. Die ganze deutschsprachige Schweiz ist durch mehrere ambulante Betreuungssysteme abgedeckt (vgl. Müller 1994, 504f).

Neben der Unterrichtung in Sonderschulen, in Regelklassen sowie in Integrationsklassen gibt es im Kanton Zürich für behinderte Kinder noch die Möglichkeit, eine je nach Behinderungsart unterschiedliche Sonderklasse zu besuchen. Diese sind Kleinklassen der Volksschule, in denen behinderte, aber schulisch bildungsfähige Kinder unterrichtet werden. Die auf Lernzielgleichheit orientierte Kleinklasse C ist dabei insbesondere für normalbegabte Schüler mit Hör- und Sprachbehinderung, die eine besondere Förderung benötigen, konzipiert.

In den beginnenden 60er Jahren wurde in Zürich eine Pädaudiologische Beratungsstelle durch Christian Heldstab aufgebaut und durch René Müller weiterentwickelt, von der aus die Betreuung integrierter hörgeschädigter Schüler erfolgt. Im Schuljahr 1992/93 wurden im Kanton Zürich von 404 der Pädaudiologischen Beratungsstelle bekannten hörgeschädigten Kindern bereits 291 integrativ beschult. Während von den leicht- bis hochgradig schwerhörigen Kindern 13% segregiert und 87% integrativ unterrichtet wurden, besuchten von den resthörigen ca. 87% Sonderschulen und 13% Regelschulen. Die meisten der integrierten hörgeschädigten Schüler in dieser Region erhielten keine behindertenspezifischen Hilfen. Dies lag vor allem daran, daß die Betreuung und Beratung der integrierten Kinder unzulänglich war, weil sie nur von drei Mitarbeitern der Pädaudiologischen Beratungsstelle durchgeführt wurde. Aufgrund dieser schwierigen personellen Situation werden in der Region

Zürich einzeln integrierte resthörige Kinder von der Stiftung »Schule für Hörgeschädigte Meggen« bei Luzern betreut (vgl. MÜLLER 1993a, 36ff, 76ff, 101f; 1994, 504).

9.4 Schweden

Wie unterschiedlich integrative Prozesse verlaufen können, wird vor allem am Beispiel von Schweden deutlich.

Seit der 1970 in Stockholm tagenden Konferenz »International Congress on Education of the Deaf« wurde die Entwicklung der schulischen Integration hörgeschädigter Kinder verstärkt, so daß z.B. 1979/80 52% der hörgeschädigten Kinder in Regelklassen integriert und 18% in Regelschulen zu besonderen teilintegrativen Unterrichtsgruppen zusammengefaßt waren, während 30% der meist hochgradig hörgeschädigten Kinder eine Sonderschule besuchten. Obwohl in Schweden die schulische Integration von Kindern mit Behinderungen von der Gesellschaft und vom Staat stark unterstützt und gefördert wird, hat sich die Situation für gehörlose Kinder grundlegend gewandelt.

So kam es durch Initiative von Gehörlosenverbänden zu einem gravierenden Rückgang der Anzahl integrativ unterrichteter gehörloser Kinder. Schwerhörige Kinder werden in Schweden weiterhin meist voll- oder teilintegrativ an Regelschulen unterrichtet, während gehörlose inzwischen wieder Gehörlosenschulen besuchen (vgl. LÖWE 1992, 207f). Nach Informationen von TVINGSTEDT besuchten 1991 73% aller hörgeschädigten Schüler Regelschulen und 27% Gehörlosenschulen. Die schulische Integration prälingual gehörloser Schüler lehnen inzwischen alle Schweden einstimmig ab (vgl. TVINGSTEDT 1989, 60).

Der schwedische Gehörlosenbund kritisiert an der schulischen Integration, daß »das Integrationsmodell...zu einem Prestigeobjekt und Absonderung zu etwas Schändlichem« wurde (BERGMANN/WALLIN 1991, 237). WALLIN als Vertreter des Gehörlosenbundes ist aus folgendem Grund gegen schulische Integration gehörloser Kinder:

> »Wir unterscheiden uns von anderen Behindertengruppen vor allem in einer Sache, durch etwas, das für den Erfolg eines Integrationsmodells entscheidend ist: Wir können nicht über das Hören kommunizieren, alle anderen können das. Unsere Kommunikation muß auf Gebärdensprache aufbauen und deshalb sind wir gegen die sogenannte Integration. Wenn die Integration von gehörlosen Kindern (und auch von schwerhörigen Kindern) überhaupt Erfolg haben soll, muß jegliche Kommunikation in Gebärden stattfinden. ... Das ist etwas, das jene, die das Integrationsmodell unterstützen, sich nicht eingestanden haben.« (BERGMANN/WALLIN 1991, 237)

Er begründet die bevorzugte Sonderschulform außerdem damit, daß gehörlose Kinder zu einer friedvollen Entfaltung ihrer geistigen und seelischen Begabungen einen Ort brauchen, an dem sie leicht und unbeschwert kommunizieren können wie hörende Kinder auch – das ist seiner Meinung nach nur mit Gebärdensprache in Gehörlosenschulen möglich. Die Anwesenheit gehörloser Erwachsener in Schulen sieht er ferner als notwendig für die Übernahme von Rollenmodellen und den Aufbau einer eigenen Identität in einer hörenden Umwelt an.

Wie konnte es zu einem derartigen Wandel kommen? Seitens des Gehörlosenbundes führte die kritische Auseinandersetzung um das öffentlich verwendete »Gebärdete Schwedisch«[77], das zwar in den 70er Jahren auch von Gehörlosen anerkannt, dann aber von denselben aufgrund seines fremdartigen Charakters abgelehnt wurde, zu einem verstärkten Selbstbewußtsein und der öffentlich vertretenen Forderung nach Verwendung der Gebärdensprache. Daraufhin wurde die schwedische Gebärdensprache 1981 erstmals offiziell mit der Begründung anerkannt, daß Gehörlose nur mittels Zweisprachigkeit untereinander und in der sie umgebenden Gesellschaft leben und ihre Identität entfalten können (vgl. BERGMANN/WALLIN 1991, 231ff).

Der 1983 neu erlassene Lehrplan für Gehörlosenschulen, der erstmals ein bilinguales Konzept vorschreibt, geht davon aus, daß schulische Wissensvermittlung primär nur über Gebärdensprache sinnvoll stattfinden kann, welche die erste Unterrichtssprache an Gehörlosenschulen darstellt, während schwedische Schriftsprache als Zweitsprache fungiert (vgl. LÖWE 1992, 208).

Da in der Praxis Gehörlosenlehrer der Gebärdensprache nicht in dem Maße mächtig sind, wie es als notwendig erachtet wird, hat die Regierung ein fünfjähriges Programm zur Ausbildung dieser Lehrer in der schwedischen Gebärdensprache aufgebaut. Auch hörenden Eltern gehörloser Kinder werden gleich nach Diagnose der Hörschädigung Kurse in schwedischer Gebärdensprache angeboten. Dadurch, daß gehörlose Kinder sowohl im Elternhaus als auch in der Vorschule Gebärden zur Kommunikation einsetzen können, besitzen sie bei der Einschulung im Durchschnitt ein altersangemessenes gebärdensprachliches Niveau (vgl. AHLGREN 1991, 107f).

Zu den angestrebten Lernzielen gehört u.a., daß gehörlose Schüler Erfahrungen mit der Verwendung von Dolmetschern sammeln können, sich Kenntnisse über das Internationale Fingeralphabet und über Gebärdensprache in anderen Ländern aneignen, über nationale und internationale Gehörlosenorganisationen Bescheid wissen sowie Struktur und Grammatik der eigenen Gebärdensprache beherrschen. Der Erwerb der Schriftsprache soll die Schüler dazu befähigen, Schreiben als ein Mittel

[77] der LBG entsprechend.

einsetzen zu können, um mit anderen Menschen zu kommunizieren. Ferner wird im Artikulationsunterricht angestrebt, ein Grundwissen über Sprechen, Sprechorgane und Lippenablesen zu vermitteln (vgl. BERGMANN/WALLIN 1991, 242ff).

Gehörlosen werden seit 1969 in verschiedenen Bereichen, wie der Universität, Gebärdensprachdolmetscher kostenlos vom Staat zur Verfügung gestellt. 1969 wurde auch eine eigene Volkshochschule für Gehörlose gegründet. Gebärdensprache ist an der Universität Stockholm im Bereich der Linguistik ein eigenes akademisches Studienfach geworden, und es werden Fortgeschrittenenkurse für Gebärdensprachdolmetscher angeboten. Die Beherrschung der Gebärdensprache wird inzwischen von vielen Personen, die in Institutionen mit gehörlosen Menschen arbeiten, verlangt, wie Kindergärten, Schulen, psychischen Sozialdiensten für Gehörlose etc. Es gibt gebührenfreie Schreibtelefone, eine Abteilung für gebärdensprachliche Videoproduktionen und Nachrichten im nationalen Fernsehen sowie die Möglichkeit, Lehrmaterial für Gebärdensprachunterricht zu produzieren. (vgl. BERGMANN/WALLIN 1991, 232ff)

Der schwedische Gehörlosenbund bezeichnet die Situation der Gehörlosen in Schweden als eine positive Modellgesellschaft:

> »Die Zweisprachigkeit gibt uns das Gefühl, daß wir endlich anfangen, uns unserem Ziel zu nähern – gleichberechtigte Mitbürger zu werden und in aktiver Weise an allen gesellschaftlichen Belangen teilnehmen zu können.« (BERGMANN/WALLIN 1991, 241)

9.5 Uganda

Wie kann schulische Integration auch hörgeschädigter Kinder in einem Land möglich sein, das zu den Entwicklungsländern zählt und in einem der Krisenherde der Welt liegt? In einem Land, das bereits innerhalb der eigenen Grenzen große Unterschiede hinsichtlich der sozialen Bedingungen und Lebensrealitäten für seine Kinder aufweist, das beispielsweise die Situation von 1,5 Millionen AIDS-Waisen und 10.000 von Rebellen entführte Kinder zu beklagen hat? In einem Land, in dem der Gegensatz zwischen traditionellem Dorfleben und modernem Großstadtleben, die Kluft zwischen Reich und Arm sehr groß ist und die Traditionen der vielen Stämme außerordentlich vielfältig sind? In einem Land, in dem 47% der ca. 20 Millionen Einwohner unter 14 Jahre sind, die nur zum Teil die Schule besuchen? Die Anzahl registrierter Schüler ist als Folge der 1997 eingeführten kostenlosen Grundschulausbildung für die ersten vier Kinder einer Familie zwar gestiegen, aber die Schulen haben für diese neuen Schülerzahlen noch keine ausreichenden Rahmenbedingungen. Gerade in den Dörfern führt der akute Lehrermangel zum Teil zu 150-200 Schülern pro Klasse, so daß Inhalte und Ziele der Bildung in Frage gestellt werden. Auch wenn dort Kinder mit Behinderungen mit ihren nichtbehinderten Mitschülern zusammen lernen, kann von einer Integration im pädagogischen Sinn nicht die Rede sein. Hier erschweren die Rahmenbedingungen eine Integration, so daß sich ein separater Bildungsweg (Sonderbeschulung) herausgebildet hat. In der Hauptstadt Kampala entstand beispielsweise die Ntinda School for the Deaf, die gehörlose Schüler aufnimmt und Kommunikation auch mit Gebärdensprache anbietet. Viele Kinder mit Behinderungen können aber besonders in den Dörfern nicht speziell gefördert werden und werden teilweise sogar vor der Öffentlichkeit versteckt.

Ein Beispiel aber dafür, daß Integration sogar auch unter erschwerten Rahmenbedingungen sinnvoll und erfolgreich sein kann, sofern sie vom Willen aller im Umfeld Beteiligten getragen wird, ist die Hill Preparatory School (HPS) in der »Perle Afrikas« (Churchill), in Uganda.[78] Als Pionierschule für Integration in Uganda wurde die HPS 1988 von der ugandischen Women's Organisation for Special Education gegründet. Seit 1997 kann die HPS die gesamte Grundschullaufbahn von der Vorschule bis zur 7. Klasse anbieten. 155 Kinder, von denen ein Drittel Behinderungen aller Art aufwiesen, besuchten 1997 diese private Schule. Vier dieser Kinder/Jugendlichen hatten hochgradige Hörschädigungen.

Die äußere Schulreform wurde in HPS ähnlich wie in deutschen Integrationsschulen durchgeführt: ein verändertes Beurteilungssystem, die Verwendung unterschiedlicher Curricula, eine geringe Anzahl Schüler pro Klasse. Ein bis zwei Lehrer arbeiten jeweils in einer Klasse zusammen, die von der Konzeption her aus 15 Schülern bestehen soll, in der Praxis aber oft mehr Schüler hat. Niemand wird mit seinen Problemen allein gelassen. Man sucht gemeinsam nach Lösungen. Alle Lehrer werden auch von Sonderpädagogen und Psychologen regelmäßig beraten. So wurde beispielsweise festgestellt, daß ein Mädchen mit einer starken Hörschädigung, das Hörgeräte trug, dem Unterricht nicht gut folgen konnte. Die Schülerin wurde mit Hilfe sonderpädagogischer Beratung auf einen besseren Sitzplatz gesetzt. Mit der Lehrerin, die bezüglich der Hörschädenproblematik unerfahren war, wurde antlitzgerichtetes Sprechen geübt. Eine Sonderpädagogin besuchte mehrfach die Klasse, beobachtete die Situation des Kindes und gab weitere Hinweise.

---

[78] Hier hat die Verfasserin 1997 sechs Monate mitgearbeitet und die Weiterentwicklung des Schulkonzeptes miterleben dürfen.

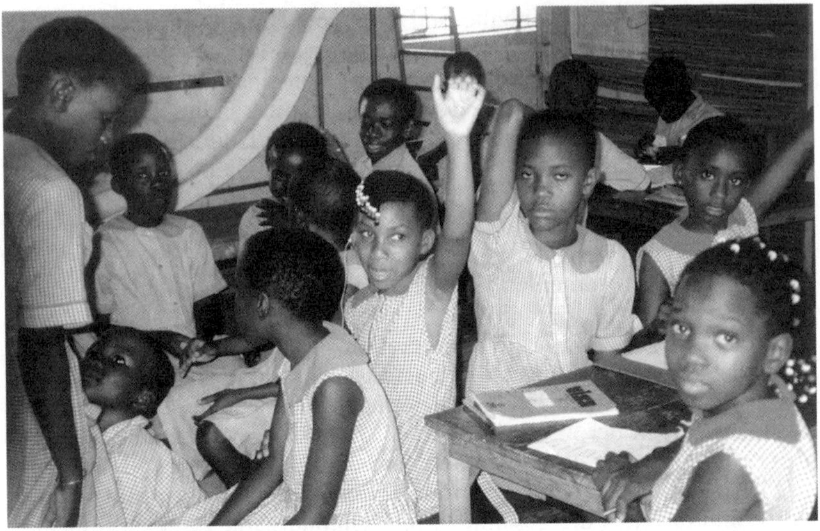

Hochgradig hörbeeinträchtigtes Mädchen mit hörenden Mitschülern.

Das nationale Curriculum, dem die Schule folgt, ist stark lernzielorientiert, aber die Lehrer schaffen für die einzelnen Schüler viele Freiräume. Auf die Entwicklung des Selbstbewußtseins und der individuellen, auch der kreativen Begabungen wird großer Wert gelegt, indem besonders Sport, Spiele und Musik eine Motivation zum Lernen bewirken sollen. Es wird sehr darauf geachtet, daß der Lernstoff kindgemäß, verständlich und sinnvoll, daß Lernen zweckgerichtet ist und nicht sinnlos ins Leere geht. So werden die von Schülern oft im Kochunterricht hergestellten Chapatis begeistert von Lehrern und Schülern gekauft. Eine hochgradig hörbeeinträchtigte Jugendliche wurde in der Zubereitung von Matooke, der Kochbanane, trainiert, die Bestandteil des anschließenden Lunch war. Jedes Kind soll auf seinem Lernniveau abgeholt werden. Hierfür werden die Stärken und Fähigkeiten jedes Kindes mittels Tests, Interviews und Beobachtungen diagnostiziert, die pädagogischen Bedürfnisse identifiziert und ein individueller Entwicklungsplan aufgestellt. Kinder mit Behinderungen bekommen Lernaufgaben mit anderem Schwierigkeitsgrad.

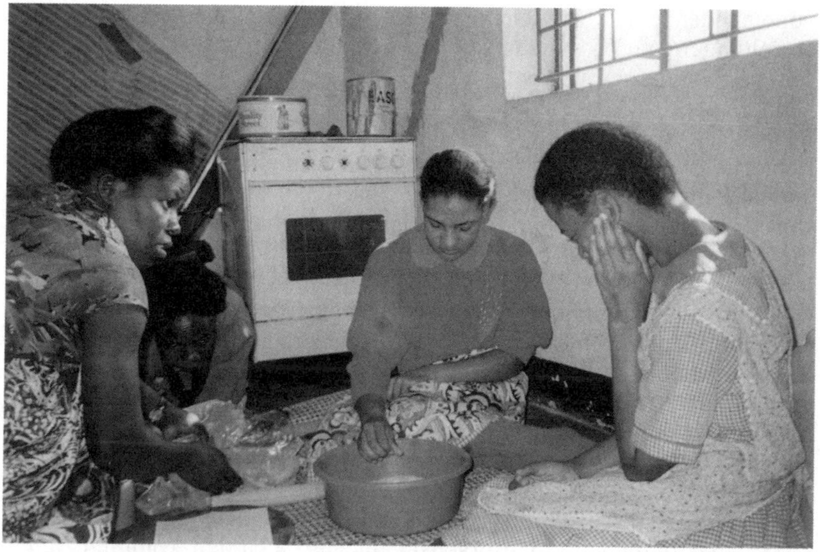

Gehörloses Mädchen lernt Chapati herzustellen.

Die Individualisierung der Lernprozesse hat allerdings Grenzen in der Materialsituation. Lernmaterialien sind sehr teuer, so daß es in der HPS nur wenige gibt - Tafel und Schulhefte sind die primären Materialien. Das ist natürlich auf der einen Seite ein Problem, speziell auch für hörgeschädigte Kinder, die auf Visualisierung besonders angewiesen sind. Aber die Lehrer sind sehr motiviert, Materialien aus der Natur und dem Lebensumfeld einzubeziehen, um mit deren Hilfe einen handlungsorientierten Unterricht, der alle Sinne anspricht, so gut als möglich zu verwirklichen. Oftmals treffen sie sich nachmittags, um sich gemeinsam bei der Erstellung von Materialien zu helfen und zu beraten.

Daß aber mehr im Klassenverband und weniger individuell gearbeitet wird, ist wohl Ausdruck dafür, daß eine Individualisierung in unserer westlichen Form gar nicht angestrebt und deshalb nicht als Defizit erlebt wird. Denn in Uganda stehen Familien- und Gemeinschaftsstrukturen, Kommunikation sowie die Orientierung an Traditionen im Vordergrund. Im Gegensatz zum westlichen Trend individueller Selbstentfaltung und Selbstverwirklichung sind Kommunikation und soziale Kontakte die Hauptsäulen der Schule.

Gerade in der freien und offenen Kommunikation, die auf allen Ebenen spürbar ist, kann der Schlüssel zu der erfolgreichen sozialen und psychischen Integration der Kinder mit Behinderungen gesehen werden. Die Klassenräume stehen jederzeit offen, so daß Lehrer und Schüler sich auch im Unterricht oft besuchen, beobachten, kritisieren, loben, anregen, voneinander lernen. In vielen Freiphasen, jahrgangsübergreifenden Veranstaltungen und Aktivitäten können sich alle Schüler und Lehrer gegenseitig kennenlernen und individuell begegnen. Das macht sich dahingehend bemerkbar, daß sie eine große Verantwortlichkeit füreinander entwickelt haben, die durch Generationen hindurch geht und z.B. die alte Lehrerin, die als Gebärdensprachdolmetscherin eine gehörlose Jugendliche im Unterricht begleitet, genauso einschließt wie die Kleinkinder. Es werden aber auch berufliche und soziale Hierarchien abgebaut, indem auf die soziale Integration und pädagogische Fortbildung des Schulbusfahrers genauso viel Wert gelegt wird wie beispielsweise auf die der Lehrer.

Um die Kommunikation auch mit den hochgradig hörgeschädigten Schulmitgliedern führen zu können, nahmen zunächst fünf Lehrer an einem einwöchigen Kurs in Gebärdensprache in der Uganda National Adult Deaf Association in Kampala (Mengo) teil. Viele der normalhörenden Schüler imitierten die Gebärden der Erwachsenen und eigneten sich nebenbei zumindest einen kleinen Gebärdenwortschatz an, den sie im Gespräch mit ihren hochgradig hörgeschädigten Mitschülern und dem gehörlosen Hauswartsehepaar problemlos anwendeten; einige konnten sogar über tiefgehende Gesprächsinhalte in Gebärden kommunizieren. Trotzdem war die Lehrerschaft der Meinung, daß die kommunikative Situation gerade für das sehr beliebte gehörlose Hauswartsehepaar nicht zufriedenstellend war. So wurde 1997 kurzerhand ein Gebärdensprachkurs als obligatorische Veranstaltung für die gesamte Lehrerschaft und für die Kinder mit Hörschädigungen eingeführt, der vom Direktor der Gehörlosenschule (Ntinda School For the Deaf) durchgeführt und mit viel Begeisterung besucht wurde.

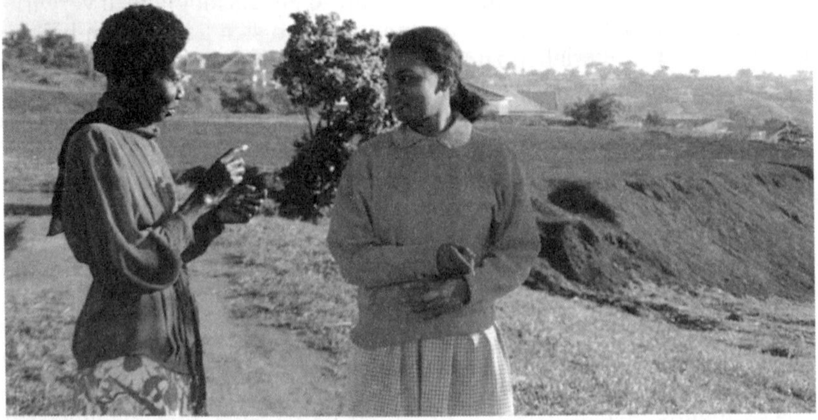

Ein Gespräch mit Gebärden.

Integration ist in der HPS nicht nur auf Unterricht, sondern auch auf das Verhalten in anderen Lebensbereichen ausgerichtet. Die HPS-Lehrer versuchen, bei den Kindern Fähigkeiten zu entwickeln, die auf Talenten basieren und bereits an einer künftigen Anstellung orientiert sind. So lernte eine hochgradig hörbeeinträchtigte Jugendliche beispielsweise im Einzelunterricht die Herstellung von Tongefäßen, um diese für den späteren Lebensunterhalt nutzen zu können; ein Junge mit geistiger Behinderung wurde im Feldanbau trainiert, um später ein kleines Geschäft aufmachen zu können. Die Erfahrungen haben gezeigt, daß Kinder von HPS - auch mit Behinderungen – in Berufen gut einzusetzen sind, da sie an ein reales Umfeld gewöhnt sind und in ihren Fähigkeiten gefördert wurden.

Integration geschieht nicht nur auf Schülerebene, sondern auch auf Erwachsenenebene, indem die Schule auch Angestellte mit Behinderungen beschäftigt. Diese bringen nicht nur ihre Arbeit mit ein, sondern führen Tag für Tag Höhen und Tiefen angestellter Erwachsener mit Behinderungen vor Augen. Am wichtigsten finden die HPS-Lehrer in diesem Zusammenhang, daß sie durch die Zusammenarbeit gelernt haben, den wahren Wert der Arbeit dieser Menschen anzuerkennen, z.B. den des gehörlosen tüchtigen Hauswartsehepaars. Die Lehrer und die Schulleiterin arbeiten aber nicht nur mit Menschen mit Behinderungen zusammen, sondern leben und wohnen teilweise auch mit ihnen in den winzigen Schulräumen. Dies trägt dazu bei, daß die Schule wie eine große Familie funktioniert, in der jeder sich um den anderen kümmert. Hier können Qualitäten für Menschlichkeit gelernt werden, da sie tagtäglich in immer neuen Situationen vorgelebt werden.

Die Kommunikation betrifft auch inhaltliche Fragen. So sind die Lehrer basis-demokratisch in alle Entscheidungen involviert, die die Erziehung, die Schul- und Unterrichtsgestaltung betreffen. Aber auch die Elternschaft wird ernst genommen, die u.a. die Möglichkeit bekommt, sich in Workshops über die gegenwärtigen Trends in der Pädagogik im allgemeinen und der Sonderpädagogik im speziellen zu informieren.

Die HPS ist darum bemüht, Integration allumfassend als ein nationales und internationales *Kommunikationsnetzwerk* auf die weitere Stadt-Land-Gemeinde und andere Länder auszudehnen. Denn nur wenn sich gleichzeitig auch der Kontext in der Gesellschaft ändert, sieht sie eine Chance für eine erfolgreiche Integration. Zur Nachbarschaftsarbeit gehört es beispielsweise, daß die Lehrer an der Schule Gebäck für eine arme Frau verkaufen, die vom Verdienst ihre ganze Familie ernähren muß. Aber auch der Besuch von Mitgliedern der Gehörlosengemeinde an der Schule und die Gespräche zwischen diesen und der Schulgemeinschaft mit Gebärden ist Zeichen dafür, daß es nicht auf Ideologien und Abkapselung ankommt, sondern auf sozialen Austausch. Überhaupt leistet die HPS allumfassende Öffentlichkeitsarbeit, ist für neue Impulse wie auch neue Wege offen und setzt sich dabei ständig der Kritik aus. Mit Hilfe der skandinavischen Redd-Barna-Organisation wurde beispielsweise eine Kontrolliste zur Verbesserung des Unterrichts erstellt; mit Hilfe englischer Physiotherapeuten fand eine dreiwöchige förderdiagnostische Untersuchung aller Kinder zur Erstellung individueller Arbeitspläne statt.

Um den konkreten Kindern mit ihren spezifischen Bedürfnissen besser gerecht werden zu können, suchen die Lehrer den geistigen Austausch mit anderen Schulen und bilden sich ständig fort. Zum Beispiel wurde die Ntinda School For the Deaf (Kampala) herangezogen, um audiologische Tests bei Kindern mit Hörschädigungen und Reparaturen von Hörhilfen durchführen und neue Ohrabgüsse herstellen zu können. Die Schuldirektorin und eine Lehrerin reisten sogar bis nach Indien, um dort an einem dreimonatigen pädagogischen Training speziell zu Hörschädigungen und geistiger Behinderung teilzunehmen.

Angesichts der anfangs beschriebenen sozialen Situation im Land muss man sich die Frage stellen, welche Existenzberechtigung die HPS als eine recht gut ausgestattete Modell-Schule in Uganda hat, die sich nicht ohne weiteres auf das dörfliche Umfeld übertragen läßt. Eine Hauptbedeutung sehe ich darin, daß sie von Ugandern selbst aus eigener Kraft von der Basis aus entwickelt worden ist. Sie ist aus dem Bedürfnis der Ugander selbst entstanden. Darin liegt ihre besondere Stärke. Als sozial-verträgliche Antwort auf die sich wandelnden Lebensbedingungen ist sie damit am Nerv der Zeit. Die Erneuerungskräfte, die von ihr ausgehen, beschränken sich nicht auf den Bereich Schule, sondern beziehen den gesellschaftlichen Kontext, auch das Berufsleben mit ein. Die jahrelangen Erfahrungen haben gezeigt, daß sich die integrative Erziehung an dieser Schule für alle beteiligten Schüler bewährt hat.[79] Die HPS ist das Modell einer integrativen demokratischen Schule, die in geistigem, sozialem und emotionalem Austausch wurzelt. Gerade der Blick darauf, wie diese afrikanische Pionierschule auf konkrete Kinder in speziellen Situationen flexibel und unbürokratisch reagiert, wie sie sich nicht von Ideologien leiten lässt, sondern sich immer am einzelnen Kind und den kommunikativen Möglichkeiten orientiert (Gebärden- *und* Lautsprache!), fordert uns in unserem westlichen Denken heraus. In der Weise, wie sie den Menschen wahrnimmt und mit Behinderungen umgeht, können westliche Schulen trotz der kulturellen Unterschiede nur von ihr lernen. Denn hier steht nicht das Defizit des Menschen, beispielsweise die (Hör-)Schädigung, im Vordergrund, sondern das Menschliche und Mitmenschliche, die einzigartige Persönlichkeit, die Stärken und Fähigkeiten jedes einzelnen in seinen sozialen Beziehungen.

[79] Weitere Informationen über die Hill Preparatory School in: HOLLWEG 1998, 221-228.

10 Schlußresümee

»Jedes Geschöpf, jedes Werk Gottes, ist bewundernswert geschaffen; vielleicht schlägt das, was wir in seiner Art mangelhaft finden, zu unserem Vorteil aus, ohne daß wir es wissen.« (LANE 1988, 19)

Unterricht und Erziehung von Kindern mit hochgradiger Hörschädigung stehen im Spannungsfeld konträrer Positionen bezüglich der bestmöglichen Bildungseinrichtung, der geeignetsten Lehrmethoden und der zu erreichenden Erziehungsziele. Diese drei Aspekte stehen in einer interdependenten Beziehung zueinander. Die vielfältigen Bildungseinrichtungen für diese Schüler sind institutioneller Ausdruck der in der Integrationsdebatte vertretenen Positionen von vollkommener Befürwortung einer integrativen Beschulung auf der einen und ihrer grundsätzlichen Ablehnung auf der anderen Seite. Dem Phänomen der Gehörlosigkeit kommt deswegen besondere Bedeutung zu, weil es dabei sowohl um Integration von Menschen mit Behinderungen als auch um die einer Sprachgemeinschaft geht. Für die Fragen schulischer Integration kommt zum Tragen, daß derzeit zwei gegenläufige Entwicklungstendenzen in bezug auf gesellschaftliche Integration zu beobachten sind: Zum einen machen der enorme Fortschritt technischer Entwicklung und neue Ergebnisse der Neurologie es möglich, daß sogar als gehörlos diagnostizierte Menschen in vielen Fällen hören lernen können. Deshalb setzen sich verschiedene Pädagogen für eine rein orale Erziehung ein, einen hörgerichteten Spracherwerb, der die Integration in die hörende Gesellschaft zum Ziel hat. Zum anderen hat sich das Bewußtsein, einer kulturellen Gemeinschaft anzugehören, vor dem Hintergrund linguistischer Erkenntnisse seit den 70er Jahren derart verstärkt, daß das Bedürfnis lautsprachlicher Verständigung sehr abgenommen hat. Befürworter der Gebärdensprachbewegung streben deshalb auf dem Weg einer bilingualen Erziehung primär eine gesellschaftliche Integration in die Gehörlosengemeinschaft an. Ihre Gebärdensprache, die ihnen entspanntes Kommunizieren und vollständigen gedanklichen und emotionalen Austausch ermöglicht, sowie die daraus entstehenden soziokulturellen Strukturen geben ihnen Gelegenheit, ihr Menschsein auf der Grundlage von Ich-Stärke zu vollziehen und sich von der schwierigen einseitigen Anpassung an die Welt Hörender kurzzeitig zu lösen.

Diese vollkommen entgegengesetzten Positionen werden gegenwärtig oft derart ideologisch überhöht, daß eine Annäherung fast unmöglich erscheint, die doch im Interesse der Betroffenen erforderlich wäre.

Die Mehrzahl der mit der oralen Methode arbeitenden Sonderschullehrer lehnt in der Annahme, daß Integration in die hörende Gesellschaft nur auf dem Weg schulischer Segregation zu erreichen ist, eine integrative Beschulung von Kindern mit hochgradiger Hörschädigung ab. Als häufigste Einwände nennen sie negative Auswirkungen auf die Entwicklung der Lautsprachkompetenz, schulische Leistungen sowie soziale und psychische Identität. Wie jedoch meine Auswertungen der Diskussionspunkte gezeigt haben, dürften in bezug auf Sprachkompetenz und schulische Leistung die Vorteile integrativer Maßnahmen gegenüber segregierten meist überwiegen, sofern das Kind in seiner Individualität gesehen wird und der Unterricht auf seine Bedürfnisse ausgerichtet ist. Doch sind Fähigkeiten und Möglichkeiten, sich sozial und psychisch zu integrieren, nur begrenzt zu beeinflussen, da die Hörschädigung als Kommunikationshindernis bestehen bleibt und die zwischenmenschliche Verständigung erschwert. Diese Schwierigkeiten müssen ernstgenommen werden, wie einige Berichte aus Italien zeigen. Aber lebenswichtige soziale und psychische Integration kann von Grundschul- und kooperierenden Sonderschullehrern mit Hilfe besonderer Maßnahmen wirksam unterstützt und gefördert werden. Dazu ist es nötig, die Persönlichkeit des Kindes, sein Lebensumfeld, seine Biographie gut zu kennen, um gezielt darauf eingehen zu können. Die Untersuchungen der ökosystemischen Voraussetzungen verhelfen dazu, daß die beste Beschulungsform unter Gewährung aller für das jeweilige Kind erforderlichen personellen und materiellen Unterstützungen gefunden wird.

Gegen integrative Erziehung von Kindern mit hochgradiger Hörschädigung haben nicht nur lautsprachorientierte Hörgeschädigtenpädagogen Einwände, sondern oftmals die Hörgeschädigten selbst. Sie befürchten einen Verlust ihrer kulturellen Identität, die besonders in den Gehörloseninternaten tradiert wird, wo gehörlose Kinder in vielen Fällen zum ersten Mal mit anderen Hörgeschädigten zusammenleben. Eine fruchtbare Verbindung von integrativen Maßnahmen in Regelschulen und kultureller Identität wird angezweifelt. Das Dilemma, das sich in der Kontroverse um die bestmögliche Erziehung und Unterrichtung gehörloser Kinder zuspitzt, scheint nahezu unlösbar zu sein. Dieses wird durch die vollkommen unterschiedlichen Verläufe der Erziehung und Unterrichtung gehörloser Kinder weltweit deutlich. Daß Integration von Schülern mit hochgradiger Hörschädigung sowohl auf lautsprachlicher als auch auf gebärdensprachlicher Basis möglich ist, hat sich mir in zahlreichen Fällen bestätigt. Sie wird in verschiedenen Ländern bereits in unterschiedlichem Ausmaß praktiziert. In diesem Zusammenhang aber stellt sich die Frage, ob schulische Integration die Bedürfnisse gehörloser Kinder bestmöglich berücksichtigt oder ob nicht eine segregierte Unterrichtung eher ihren Besonderheiten als einer Sprachgemeinschaft entspricht.

Wenn das kulturspezifische Argument – der Zusammenhang der Entwicklung von Denken, Sprache und kultureller Identität – aus welchen Gründen auch immer hinfällig wäre, spräche nichts gegen eine schulische Integration. Die wichtige Bedeutung der Gehörlosengemeinschaft und der Gebärdensprache für die kindliche Entwicklung sowie für personale und soziale Identität aber zeigt sich z.B. darin, daß gehörlose Kinder gehörloser Eltern sehr viel leichter und intensiver über vielfältige Themen kommunizieren und ihren Emotionen sprachlichen Ausdruck verleihen können als (zunächst) diejenigen hörender. Im Fall einer völligen Ablehnung anderer Kommunikationsmöglichkeiten als der Gebärdensprache besteht allerdings die Gefahr, daß auch ernsthafte Störungen in der Beziehung zur hörenden Umwelt eintreten und Isolation, Einsamkeit, Minderwertigkeitsgefühle und Depressionen gestärkt werden. In diesem Zusammenhang sollte auch beachtet werden, daß der Vollzug von Gebärden- und Körpersprache das Bewußtsein sprachlichen und körperlichen Ausdruckshandelns in einer technologisch-funktionalen Gesellschaft wachhalten und deren negativen Begleiterscheinungen entgegenwirken kann. Der menschliche Körper und kulturelles Ausdruckshandeln in ihrer Bedeutung für die Gesellschaft finden zur Zeit immer größere Beachtung.

Aus der Perspektive der Grundschule stellt sich mir die schulische Integration von Kindern mit hochgradiger Hörschädigung als exemplarisch für die Integration anderer gesellschaftlicher Randgruppen dar. Vor dem Hintergrund einer pluralistischen Gesellschaft, deren Charakteristikum es gerade ist, daß sie aus zahlreichen offenen und geschlossenen Subkulturen besteht, wird der gesamtgesellschaftliche Auftrag der Institution Schule bedeutsam: Sie hat die Funktion, Menschen der verschiedenen Subkulturen und Gruppierungen, in denen sie leben und ihre Identität entfalten, zusammenzuführen und das, was das Menschsein des Menschen ausmacht, einzuüben. Eine demokratische Gesellschaft lebt von gut funktionierenden Beziehungen zwischen den verschiedenen Gruppen und von gemeinsam geteilten Erfahrungen ihrer Mitglieder – sie ist das Zwischenfeld, wo Menschen einander begegnen. In einer Gesellschaft, welche heute weithin die mitmenschlichen Bindungen verloren hat und die Vollzüge des Menschseins in funktionalen Strukturen immer mehr verkümmern läßt, stellt sich die Frage, wie sich denn eine gesamtgesellschaftliche Identität entwickeln soll, wenn Schule nicht der Ort sein kann, an dem das Miteinanderleben gelernt und Vielfalt ohne Ausgrenzung alltäglich erfahren wird. Allzu leicht entstehen sonst aus Unkenntnis psychologischer und sozialer Wirkfaktoren Vorurteile, die menschliches Zusammenleben verhindern. Aus diesem Grund erachte ich es als dringend notwendig, daß Kinder mit hochgradiger Hörschädigung zusammen mit allen anderen Kindern reguläre Grundschulen besuchen und Hörenden dadurch die Chance geben, sie in ihrem So-Sein zu verstehen und zu akzeptieren sowie die Hörschädigung als ein Merkmal unter vielen wahrzunehmen. Nur wenn Menschen die Besonderheiten ihrer Mitmenschen erkennen und mit ihnen umzugehen lernen, können wertvolle Beziehungen aufgebaut werden.

In Anerkennung der großen Bedeutung der kulturellen Gemeinschaft für die intrapsychische und soziale Identitätsentwicklung gehörloser Menschen halte ich es für erforderlich, kulturelle Aspekte – abhängig vom einzelnen Kind, seinen Bedürfnissen und seiner Biographie – gezielt in die integrative Arbeit einzubeziehen. Dazu gehört, daß der Grundschullehrer auch Kontakt zur Gehörlosengemeinschaft aufbaut und hält, damit er die Brückenfunktion als Vermittler zwischen beiden Welten wahrnehmen kann. Diese Maßnahme kommt meinem Verständnis von Integration als einer Akzeptanz von Verschiedenheit entgegen; nur dadurch kann neben der sozialen auch die personale Identität gestärkt werden. Es ist ein menschliches Grundbedürfnis, personale Identität und soziale Partizipation zu einem Ausgleich zu bringen. Das beinhaltet, daß Menschen im Alltag mit ihren persönlichen Defiziten, Behinderungen und Grenzen leben lernen müssen und versuchen, möglichst positiv mit ihnen umzugehen.

Es gibt viele Arten und Abstufungen integrativer Prozesse, die in unterschiedlichem Ausmaß Annäherung ermöglichen. Es kommt darauf an, für jedes Kind die besten Bedingungen für seine persönliche und schulische Entwicklung zu schaffen. Die pädagogische Praxis muß jeweils von den konkreten Menschen in den konkreten Situationen ausgehen und diese in eine verantwortliche Beziehung zu den Aufgaben gesellschaftlichen Zusammenlebens zu setzen versuchen. Dazu ist eine größtmögliche Flexibilität und Wahrnehmung der komplexen sozialen Wirklichkeit nötig. Integration sollte dabei auf allen Ebenen des Ökosystems stattfinden, da sie sonst leicht zu Überforderung der Lehrkraft, des zu integrierenden Kindes und seiner Klassenkameraden führen kann. Weltanschaulich und ideologisch festgefahrene Positionen können integrative Prozesse gefährden oder sie sogar zum Nachteil konkreter pädagogischer Verantwortung unmöglich machen.

Zur Brückenfunktion zwischen Schule und Gehörlosengemeinschaft bedarf es eines sozialen Netzes, in welchem die verschiedenen gesellschaftlichen Richtungen und Gruppen in ihrer gemeinsamen Verantwortung zusammengeführt werden. Ein solches fehlt meines Wissens in dieser Weise. Mit pädagogischen Maßnahmen allein ist es nicht getan, da sie im Kontext von kulturellen, gesellschaftlichen, wissenschaftlichen und technologischen Entwicklungen stehen. Es kann daher auch nicht mehr genügen, wenn Gehörlosengemeinschaft, wissenschaftliche Institutionen, Fachverbände, Schulen und andere für die Integration wichtige Institutionen relativ isoliert nebeneinander stehen. Eine Gesellschaft auf der Grundlage des Vereinsrechts, an der alle mit dieser Aufgabe befaßten Initiativen, vor allem aber viele einzelne Menschen mit und ohne schwere Hörschädigung beteiligt sein würden, wäre hilfreicher und effektiver. Sie müßte sich verantwortlich wissen für die Binnen- und Außenkommunikation von Menschen mit schweren Hörschädigungen in allen gesellschaftlichen Bereichen, in wissenschaftlicher, kultureller, sozialer, pädagogischer, therapeutischer und alltagspraktischer Perspektive, mit Angeboten für Fort- und Weiterbildung wie auch für Beratung und politische Initiativen. Kriterien für eine Mitgliedschaft müßten von der Gesellschaft selbst erarbeitet werden.

Eine solche Gesellschaft könnte die positive Wirksamkeit dieser Minderheit für die Gesamtgesellschaft verdeutlichen. Denn Schwächen lassen sich auch in Stärken verwandeln.[80] Das zeigen die außerordentlichen beruflichen, kulturellen, technischen, wissenschaftlichen Leistungen von Menschen mit schwersten Behinderungen in allen Bereichen der Gesellschaft. Viele Minderheiten üben in der Gesamtgesellschaft unersetzbare Funktionen aus. Das bewußt zu machen, ist für das Zusammenleben von Menschen mit und ohne Behinderungen heute wichtig, damit die Integrationspädagogik zu einer Herausforderung des öffentlichen Bewußtseins führen kann und so in Kultur-, Bildungs- und Sozialpolitik wirksam wird.

---

[80] Knauer formuliert diesen Gedanken im Hinblick auf pädagogische Interaktionen weiter aus: Behinderung ist »das dem Erziehungs- und Bildungsprozeß innewohnende Schöpferische, Fruchtbare, der Monotonie Entgegenwirkende, denn es ist in Wahrheit die Norm, die – als starr eingrenzendes Muster verstanden – Entwicklung einschränkt« (Knauer 1998, 201).

11 Literatur

AHLGREN, Inger (1991): Schwedische Verhältnisse. Die Gebärdensprache in der Gehörlosenpädagogik. In: PRILLWITZ, Siegmund; VOLLHABER, Tomas (Hrsg.): Gebärdensprache in Forschung und Praxis. Vorträge vom internationalen Kongreß Hamburg, 23.3.-25.3.1990. Internationale Arbeiten zur Gebärdensprache und Kommunikation Gehörloser, Bd.14, Hamburg, S. 107-115.

AHRBECK, Bernd (1992): Schulische Integration und persönliche Entwicklung gehörloser Kinder. In: Hörgeschädigtenpädagogik, 46. Jg., H.1, S.7-25.

ANDERSSON, Yerker (1991): Die gehörlose Welt – eine sprachliche Minderheit. In: PRILLWITZ, Siegmund; VOLLHABER, Tomas (Hrsg.): Gebärdensprache in Forschung und Praxis. Vorträge vom internationalen Kongreß Hamburg, 23.3.-25.3.1990. Internationale Arbeiten zur Gebärdensprache und Kommunikation Gehörloser, Bd. 14, Hamburg, S. 179-189.

ANTOR, Georg (1988): Zum Verhältnis von Gleichheit und Verschiedenheit in der pädagogischen Förderung Behinderter. In: WOCKEN, Hans; ANTOR, Georg; HINZ, Andreas (Hrsg.): Integrationsklassen in Hamburger Grundschulen. Bilanz eines Modellversuchs. Hamburg, S. 415-435.

ARBEITSGEMEINSCHAFT DER BERLINER BEHINDERTENVERBÄNDE UND -INITIATIVEN (1998): Entwurf: Gesetz zur Gleichstellung behinderter Menschen. Stand 17.2.1998, Berlin.

ARBEITSGRUPPE INTEGRATION AN DER STAATLICHEN INTERNATSSCHULE FÜR HÖRGESCHÄDIGTE SCHLESWIG (1992): Unterrichtliche Integration hörgeschädigter Kinder. Beratung, Begleitung, Unterstützung. 200 Jahre gemeinsamer Unterricht mit guthörenden und hörgeschädigten Kindern in Theorie und Praxis. In: Hörgeschädigtenpädagogik, Beiheft 30, Heidelberg.

BELLUGI, Ursula; KLIMA, Edward (1991): Eigenschaften räumlich-visueller Sprachen. In: PRILLWITZ, Siegmund; VOLLHABER, Tomas (Hrsg.): Gebärdensprache in Forschung und Praxis. Vorträge vom internationalen Kongreß Hamburg, 23.3.-25.3.1990. Internationale Arbeiten zur Gebärdensprache und Kommunikation Gehörloser, Bd. 14, Hamburg, S. 135-169.

BERGMAN, Brita; WALLIN, Lars (1991): Gebärdensprachforschung und die Gehörlosengemeinschaft. In: PRILLWITZ, Siegmund; VOLLHABER, Tomas (Hrsg.): Gebärdensprache in Forschung und Praxis. Vorträge vom internationalen Kongreß Hamburg, 23.3.-25.3.1990. Internationale Arbeiten zur Gebärdensprache und Kommunikation Gehörloser, Bd. 14, Hamburg, S. 215-249.

BERLINER INSTITUT FÜR LEHRERFORT- UND -WEITERBILDUNG UND SCHULENTWICKLUNG (Hrsg.) (1999): Gemeinsame Erziehung und sonderpädagogische Förderung in der Berliner Schule. Berlin.

Betriebsgruppe der GEW an der Schule für Hörgeschädigte Bremen (1989): Integration Hörgeschädigter. In: Das Zeichen, 3. Jg., H. 7, S. 68-70.

Bishop, Juliet; Gregory, Susan (1989): Die Regelbeschulung hörgeschädigter Grundschüler im Vereinigten Königreich. In: Bundesarbeitsgemeinschaft der Eltern und Freunde schwerhöriger Kinder e.V. (Hrsg.): Schwerhörige Schüler in der Regelschule. Internationale Konferenz Berlin, 1.12.-4.12.1988. Hamburg, S. 72-88.

Bortsch, Erich; Tischmann, Olaf (1997): Bilingualismus – Integration – Partizipation. In: hörgeschädigte kinder, 34. Jg., H. 2, S. 70-73.

Boyes-Braem, Penny; Kolb, Andreas (1991): Einführung in die Gebärdensprachforschung. In: Prillwitz, Siegmund; Vollhaber, Tomas (Hrsg.): Gebärdensprache in Forschung und Praxis. Vorträge vom internationalen Kongreß Hamburg, 23.3.-25.3.1990. Internationale Arbeiten zur Gebärdensprache und Kommunikation Gehörloser, Bd. 14, Hamburg, S. 115-135.

Brandl, Alfons (1989): Die richtige Schule für behinderte Kinder – Organisations- und Rechtsfragen. In: BDT (Hrsg.): Leben in zwei Welten – zur Integration Hörgeschädigter. Internationale Fachtagung, 15.9.-17.9.1988. Berlin, S. 44-62.

Braunsteiner, Maria-Luise (1993): Erfahrungen mit präventiver Integration an der Wiener Schwerhörigenschule. In: Hörgeschädigtenpädagogik, 47. Jg., H. 2, S. 109-115.

Breiner, H.L. (1993): Die zwei Wege der Integration Gehörloser und Schwerhöriger. In: Hörgeschädigtenpädagogik, 47. Jg., H. 2, S. 102-109.

Bundesjugend im Deutschen Schwerhörigenbund e.V. (1999): Anerkennung und Förderung der Gebärdensprache. In: hörgeschädigte kinder, 36. Jg. H. 1, S. 30.

Bußmann, Hadumod (1983): Lexikon der Sprachwissenschaft. Stuttgart, S. 246, 475f.

Chapman, Pat (1992): Integration, Segregation – Erfahrungen einer Lehrerin. In: Stiftung zur Förderung körperbehinderter Hochbegabter (Hrsg.): Begabungsentfaltung gehörloser Schüler durch gemeinsames Lernen mit Nichtbehinderten. Vaduz, Fürstentum Liechtenstein, S. 117-122.

Claußen, W.Hartwig (1985): Von der Lehranstalt zum Pädagogischen Zentrum – Notwendigkeiten pädagogischer Hilfe für Schwerhörige und Ertaubte und die Organisation des Bildungswesens für Hörgeschädigte. In: Krüger, Michael; Grunst, Gernoth (Hrsg.): Perspektiven der Hörgeschädigtenpädagogik. Berlin, S. 40-66.

Claußen, W.Hartwig (1991/1992): Integration! (... oder lieber nicht?). In: hörgeschädigte kinder. Teil I (1991): 28. Jg., H. 4, S. 186-194. Teil II (1992): 29. Jg., H. 1, S. 44-49. Teil III (1992): 29. Jg., H. 2, S. 103-107.

Czerwionka, Renate; Schmuck, Lydia (1988): Aus dem Schulalltag einer 2. Klasse. In: Projektgruppe Integrationsversuch (Hrsg.): Das Flämingmodell. Gemeinsamer Unterricht für behinderte und nichtbehinderte Kinder an der Grundschule. Weinheim, Basel, S. 43-59.

Deppe-Wolfinger, H. (1999): Integration im gesellschaftlichen Widerspruch. In: Eberwein, Hans (Hrsg.): Handbuch Integrationspädagogik. Kinder mit und ohne Behinderungen lernen gemeinsam. Weinheim, Basel, 5. Aufl., S.2 5-30.

Deppe-Wolfinger, H.; Prengel, A.; Reiser, H. (1990): Integrative Pädagogik in der Grundschule. München.

Diller, Gottfried (1988): Zur Notwendigkeit einer auditiv-oralen Erziehung gehörloser Kinder. In: Sprache – Stimme – Gehör, 12. Jg., H. 4, S. 124-127.

Diller, Gottfried (1989): Ein Leben in zwei Welten – Integration aus der Sicht der Frühförderung hörgeschädigter Kinder in Hessen. In: BDT (Hrsg.): Leben in zwei Welten – zur Integration Hörgeschädigter. Internationale Fachtagung, 15.9.-17.9.1988. Berlin, S. 162-175.

Ding, Herbert (1983): Erziehung Hörgeschädigter unter dem Aspekt ihrer sozialen Integration. In: Vierteljahresschrift für Heilpädagogik und ihre Nachbargebiete, 52. Jg., H. 2, S. 244-250.

Ding, Herbert (1989): Perspektiven der integrativen Erziehung hörgeschädigter Kinder. In: Bundesarbeitsgemeinschaft der Eltern und Freunde schwerhöriger Kinder e.V. (Hrsg.): Schwerhörige Schüler in der Regelschule. Internationale Konferenz Berlin, 1.12.-4.12.1988. Hamburg, S. 28-36.

Dietze, Lutz (1998): Grundgesetz, Integrationspädagogik und bildungsrechtliche Aspekte bei der Förderung behinderter Schüler – oder: Was bedeutet »Vorbehalt des Möglichen«? In: Knauer, Sabine; Meißner, Klaus u.a. (Hrsg.): 25 Jahre gemeinsames Lernen. Beiträge zur Überwindung der Sonderpädagogik. Berlin, S. 217-233.

Dumke, Dieter (1991): Soziale Kontakte behinderter Schüler in Integrationsklassen. In: Heilpädagogische Forschung, 17. Jg., H. 1, S. 21-26.

Dumke, Dieter; Schäfer, Georg (1993): Entwicklung behinderter und nichtbehinderter Schüler in Integrationsklassen. Einstellungen, soziale Beziehungen, Persönlichkeitsmerkmale und Schulleistungen. Weinheim.

Eberwein, Hans; Michaelis, Evelyn (1989): Stellungnahme zum Bericht von Jens Heßmann: »Welche Schule für gehörlose Kinder?« In: Das Zeichen, 3. Jg., H. 9, S. 44f.

Eberwein, Hans (1995): Zur Kritik des sonderpädagogischen Paradigmas und des Behinderungsbegriffs. In: Zeitschrift für Heilpädagogik, 46. Jg., H. 10, S. 468-476.

Eberwein, Hans (1996): Zur Kritik des Behinderungsbegriffs und des sonderpädagogischen Paradigmas. In: Eberwein, Hans (Hrsg.): Einführung in die Integrationspädagogik. Weinheim, S. 9-37.

Eberwein, Hans (1999a): Integrationspädagogik als Weiterentwicklung (sonder-) pädagogischen Denkens und Handelns. In: Eberwein, Hans (Hrsg.): Handbuch Integrationspädagogik. Kinder mit und ohne Behinderungen lernen gemeinsam. Weinheim, Basel, 5. Aufl., S. 55-70.

Eberwein, Hans (1999b): Zur dialektischen Aufhebung der Sonderpädagogik. In: Eberwein, Hans (Hrsg.): Handbuch Integrationspädagogik. Kinder mit und ohne Behinderungen lernen gemeinsam. Weinheim, Basel, 5. Aufl., S. 423-428.

Eisenwort, Brigitte; Burian, Kurt; Viehhauser, Gundula (1990): Kommunikationstraining. Förderung der Kommunikation bei hochgradig hörbehinderten Erwachsenen. Stuttgart.

Eysenck, Hans J.; Meili, Richard; Würzburg, Wilhelm A. (1993): Lexikon der Psychologie. 10.Aufl. (Neuausgabe), Bd. 2, Freiburg, Basel, Wien, S. 1096f, 1179f.

FEUSER, Georg (1982): Integration = die gemeinsame Tätigkeit (Spielen/Lernen/ Arbeit) am gemeinsamen Gegenstand/Produkt in Kooperation von behinderten und nichtbehinderten Menschen. In: Behindertenpädagogik, 21. Jg., H. 2, S. 86-105.

FEUSER, Georg (1993): Gewalt gegen Behinderte. In: Erziehung und Unterricht. Österreichische Pädagogische Zeitschrift, 143. Jg. (des Österreichischen Schulboten), H. 7, S. 383-394.

FEUSER, Georg (1999): Aspekte einer integrativen Didaktik unter Berücksichtigung tätigkeitstheoretischer und entwicklungspsychologischer Erkenntnisse. In: EBERWEIN, Hans (Hrsg.): Handbuch Integrationspädagogik. Kinder mit und ohne Behinderungen lernen gemeinsam. Weinheim, Basel, 5. Aufl., S. 215-226.

FEUSER, Georg; MEYER, Heike (1987): Integrativer Unterricht in der Grundschule. Ein Zwischenbericht. Solms-Oberbiel.

FISCHER, Bruno (1977): Hilfe für hörgeschädigte Kinder. Stuttgart.

FRERICHS, Hajo H. (1992): Gemeinsame Förderung Hörgeschädigter mit Nichtbehinderten im Spannungsfeld multiprofessioneller Fragestellungen. In: Stiftung zur Förderung körperbehinderter Hochbegabter (Hrsg.): Begabungsentfaltung gehörloser Schüler durch gemeinsames Lernen mit Nichtbehinderten. Vaduz, Fürstentum Liechtenstein, S. 307-328.

FRITZ, Annemarie; KELLER, Reinhard (1993): Entwicklungsförderung in einem spiel- und handlungsorientierten Unterricht. In: Heilpädagogische Forschung, Zeitschrift für Pädagogik und Psychologie Behinderter, 14. Jg., H. 1, S. 33-39.

FRÜHAUF, Theo (1997): Gemeinsamer Unterricht in den Bundesländern. In: MEIẞNER, Klaus (Hrsg.): Integration. Schulentwicklung durch integrative Erziehung. Berlin, S. 42-69.

FÜSSEL, Hans-Peter (1998): »Niemand darf wegen seiner Behinderung benachteiligt werden« (Art. 3 Abs. 3 Satz 2 des Grundgesetzes) – oder: Wie deutsche Gerichte sich an ein neues Grundrecht langsam herantasten. In: KNAUER, Sabine; MEIẞNER, Klaus u.a. (Hrsg.): 25 Jahre gemeinsames Lernen. Beiträge zur Überwindung der Sonderpädagogik. Berlin, S. 209-216.

GEW BERLIN (1998): Expertenanhörung zur Verordnung über die sonderpädagogische Förderung. (Entwurf September 1997).

GEW-BETRIEBSGRUPPE DER GEHÖRLOSENSCHULE HAMBURG (Hrsg.) (1989): Zur Integration Gehörloser. In: Das Zeichen, 3. Jg., H. 7, S. 65f.

GROẞE, Klaus-Dietrich (1992): Gehörlosenpädagogik. In: KLAUER, Karl Josef (Hrsg.): Grundriß der Sonderpädagogik. Bd. 3, Berlin, S. 47-60.

GÜNTHER, Klaus-B. (1991a): Spezifische Probleme bei der Integration gehörloser Kinder und Jugendlicher. Überlegungen zur Möglichkeit einer bisozialen Integration. In: SANDER, Alfred u.a. (Hrsg.): Integration und Sonderpädagogik. Saarbrücker Beiträge zur Integrationspädagogik, Bd. 6, St. Ingbert, S. 180-186.

GÜNTHER, Klaus-B. (1991b): Vom unbildsamen Idioten zur Integration in zwei Welten – Spezifische Probleme bei der schulischen Bildung und Erziehung gehörloser Kinder und Jugendlicher. In: STOELLGER, Norbert (Hrsg.): Vielfalt und Differenzierung – Spezialisierung und Integration. Perspektiven der zukünftigen Entwicklung sonderpädagogischer Förderung behinderter Kinder und Jugendlicher. Berlin, S. 255-263.

GÜNTHER, Klaus-B. (1998): Von der Taubstummenanstalt zum Ressourcen- und

Förderzentrum für Hörgeschädigte. In: hörgeschädigte kinder, 35. Jg., H. 2, S. 63-71.

GÜNTHER, Klaus-B. (Hrsg.) (1999): Bilingualer Unterricht mit gehörlosen Grundschülern. Hamburg.

HASE, Ulrich (1991): Gebärdensprache im Land der deutschen Methode. In: PRILLWITZ, Siegmund; VOLLHABER, Tomas (Hrsg.): Gebärdensprache in Forschung und Praxis. Vorträge vom internationalen Kongreß Hamburg, 23.3.-25.3.1990. Internationale Arbeiten zur Gebärdensprache und Kommunikation Gehörloser, Bd.14, Hamburg, S. 261-275.

HENNINGS, Björn (1994): Doppelintegration durch aktives Lernen in der Grundschule. In: hörgeschädigte kinder, 31. Jg., H. 4, S. 38-40.

HESSISCHES KULTUSMINISTERIUM; HESSISCHES MINISTERIUM FÜR WISSENSCHAFT UND KUNST (Hrsg.) (1992): Handreichungen zur ambulanten Förderung hörgeschädigter und sehgeschädigter Schülerinnen und Schüler in allgemeinen Schulen. Nachdruck aus dem Amtsblatt Nr. 11/92.

HEßMANN, Jens (1988/1989b): Welche Schule für gehörlose Kinder? Teil I (1988): Der Bund Deutscher Taubstummenlehrer und die Integration Hörgeschädigter – ein Tagungsbericht. In: Das Zeichen, 2. Jg., H. 6, S. 98-108. Teil II (1989b): Integrationspädagogik und Gebärdensprachbewegung – Versuch einer Positionsbestimmung. In: Das Zeichen, 3. Jg., H. 7, S. 58-64.

HEßMANN, Jens (1989a): Gehörlose als sprachliche Minderheit. Überlegungen anläßlich einer aktuellen Diskussion. In: Das Zeichen, 3. Jg., H. 8, S. 34-39.

HEß MANN, Jens (1998): Behinderung und sprachliche Diskriminierung am Beispiel von Gehörlosen. In: EBERWEIN, Hans; SASSE, Ada (Hrsg.): Behindert sein oder behindert werden? Neuwied, Berlin, S. 170-194.

HETZNER, Renate (1988): Schulleistungen der Schüler in Integrationsklassen. In: Projektgruppe Integrationsversuch (Hrsg.): Das Flämingmodell. Gemeinsamer Unterricht für behinderte und nichtbehinderte Kinder an der Grundschule. Weinheim, Basel, S. 251-254.

HETZNER, Renate; SCHINNEN, Maria (1990): Abschied von Zensuren. In: Integration konkret. Beiträge zur Berliner Grundschulpraxis, H. 2, S. 4-7.

HETZNER, Renate; SUHRWEIER, Horst (1993): Förderdiagnostik für Kinder mit Behinderungen. Berlin.

HEYER, Peter; MEIER, Richard (1989): Integration. In: Die Grundschulzeitschrift, 3. Jg., H. 27, S. 4-11.

HEYER, Peter; MEIER, Richard (1992): Grundschularbeit ist integrativ! In: Die Grundschulzeitschrift, 6. Jg., H. 58, S. 14-19.

HEYER, Peter; MEIER, Richard (1993): Glossar: Fördernde Komponenten integrativer Grundschularbeit. In: HEYER, Peter; KORFMACHER, Edelgard u.a. (Hrsg.): Zehn Jahre wohnortnahe Integration. Behinderte und nichtbehinderte Kinder gemeinsam an ihrer Grundschule. Beiträge zur Reform der Grundschule, Bd. 88/89, Frankfurt a.M., S. 166-171.

HILDESCHMIDT, Anne (1989): »Lebenswelten« behinderter Schüler und Schülerinnen in Regelschulen. In: SANDER, Alfred u.a. (Hrsg.): Integration behinderter Kinder und Jugendlicher in Regelschulen. Jahresbericht 1988 aus dem Saarland. Saarbrücker Beiträge zur Integrationspädagogik, Bd. 3, St. Ingbert, S. 57-89.

HINTERMAIR, Manfred; VOIT, Helga (1990): Bedeutung, Identität und Gehörlosigkeit: Argumente für eine veränderte Entwicklungs- und Förderperspektive in der Erziehung gehörloser Kinder. In: Hörgeschädigtenpädagogik, Beiheft 26, Heidelberg.

HOENECKE, Christian (1992): »Was man nicht mitgekriegt hat, das weiß man hinterher auch nicht«. Englischunterricht mit hörbehinderten und nichtbehinderten Kindern in einer Integrationsklasse. In: Grundschule konkret, Beiträge zur Berliner Grundschulpraxis, H. 6, S. 13-15.

HOLLWEG, Arnd (1974): Theologie und Empirie. Ein Beitrag zum Gespräch zwischen Theologie und Sozialwissenschaften in den USA und Deutschland. 3. Aufl., Stuttgart.

HOLLWEG, Uta (1998): Eine Integrationsschule als Pionier in Ost-Afrika – ein sozial-kommunikatives Konzept für die Zukunft. In: Die neue Sonderschule, 43. Jg., H. 3, S. 221-228.

HÖSSL, Alfred (1999): Entwicklungen integrativer Erziehung im Elementarbereich. In: EBERWEIN, Hans (Hrsg.): Handbuch Integrationspädagogik. Kinder mit und ohne Behinderungen lernen gemeinsam. Weinheim, Basel, 5. Aufl., S. 147-155.

HUG, Reinhard (1993): Integrationsklasse 1c – Eindrücke und Erfahrungen. März 1992 – Dezember 1993. Unveröffentlichtes Manuskript. Reutte/Österreich.

HUG, Reinhard (1994a): Integrativer Unterricht an der Hauptschule Reutte/Untermarkt mit dem Schwerpunkt Englisch. Unveröffentlichter Vortrag im Rahmen der Fortbildungsveranstaltung »Individualisierung und Differenzierung am Gegenstand Englisch«, 11.4.-13.4.1994. Zell an der Pram.

HUG, Reinhard (1994b): Anja geht in die Hauptschule. In: hörgeschädigte kinder, 31. Jg., H. 4, S. 17-19.

HUG, Reinhard; WERTH, Andreas (1993): Gebärdenkurs an der Hauptschule Untermarkt. Unveröffentlichtes Manuskript. Reutte/Österreich.

HUG, Reinhard; WERTH, Andreas (1995): Anja lernt Gebärden. In: hörgeschädigte kinder, H. 1, S. 36-38.

HUMPHRIES, Tom; PADDEN, Carol (1991): Gehörlose. Eine Kultur bringt sich zur Sprache. Internationale Arbeiten zur Gebärdensprache und Kommunikation Gehörloser, Bd. 16, Hamburg.

HÜWE, Birgit (1993): Jakob MUTH – Wegbereiter der Integration von behinderten Kindern und Jugendlichen. In: Gemeinsam leben. Zeitschrift für integrative Erziehung, 1. Jg., H. 3, S. 100-102.

INTEGRATION KONKRET (1990): Beiträge zur Berliner Grundschulpraxis, H. 4, S. 24.

JORDAN, King I. (1991): Der amerikanische Weg von Gallaudet. Lernen und Leben mit Gebärdensprache. In: PRILLWITZ, Siegmund; VOLLHABER, Tomas (Hrsg.): Gebärdensprache in Forschung und Praxis. Vorträge vom internationalen Kongreß Hamburg, 23.3.-25.3.1990. Internationale Arbeiten zur Gebärdensprache und Kommunikation Gehörloser, Bd. 14, Hamburg, S. 333-343.

JUNG, Joachim; MOLARO-PHILIPPI, Iris; RAIDT, Peter (1989): Retrospektive Analyse von Schulerfahrungen hörgeschädigter Kinder in unterschiedlichen Schullaufbahnen. Oral History als spezielle Methode der (sonder-)pädagogischen Forschung. In: SANDER, Alfred u.a. (Hrsg.): Integration behinderter Kinder und Jugendlicher in Regelschulen. Jahresbericht 1988 aus dem Saarland. Bd. 3, St. Ingbert, S. 143-175.

JUSSEN, H. (1984): Integration Hörgeschädigter – Überlegungen zum gegenwärtigen Stand der Diskussion. In: Hörgeschädigtenpädagogik, 38. Jg., H. 5, S. 286-302.

Jussen, H. (1987): Möglichkeiten und Grenzen der gemeinsamen Unterrichtung behinderter und nichtbehinderter Kinder und Jugendlicher unter besonderer Berücksichtigung der Hörgeschädigten. In: Sonderpädagogik, 17. Jg., H. 4, S. 158-169.

Kailer, Thomas (1994): Sitzungsprotokoll zum Informationsnachmittag zur bilingualen Integration gehörloser Kinder in der Kita Alt-Lichtenrade am 28.2.1994. Unveröffentlichtes Manuskript. Berlin.

Kammerbauer, Andreas (1993): Behindertenpolitik. Eine Chance für Hörgeschädigte? Internationale Arbeiten zur Gebärdensprache und Kommunikation Gehörloser, Bd. 25, Hamburg.

Kautter, Hansjörg (1993): Gemeinsam ja – aber wie? In: Welt des Kindes, 71. Jg., H. 2, S. 6-11.

Kern, Erwin (1977): Zum Problem der Integration. In: Hörgeschädigtenpädagogik, 31. Jg., H. 2, S. 67-88.

Kintrup, Andrea (1992): Integration von gehörlosen Kindern und Jugendlichen in Regelschulen mit Hilfe von lautsprachunterstützenden Gebärden, dargestellt am Beispiel eines gehörlosen Mädchens in Reutte. Unveröffentlichte wissenschaftliche Hausarbeit im Rahmen der 1. Staatsprüfung an der Universität Hamburg. Hamburg.

Klauer, Karl Josef (1992): Grundfragen der Sonderpädagogik – eine Einführung. In: Klauer, Karl Josef (Hrsg.): Grundriß der Sonderpädagogik. Bd. 3, Berlin, S. 9-30.

Klingl, Anton; Salz, Werner (1990): Gemeinsame Erziehung und Bildung hörbehinderter und nichtbehinderter Kinder in der Schule. Positionspapier des Bundes Deutscher Taubstummenlehrer zur Integration schwerhöriger und gehörloser Schüler(-innen) in allgemeinbildenden und weiterführenden Schulen. In: Hörgeschädigtenpädagogik, 44. Jg., H. 1, S. 49-53.

Knauer, Sabine (1998): Braucht die Pädagogik einen Behinderungsbegriff? In: Knauer, Sabine; Meißner, Klaus u.a. (Hrsg.): 25 Jahre gemeinsames Lernen. Beiträge zur Überwindung der Sonderpädagogik. Berlin, S. 191-208.

Kornmann, Reiner (1998): Beurteilung im gemeinsamen Unterricht. In: Knauer, Sabine; Meißner, Klaus u.a. (Hrsg.): 25 Jahre gemeinsames Lernen. Beiträge zur Überwindung der Sonderpädagogik. Berlin, S. 283-292.

Kröhnert, Otto (1989): 200 Jahre Gehörlosenbildung in Berlin unter dem Aspekt der Integration. In: BDT (Hrsg.): Leben in zwei Welten – zur Integration Hörgeschädigter. Internationale Fachtagung, 15.9.-17.9.1988. Berlin, S. 10-25.

Kyle, Jim (1991): Die Gehörlosengemeinschaft: Kultur, Gebräuche und Tradition. In: Prillwitz, Siegmund; Vollhaber, Tomas (Hrsg.): Gebärdensprache in Forschung und Praxis. Vorträge vom internationalen Kongreß Hamburg, 23.3.-25.3.1990. Internationale Arbeiten zur Gebärdensprache und Kommunikation Gehörloser, Bd. 14, Hamburg, S. 201-215.

Lane, Harlan (1988): Mit der Seele hören. Die Geschichte der Taubheit. München.

Leonhardt, Annette (1996): Schulische Integration aus historischer und aktueller internationaler Sicht. In: Leonhardt, Annette (Hrsg.): Schulische Integration Hörgeschädigter. Neuwied, Kriftel, Berlin, S. 11-27.

LIMBACH, Asta (1991): Von der »Integration« der Gebärdensprache. Kölner Arbeiten zur Sprachpsychologie, Bd. 2., Frankfurt am Main.

LÖWE, Armin (1978): Gehörlose Kinder in einer Regelschule. Die erste Zwischenbilanz nach vier Schuljahren. In: Hörgeschädigtenpädagogik, 32. Jg., H. 6, S. 314-328.

LÖWE, Armin (1982a): Gehörlose Kinder in einer Regelschule. Eine vorläufige Schlußbilanz nach mehr als sechs Schuljahren. In: Hörgeschädigtenpädagogik, 36. Jg., H. 2, S. 88-98.

LÖWE, Armin (1982b): Zur Beschulung hörgeschädigter Kinder in Regelschulen. In: hörgeschädigte kinder, 19. Jg., H. 2, S. 94-101.

LÖWE, Armin (1985): Hörgeschädigte Kinder in Regelschulen. Ergebnisse von Untersuchungen und Erhebungen in der Bundesrepublik Deutschland und in der Schweiz. Geers-Stiftung. Schriftenreihe Bd.5, Dortmund.

LÖWE, Armin (1987): Pädagogische Hilfen für hörgeschädigte Kinder in Regelschulen. Eine Handreichung für Eltern und Lehrer gehörloser und schwerhöriger Regelschüler. Heidelberg.

LÖWE, Armin (1990): Zur schulischen Integration gehört auch die soziale Integration. In: hörgeschädigte kinder, 27. Jg., H. 4, S. 202-212.

LÖWE, Armin (1991): Möglichkeiten und Grenzen einer Beschulung gehörloser und schwerhöriger Kinder in Regelschulen – Erfahrungen aus fünfundzwanzigjähriger Praxis. In: Hörgeschädigtenpädagogik, 45. Jg., H. 4, S. 226-233.

LÖWE, Armin (1992): Hörgeschädigtenpädagogik international. Heidelberger Sonderpädagogische Schriften, Bd. 19, Heidelberg.

LYNAS, Wendy (1989): Integrationserfahrungen in der Erziehung Gehörloser im Vereinigten Königreich (United Kingdom). In: BDT (Hrsg.): Leben in zwei Welten – zur Integration Hörgeschädigter. Internationale Fachtagung, 15.9.-17.9.1988. Berlin, S. 63-74.

LYNAS, Wendy (1992): Integration von hörgeschädigten Kindern in Großbritannien: Theorien, Ziele, Einstellungen. In: Stiftung zur Förderung körperbehinderter Hochbegabter (Hrsg.): Begabungsentfaltung gehörloser Schüler durch gemeinsames Lernen mit Nichtbehinderten. Vaduz, Fürstentum Liechtenstein, S. 69-83.

LYNAS, Wendy u.a. (1992): Diskussion zum Thema: Theorie und Praxis der Integration in Großbritannien. In: Stiftung zur Förderung körperbehinderter Hochbegabter (Hrsg.): Begabungsentfaltung gehörloser Schüler durch gemeinsames Lernen mit Nichtbehinderten. Vaduz, Fürstentum Liechtenstein, S. 147-171.

MAIKOWSKI, Rainer; PODLESCH, Wolfgang (1988a): Bausteine für eine integrative Didaktik. In: Projektgruppe Integrationsversuch (Hrsg.): Das Flämingmodell. Gemeinsamer Unterricht für behinderte und nichtbehinderte Kinder an der Grundschule. Weinheim, Basel, S. 130-153.

MAIKOWSKI, Rainer; PODLESCH, Wolfgang (1988b): Zur Sozialentwicklung behinderter und nichtbehinderter Kinder. In: Projektgruppe Integrationsversuch (Hrsg.): Das Flämingmodell. Gemeinsamer Unterricht für behinderte und nichtbehinderte Kinder an der Grundschule. Weinheim, Basel, S. 232-250.

MAIKOWSKI, Rainer; PODLESCH, Wolfgang (1999): Zur Sozialentwicklung behinderter und nichtbehinderter Kinder in der Grundschule. In: EBERWEIN, Hans (Hrsg.): Handbuch Integrationspädagogik. Kinder mit und ohne Behinderungen lernen gemeinsam. Weinheim, Basel, 5. Aufl., S. 321-331.

MANGOLD, K. (1993): Die Unterstützung der schulischen Integration Schwerhöriger durch die Staatliche Internatsschule für Hörgeschädigte Schleswig. In: Hörgeschädigtenpädagogik, 47. Jg., H. 1, S. 42-48.

MARTIN, Sigrid; MARTIN, Uwe (1989): Integration auch für Hörgeschädigte? In: Das Zeichen, 3. Jg., H. 9, S. 67f.

MEIER, Richard (1992): Grundschulpreis 1992 für »Wohnortnahe Integration«. In: Die Grundschulzeitschrift, 6. Jg., H. 58, S. 2-4.

MEISTER, Hans; SANDER, Alfred (1998): Überlegungen zum Verständnis von Behinderung und (integrativer) Pädagogik. In: KNAUER, Sabine; MEIßNER, Klaus u.a. (Hrsg.): 25 Jahre gemeinsames Lernen. Beiträge zur Überwindung der Sonderpädagogik. Berlin, S. 234-251.

MEYER, Marie-Luise (1995): Bilinguale Integration gehörloser Kinder in der Ev. Kindertagesstätte Berlin Alt-Lichtenrade. In: hörgeschädigte kinder. Teil I: 32. Jg., H. 1, S. 16-24. Teil II: 32. Jg., H. 2, S. 84-89.

MINISTERIUM FÜR BILDUNG UND SPORT DES SAARLANDES (1993): Information des Ministeriums für Bildung und Sport. Statistik zur gemeinsamen Unterrichtung von behinderten und nichtbehinderten Schülerinnen und Schülern im Saarland. Saarbrücken.

MÖCKEL, Andreas (1999): Die Funktion der Sonderschulen und die Forderung der Integration. In: EBERWEIN, Hans (Hrsg.): Handbuch Integrationspädagogik. Kinder mit und ohne Behinderungen lernen gemeinsam. Weinheim, Basel, 5. Aufl., S. 40-47.

MORDT, Andrea (1994): Schulische Integration von Kindern und jungen Erwachsenen mit Hörbehinderungen. Unveröffentlichtes Manuskript. Berlin.

MÜLLER, René J. (1989): Regelschulbegleitende Dienste und Ambulanzlehrersystem. In: BDT (Hrsg.): Leben in zwei Welten – zur Integration Hörgeschädigter. Internationale Fachtagung, 15.9.-17.9.1988. Berlin, S. 191-203.

MÜLLER, René J. (1993a): ...ich höre – nicht alles! Hörgeschädigte Mädchen und Jungen in Regelschulen. Unveröffentlichte Dissertation an der Technischen Universität Berlin. Fachbereich Erziehungs- und Unterrichtswissenschaften. Berlin.

MÜLLER, René J. (1993b): Rückblick und Ausblick des Leiters einer Gehörlosen- und Sprachheilschule. In: Vierteljahreszeitschrift für Heilpädagogik und ihre Nachbargebiete, 62. Jg., H. 4, S. 471-477.

MÜLLER, René J. (1994a): Für und wider die integrierte Beschulung hörgeschädigter Kinder. In: VHN, 63. Jg., H. 3, S. 501-513.

MÜLLER, René J. (1994b/1995): Gemeinsame Beschulung hörgeschädigter Kinder in der Nordwestschweiz. In: hörgeschädigte kinder. Teil I (1994): 31. Jg., H. 4, S. 12-16. Teil II (1995): 32. Jg., H. 1, S. 10-14.

MÜLLER, René J. (1998): Vorwort zu: MÜLLER, René J.; HANS, Maren (Hrsg.): Hörgeschädigte in der Schule. Neuwied, Kriftel, Berlin, S. 7-15.

MUTH, Jakob (1977): Möglichkeiten und Grenzen schulischer Integration behinderter Kinder. In: WEIGT, Michael (Hrsg.): Schulische Integration von Behinderten. Weinheim, Basel, S. 90-106.

MUTH, Jakob (1986): Integration von Behinderten. Über die Gemeinsamkeit im Bildungswesen. Essen.

MUTH, Jakob (1988): Die Fläming-Grundschule im Kontext der Ausbreitung integrativer Schulen. In: Projektgruppe Integrationsversuch (Hrsg.): Das Fläming-modell. Gemeinsamer Unterricht für behinderte und nichtbehinderte Kinder an der Grundschule. Weinheim, Basel, S. 17-23.

MUTH, Jakob (1989): Integration von Behinderten: Fragen und Antworten. In: Die Grundschulzeitschrift, 3. Jg., H. 27, S. 32-34.

MUTH, Jakob (1999): Zur bildungspolitischen Dimension der Integration. In: EBERWEIN, Hans (Hrsg.): Handbuch Integrationspädagogik. Kinder mit und ohne Behinderungen lernen gemeinsam. Weinheim, Basel, 5. Aufl., S. 17-24.

NEUMANN, H. (1987): Integration gehörloser Schüler – Ein Kommentar zur Arbeit von Prof. Dr. MUTH aus anderer Sicht. In: Sprache – Stimme – Gehör, 11. Jg., H. 4, S. 145-147.

PÄDAGOGISCHES LANDESINSTITUT BRANDENBURG (Hrsg.) (1993): Der Lernbericht – Zeugnisse ohne Noten. PLIB-Werkstattheft 11, Ludwigsfelde.

PAUL, Katrin (1998): Die schulische und soziale Integration von Kindern, Jugendlichen und jungen Erwachsenen mit Schwerhörigkeit. In: MÜLLER, René J. ; HANS, Maren (Hrsg.): Hörgeschädigte in der Schule. Neuwied, Kriftel, Berlin, S. 18-101.

PAUL, Peter V.; QUIGLEY, Stephen P. (1989): Bildung und schwerhörige Schüler. In: Bundesarbeitsgemeinschaft der Eltern und Freunde schwerhöriger Kinder e.V. (Hrsg.): Schwerhörige Schüler in der Regelschule. Internationale Konferenz Berlin, 1.12.-4.12.1988. Hamburg, S. 48-60.

PICKERSGILL, Miranda (1992): Zweisprachigkeit und die Erziehung gehörloser Kinder. Teil III und IV. In: Das Zeichen, 6.Jg., H. 21, S. 293-305.

PLATH, Peter (Hrsg.) (1993): Lexikon der Hörschäden. Heidelberg.

PODLESCH, Wolfgang; SCHINNEN, Maria (1988): Projekte. In: Projektgruppe Integrationsversuch (Hrsg.): Das Fläming-Modell: Gemeinsamer Unterricht für behinderte und nichtbehinderte Kinder an der Grundschule. Weinheim, Basel, S. 83-102.

PODLESCH, Wolfgang; PREUSS-LAUSITZ, Ulf (1993): Soziale Integration. Ergebnisse nach fünfzehn Jahren gemeinsamer Erziehung. In: HEYER, Peter; KORFMACHER, Edelgard u.a. (Hrsg.): Zehn Jahre wohnortnahe Integration. Behinderte und nichtbehinderte Kinder gemeinsam an ihrer Grundschule. Beiträge zur Reform der Grundschule, Bd.88/89, Frankfurt a. M., S. 65-72.

PÖHLE, Karl-Heinz (1993): Kooperative Tätigkeit und soziale Erziehung hör-sprach-behinderter Schüler. In: Hörgeschädigtenpädagogik, 47. Jg., H. 4, S. 189-207.

PRENGEL, Annedore (1998): Für Hans EBERWEIN: Lernschritte. Notizen über »Vielfalt«. In: KNAUER, Sabine; MEIßNER, Klaus u.a. (Hrsg.): 25 Jahre gemeinsames Lernen. Berlin, S. 32-34.

PRENGEL, Annedore (1999): Zur Dialektik von Gleichheit und Differenz in der Integrationspädagogik. In: EBERWEIN, Hans (Hrsg.): Handbuch Integrationspädagogik. Kinder mit und ohne Behinderungen lernen gemeinsam. Weinheim, Basel, 5. Aufl., S. 93-98.

PREUSS-LAUSITZ, Ulf (1989): Zum Stand der Integrationsforschung und den pädagogischen Schlußfolgerungen. In: Die Grundschulzeitschrift, 3. Jg., H. 27, S. 27-31.

PREUSS-LAUSITZ, Ulf (1991): Widersprüche im Schulreformprozeß: Ansätze flächendeckender Integration in West-Berlin und Erfahrungsrückstand in Ost-

Berlin. In: SANDER, Alfred u.a. (Hrsg.): Integration und Sonderpädagogik. Saarbrücker Beiträge zur Integrationspädagogik, Bd. 6, St. Ingbert, S. 144-150.

PREUSS-LAUSITZ, Ulf (1993a): Wohin geht die Integrationsentwicklung in Deutschland? In: HEYER, Peter; KORFMACHER, Edelgard u.a. (Hrsg.): Zehn Jahre wohnortnahe Integration. Behinderte und nichtbehinderte Kinder gemeinsam an ihrer Grundschule. Beiträge zur Reform der Grundschule, Bd. 88/89, Frankfurt a. M., S. 30-37.

PREUSS-LAUSITZ, Ulf (1993b): Wohnortnahe Integration als Modell einer demokratischen Schule in der pluralen Gesellschaft? In: HEYER, Peter; KORFMACHER, Edelgard u.a. (Hrsg.): Zehn Jahre wohnortnahe Integration. Behinderte und nichtbehinderte Kinder gemeinsam an ihrer Grundschule. Beiträge zur Reform der Grundschule, Bd. 88/89, Frankfurt a. M., S. 181-185.

PREUSS-LAUSITZ, Ulf (1994): Zwischen Individualisierung und Separatismus – Die Grundschule am Scheideweg. In: Die Grundschulzeitschrift, 8. Jg., H. 71, S. 12-15.

PREUSS-LAUSITZ, Ulf (1999): Zur Verwirklichung flächendeckender Nichtaussonderung im Vorschul- und Schulbereich – Perspektiven integrativer Erziehung in den 90er Jahren. In: EBERWEIN, Hans (Hrsg.): Handbuch Integrationspädagogik. Kinder mit und ohne Behinderungen lernen gemeinsam. Weinheim, Basel, 5. Aufl., S. 393-403.

PRILLWITZ, Siegmund (1982): Zum Zusammenhang von Kognition, Kommunikation und Sprache mit Bezug auf die Gehörlosenproblematik. Ein Forschungsprojekt mit Sekundäranalysen und empirischen Untersuchungen zur Gehörlosenproblematik. Schriftenreihe des Bundesministers für Jugend, Familie und Gesundheit, Bd. 130, Stuttgart, Berlin, Köln, Mainz.

PRILLWITZ, Siegmund (1991): Der lange Weg zur Zweisprachigkeit Gehörloser im deutschen Sprachraum. In: PRILLWITZ, Siegmund; VOLLHABER, Tomas (Hrsg.): Gebärdensprache in Forschung und Praxis. Vorträge vom internationalen Kongreß Hamburg, 23.3.-25.3.1990. Internationale Arbeiten zur Gebärdensprache und Kommunikation Gehörloser, Bd. 14, Hamburg, S. 17-35.

PRILLWITZ, Siegmund; SCHULMEISTER, Rolf; WUDTKE, Hubert (1977): Kommunikation ohne Sprache. Weinheim, Basel.

PUFHAN, Ulrich (1992): »Statement Hohenems« am 22. Februar 1992. Elternverband Deutscher Gehörlosenschulen e.V.

PUFHAN, Ulrich (1993): Stellungnahme des Elternverbandes Deutscher Gehörlosenschulen e.V. zur Entschließung der 6. Bundesdirektorenkonferenz Mai 1993 in Rust/Österreich. In: Das Zeichen, 7. Jg., H. 26, S. 482f.

RADTKE, Frank-Olaf (1994): Fremd geboren wird keiner, fremd wird man gemacht. Grundschule in der Einwanderungsgesellschaft. In: Die Grundschulzeitschrift, 8. Jg., H. 71, S. 21-24; 37.

RAIDT, Peter (1989): Schulische Eingliederung hörgeschädigter Kinder in saarländischen Regelschulen im Schuljahr 1988/89. In: SANDER, Alfred u.a. (Hrsg.): Integration behinderter Kinder und Jugendlicher in Regelschulen. Jahresbericht 1988 aus dem Saarland. Saarbrücker Beiträge zur Integrationspädagogik, Bd. 3, St.Ingbert, S. 177-200.

RAIDT, Peter (1990): Perspektivenwechsel in der Hörgeschädigtenpädagogik. In: SANDER, Alfred u.a. (Hrsg.): Gemeinsame Schule für behinderte und nichtbehinderte Kinder und Jugendliche. Jahresbericht 1989 aus dem Saarland. Saarbrücker Beiträge zur Integrationspädagogik, Bd. 4, St. Ingbert, S. 263-299.

RAIDT, Peter (1991): Die Unterrichtung hörgeschädigter Schüler/innen – Eine Auseinandersetzung mit einem BDT-Positionspapier. In: SANDER, Alfred u.a. (Hrsg.): Integration und Sonderpädagogik. Saarbrücker Beiträge zur Integrationspädagogik, Bd. 6, St. Ingbert, S. 195-203.

RAMSEGER, Jörg (1993): Werkstatt – Lernprozesse beurteilen. In: Die Grundschulzeitschrift, 7. Jg., H. 63, S. 47-63.

RAMSEGER, Jörg (1994): Gesellschaft im Umbruch. Was wird aus der Grundschule? In: Die Grundschulzeitschrift, 8. Jg., H. 71, S. 6-11.

REDAKTION »DAS ZEICHEN« (1989): Integration gehörloser Kinder – Ein zeit-loses Thema. In: Das Zeichen, 3. Jg., H. 8, S.40.

RIEDEL, Klaus (1991): Gemeinsam lernen bei differenzierten Lernanforderungen. Integrationspädagogik als Herausforderung der Didaktik. In: Die Deutsche Schule, 83. Jg., H. 4, S. 444-460.

RIEDEL, Klaus (1996): Was kann Didaktik zur Integration von Behinderten und Nichtbehinderten in der Regelschule beitragen? In: EBERWEIN, Hans (Hrsg.): Einführung in die Integrationspädagogik. Weinheim, S. 109-137.

RODUST, Heike (1988): Zur Praxis der Sprachtherapie. In: Projektgruppe Integrationsversuch (Hrsg.): Das Flämingmodell. Gemeinsamer Unterricht für behinderte und nichtbehinderte Kinder an der Grundschule. Weinheim, Basel, S. 103-119.

SACKS, Oliver (1992): Stumme Stimmen. Hamburg.

SALZ, Werner (1989): Zur gegenwärtigen Situation der integrativen Förderung gehörloser und schwerhöriger Kinder in der Bundesrepublik Deutschland. In: BDT (Hrsg.): Leben in zwei Welten – zur Integration Hörgeschädigter. Internationale Fachtagung, 15.9.-17.9.1988. Berlin, S.1 06-135.

SALZ, Werner (1992): Ambulante sonderpädagogische Förderung hörgeschädigter Kinder und Jugendlicher in Rheinhessen-Pfalz. In: Stiftung zur Förderung körperbehinderter Hochbegabter (Hrsg.): Begabungsentfaltung gehörloser Schüler durch gemeinsames Lernen mit Nichtbehinderten. Vaduz, Fürstentum Liechtenstein, S.3 56-379.

SALZ, Werner (1993): Früherfassung und Frühförderung hörgeschädigter Kinder aus der Sicht des Sonderpädagogen. In: Praxis der Psychomotorik, Zeitschrift für Bewegungserziehung, 18. Jg., H. 2, S. 68-73.

SALZSÄULER, Regine u.a. (1992): Bilinguale Integration in einer Berliner Kindergarten-Gruppe – Skizze eines Modellversuchs. In: Das Zeichen, 6. Jg., H. 22, S. 449-460.

SANDER, Alfred (1989): Schulische Integration behinderter Kinder und Jugendlicher im Saarland 1988. In: SANDER, Alfred u.a. (Hrsg.): Integration behinderter Kinder und Jugendlicher in Regelschulen. Jahresbericht 1988 aus dem Saarland. Saarbrücker Beiträge zur Integrationspädagogik, Bd.3 , St. Ingbert, S. 9-31.

SANDER, Alfred (1991): Integration behinderter Schüler und Schülerinnen auf ökosystemischer Grundlage. In: SANDER, Alfred u.a. (Hrsg.): Integration und Sonderpädagogik. Saarbrücker Beiträge zur Integrationspädagogik, Bd. 6, St. Ingbert, S. 41-47.

SANDER, Alfred (1992a): »Selektion bei der Integration?« Der Beitrag von Sonderpädagogischen Förderzentren. In: LERSCH, Rainer; VERNOOIJ, Monika A.

(Hrsg.): Behinderte Kinder und Jugendliche in der Schule. Bad Heilbrunn, S. 106-117.

Sander, Alfred (1992b): Wohnortnahe Integration. In: Die Grundschulzeitschrift, 6. Jg., H. 58, S. 6-8.

Sander, Alfred (1993): Wohnortnahe Integration. Grundzüge, Probleme, Erfahrungen. In: Heyer, Peter; Korfmacher, Edelgard u.a. (Hrsg.): Zehn Jahre wohnortnahe Integration. Behinderte und nichtbehinderte Kinder gemeinsam an ihrer Grundschule. Beiträge zur Reform der Grundschule, Bd. 88/89, Frankfurt a. M., S. 10-14.

Sander, Alfred (1999): Behinderungsbegriffe und ihre Konsequenzen für die Integration. In: Eberwein, Hans (Hrsg.): Handbuch Integrationspädagogik. Kinder mit und ohne Behinderungen lernen gemeinsam. Weinheim, Basel, 5. Aufl., S. 99-107.

Schinnen, Maria (1988): Stephan und Sebastian, zwei hörbehinderte Kinder. In: Projektgruppe Integrationsversuch (Hrsg.): Das Fläming-Modell: Gemeinsamer Unterricht für behinderte und nichtbehinderte Kinder an der Grundschule. Weinheim, Basel, S. 186-201.

Schinnen, Maria (1989): Schulische Integration schwerhöriger Kinder in der Fläming-Grundschule in Berlin (West). In: BDT (Hrsg.): Leben in zwei Welten – zur Integration Hörgeschädigter. Internationale Fachtagung, 15.9.-17.9.1988. Berlin, S. 294-300.

Schneider, Michael (1996): Kritische Analyse von sieben Jahren Erfahrung mit der ambulanten Förderung Hörgeschädigter in Hessen. In: Leonhardt, Annette (Hrsg.): Schulische Integration Hörgeschädigter. Neuwied, Kriftel, Berlin, S. 52-65.

Schöler, Jutta (1990): Herausforderung: Kleine bunte Wedel. In: Tiroler Arbeitskreis für integrative Erziehung (Hrsg.): Pädagogik und Therapie ohne Aussonderung. Innsbruck, S. 9-24.

Schöler, Jutta (1992): Grenzenlose Integration. In: Lersch, Rainer; Vernooij, Monika A. (Hrsg.): Behinderte Kinder und Jugendliche in der Schule. Bad Heilbrunn, S. 81-92.

Schöler, Jutta (1993): Integrative Schule – Integrativer Unterricht. Ratgeber für Eltern und Lehrer. Hamburg.

Schöler, Jutta (1995): Jana und Klaus gehen allein von der Schule nach Hause. In: hörgeschädigte kinder, 32. Jg., H. 1, S. 25-35.

Schöler, Jutta (1999): Nichtaussonderung von »Kindern und Jugendlichen mit besonderen pädagogischen Bedürfnissen«. Auf der Suche nach neuen Begriffen. In: Eberwein, Hans (Hrsg.): Handbuch Integrationspädagogik. Kinder mit und ohne Behinderungen lernen gemeinsam. Weinheim, Basel, 5. Aufl., S. 108-118.

Schuster, Josef (1989): Dennis H. oder Wie integriere ich ein hörbehindertes Kind in einer Regelschule? In: hörgeschädigte kinder, 26. Jg., H. 3, S. 124-127.

Sebold, Lydia (1993): Schritt für Schritt den Unterricht öffnen. In: Heyer, Peter; Korfmacher, Edelgard u.a. (Hrsg.): Zehn Jahre wohnortnahe Integration. Behinderte und nichtbehinderte Kinder gemeinsam an ihrer Grundschule. Beiträge zur Reform der Grundschule, Bd. 88/89, Frankfurt a. M., S. 91-100.

Seifert, Karl Heinz (1982): Soziologische Aspekte der Gehörlosigkeit und der Schwerhörigkeit. In: Jussen, Heribert; Kröhnert, Otto: Handbuch der Sonderpädagogik. Pädagogik der Gehörlosen und Schwerhörigen. Bd.3 , Berlin, S. 633-662.

SENATSSCHULVERWALTUNG FÜR SCHULE, BERUFSBILDUNG UND SPORT BERLIN (Hrsg.) (1993): Das Schuljahr 1992/93 in Zahlen. Berlin.

SENATSVERWALTUNG FÜR SCHULE, JUGEND UND SPORT (1998): Positionspapier zur »Grundschulreform 2000 – Neue Perspektiven für die Berliner Grundschule«. Berlin.

SIEBECK, Jürgen (1989): Statements zum Thema: (Schulische) Integration gehörloser Kinder. In: Das Zeichen, 3. Jg., H. 9, S. 43f.

SIMMAT, Chris; MUSTO, Gabor (1989): Das Berliner Ambulanzlehrersystem. In: BDT (Hrsg.): Leben in zwei Welten – zur Integration Hörgeschädigter. Internationale Fachtagung, 15.9.-17.9.1988. Berlin, S. 204-209.

SUCHAROWSKI, W.; LIEB, B.; KAAK, S.; NEHLSEN, L. (1988): Verhalten zwischen Verständigung und Verstehen. Kiel.

TEUBER, Hartmut (1995): Hörgeschädigt, hörbehindert, gehörlos oder taub? In: Das Zeichen, H. 31, S. 40-43.

TIEFENBACHER, Robert (1977): Integration hörgeschädigter Kinder in der Regelschule. In: WEIGT, Michael (Hrsg.): Schulische Integration von Behinderten. Weinheim, Basel, S. 215-227.

TREPP, Leo (1999): Die Juden. Volk, Geschichte, Religion. Hamburg.

TVINGSTEDT, Anna-Lena (1989): Der schwerhörige Schüler in der Klasse. In: Bundesarbeitsgemeinschaft der Eltern und Freunde schwerhöriger Kinder e.V. (Hrsg.): Schwerhörige Schüler in der Regelschule. Internationale Konferenz Berlin, 1.12.-4.12.1988. Hamburg, S. 60-71.

VERDOES-SPINELL, Monika; VERDOES, Max (1989): Bilanz nach 10jähriger Erfahrung mit der Integration Hörgeschädigter in Südtirol, Italien. In: BDT (Hrsg.): Leben in zwei Welten – zur Integration Hörgeschädigter. Internationale Fachtagung, 15.9.-17.9.1988. Berlin, S. 85-105.

VERDOES-SPINELL, Monika (1995): Wenn Eltern aktiv werden... Zur Integration hörgeschädigter Kinder in Südtirol. In: hörgeschädigte kinder, 32. Jg., H. 1, S. 4-9.

VOGLER, Gesa (1989): »Wehe! Hilfe! Ich werde verlassen! Oder?« Beobachtungen und Gedanken zum sozialen Dilemma von vereinzelten hochbegabten gehörlosen Regelschülern. In: hörgeschädigte kinder, 26. Jg., H. 3, S. 131-135.

VOIT, Helga (1991): Unterschiedliche Aspekte der sozialen Integration Gehörloser – Pädagogische Konsequenzen. In: SANDER, Alfred u.a. (Hrsg.): Integration und Sonderpädagogik. Saarbrücker Beiträge zur Integrationspädagogik, Bd. 6, St. Ingbert., S. 186-195.

VOLTERRA, Virginia (1991): Gebärdenspracherwerb und Bilingualismus. In: PRILLWITZ, Siegmund; VOLLHABER, Tomas (Hrsg.): Gebärdensprache in Forschung und Praxis. Vorträge vom Internationalen Kongreß Hamburg, 23.-25.März 1990. Hamburg, S. 49-63.

WEISSEN, Josef (1989): 30 Jahre integrative Schulung von Hörgeschädigten in der Region Bern. In: hörgeschädigte kinder, 26. Jg., H. 3, S. 136-138.

WICHERT, Johannes (1989): Betreuung schwerhöriger Schüler an der Regelschule. In: Bundesarbeitsgemeinschaft der Eltern und Freunde schwerhöriger Kinder e.V. (Hrsg.): Schwerhörige Schüler in der Regelschule. Internationale Konferenz Berlin, 1.12.-4.12.1988. Hamburg, S. 104-108.

WISCH, Fritz-Helmut (1990a): Lautsprache und Gebärdensprache. Eine Wende zur Zweisprachigkeit in Erziehung und Bildung Gehörloser. Internationale Arbeiten zur Gebärdensprache und Kommunikation Gehörloser. Bd. 17, Hamburg.

WISCH, Fritz-Helmut (1990b): Zur erziehungswissenschaftlichen Integrationsdebatte aus der Sicht der Gehörlosenpädagogik. In: Das Zeichen, 4. Jg., H. 11, S. 39-46.

WOCKEN, Hans (1987a): Schulleistungen in Integrationsklassen. In: WOCKEN, Hans; ANTOR, Georg (Hrsg.): Integrationsklassen in Hamburg. Jarick Oberbiel, Solms-Oberbiel, S. 276-306.

WOCKEN, Hans (1987b): Soziale Integration behinderter Kinder. In: WOCKEN, Hans; ANTOR, Georg (Hrsg.): Integrationsklassen in Hamburg. Jarick Oberbiel, Solms-Oberbiel, S. 203-275.

WOCKEN, Hans (1988a): Integrative Prozesse. In: WOCKEN, Hans; ANTOR, Georg; HINZ, Andreas (Hrsg.): Integrationsklassen in Hamburger Grundschulen. Bilanz eines Modellversuchs. Hamburg, S. 437-447.

WOCKEN, Hans (1988b): Leistung und Integration. In: WOCKEN, Hans; ANTOR, Georg; HINZ, Andreas (Hrsg.): Integrationsklassen in Hamburger Grundschulen. Bilanz eines Modellversuchs. Hamburg, S.3 79-396.

WOCKEN, Hans (1988c): Offener Unterricht. In: WOCKEN, Hans; ANTOR, Georg; HINZ, Andreas (Hrsg.): Integrationsklassen in Hamburger Grundschulen. Bilanz eines Modellversuchs. Hamburg, S. 359-377.

WOCKEN, Hans (1999): Schulleistungen in heterogenen Lerngruppen. In: EBERWEIN, Hans (Hrsg.): Handbuch Integrationspädagogik. Kinder mit und ohne Behinderungen lernen gemeinsam. Weinheim, Basel, 5. Aufl., S. 315-320.

ZANGG, Paul (1992): Ich höre die Glocke nicht. Das hörbehinderte Kind in der Normalklasse – ein Handbuch für Lehrerinnen und Lehrer. 6. Aufl., Bern.

ZWIEBEL, Avraham (1989): Leitlinien für die Integration einzelner Hörbehinderter auf der Grundlage ihrer Schulleistungen. In: Bundesarbeitsgemeinschaft der Eltern und Freunde schwerhöriger Kinder e.V. (Hrsg.): Schwerhörige Schüler in der Regelschule. Internationale Konferenz Berlin, 1.12.-4.12.1988. Hamburg, S. 36-47.

Videofilme

INSTITUT FÜR SCHULPÄDAGOGIK UND GRUNDSCHULDIDAKTIK – UNTERRICHTSMITSCHAU – DER UNIVERSITÄT MÜNCHEN (Hrsg.) (1990): Schau mich an, wenn Du sprichst! Gemeinsamer Unterricht für hörgeschädigte und normalhörende Schüler, München.

INSTITUT FÜR SCHULPÄDAGOGIK UND GRUNDSCHULDIDAKTIK – UNTERRICHTSMITSCHAU – DER UNIVERSITÄT MÜNCHEN (Hrsg.) (1991): Wer schlecht hört, muß mehr sehen. Integration Hörgeschädigter in Regelschulen, München.